临床各科疾病护理常规

孙俊杰　王丹　周娟　杨娜　辛阁霞　卢芹◎主编

吉林科学技术出版社

图书在版编目（CIP）数据

临床各科疾病护理常规/孙俊杰等主编. -长春：吉林科学技术出版社，2024.3

ISBN 978-7-5744-1165-4

Ⅰ.①临… Ⅱ.①孙… Ⅲ.①护理学 Ⅳ.①R47

中国国家版本馆 CIP 数据核字(2024)第 064618 号

临床各科疾病护理常规

主　　编　孙俊杰　等
出 版 人　宛　霞
责任编辑　梁丽玲
封面设计　树人教育
制　　版　树人教育
幅面尺寸　185mm×260mm
开　　本　16
字　　数　286 千字
印　　张　12.375
印　　数　1~1500 册
版　　次　2024 年 3 月第 1 版
印　　次　2024 年12月第 1 次印刷

出　　版　吉林科学技术出版社
发　　行　吉林科学技术出版社
地　　址　长春市福祉大路5788 号出版大厦A 座
邮　　编　130118
发行部电话/传真　0431-81629529 81629530 81629531
81629532 81629533 81629534
储运部电话　0431-86059116
编辑部电话　0431-81629510
印　　刷　廊坊市印艺阁数字科技有限公司

书　　号　ISBN 978-7-5744-1165-4
定　　价　78.00元

编 委 会

主　编　孙俊杰（青岛市城阳区人民医院）

王　丹（济南市儿童医院）

周　娟（济南市儿童医院）

杨　娜（山东省潍坊市妇幼保健院）

辛阁霞（东明县人民医院）

卢　芹（济南市长清区马山镇卫生院）

目 录

第一章　内科护理

第一节　心力衰竭的护理

一、急性心力衰竭

急性心力衰竭简称急性心衰，是指心力衰竭的症状和体征急性发作或急性加重，导致以急性肺水肿、心源性休克为主要表现的临床综合征。临床上以急性左心衰竭较为常见。急性心衰通常危及患者的生命，必须紧急实施抢救和治疗。

（一）病因及发病机制

急性心衰通常是由一定的诱因引起了急性血流动力学变化。

1.心源性急性心衰

（1）急性弥散性心肌损害：急性冠状动脉综合征、急性心肌损害如急性重症心肌炎，使心肌收缩力明显降低，心排出量减少，肺静脉压增高，引起肺淤血、急性肺水肿。

（2）急性心脏后负荷过重：如动脉压显著升高、原有瓣膜狭窄、突然过度体力活动、急性心律失常（快速型心房颤动或心房扑动、室性心动过速）并发急性心衰，由于心脏后负荷过重导致肺静脉压显著增高，发生急性肺水肿。

（3）急性容量负荷过重：如新发心脏瓣膜反流，使容量负荷过重导致心室舒张末期容积显著增加、肺静脉压升高，引起急性肺水肿。

2.非心源性急性心衰

无心脏病患者由于高心输出量状态（甲亢危象、贫血、败血症）、快速大量输液导致容量骤增、肺动脉压显著升高（哮喘、急性肺栓塞、房颤射频消融术后等），引起急性肺水肿。

（二）临床表现

1.症状

发病急骤，患者突然出现严重的呼吸困难、端坐呼吸、烦躁不安，呼吸频率增快，达 30～40 次/分，咳嗽，咳白色泡沫痰，严重时可出现咳粉红色泡沫痰，并可出现恐惧和濒死感。

2.体征

患者面色苍白、发绀、大汗、皮肤湿冷、心率增快。开始肺部可无啰音，继之双肺满布湿啰音和哮鸣音，心尖部可闻及舒张期奔马律，肺动脉瓣第二心音亢进。当发生心源性休克时可出现血压下降、少尿、神志障碍等。

急性右心衰主要表现为低心输出量综合征、右心循环负荷增加、颈静脉怒张、肝颈静脉征反流阳性、低血压。

(三)辅助检查

1.心电图

主要了解有无急性心肌缺血、心肌梗死和心律失常,可提供急性心衰病因诊断依据。

2.X 线胸片

急性心衰患者可显示肺淤血征。

3.超声心动图

床旁超声心动图有助于评估急性心肌梗死的机械并发症、室壁运动失调、心脏的结构与功能、心脏收缩与舒张功能,了解心脏压塞。

4.脑钠肽检测

检查血浆 BNP 和 NT-proBNP,有助于急性心衰快速诊断与鉴别,阴性预测值可排除急性心力衰竭。诊断急性心衰的参考值:NT-proBNP>300pg/mL,BNP>100pg/mL。

5.有创的导管检查

安置漂浮导管进行血流动力学检测,有助于指导急性心衰的治疗。急性冠脉综合征的患者酌情可行冠状动脉造影及血管重建治疗。

6.血气分析

急性心衰时常有低氧血症;酸中毒与组织灌注不足可有二氧化碳潴留。

(四)诊断

根据急性呼吸困难的典型症状和体征、NT-proBNP 升高即可诊断。

(五)治疗

1.一般治疗

协助患者取坐位,使其双腿下垂;给予鼻导管或面罩高流量(6~8L/min)吸氧;给予心电监护;快速利尿;扩张血管等。

2.镇静

必要时给予吗啡镇静。

3.药物治疗

应用利尿药、扩张血管药、正性肌力药物、支气管解痉药物等。

4.机械通气

无创或有创通气治疗。

5.主动脉内球囊反搏治疗

改善心肌灌注,降低心肌耗氧,增加心排血量。

6.针对病因治疗

(六)护理

1.护理评估

(1)身体评估:评估患者神志、面色,是否有发绀、大汗、肢体湿冷等情况;评估体温、心率、呼吸、血压等生命体征变化情况;评估有无水肿及皮肤、出入量情况;评估患者有无静脉管路及其他引流管;评估患者睡眠及饮食营养状况。

(2)病史评估:评估患者呼吸困难的程度、咳嗽、咳痰的情况;评估患者有无急性心衰的诱发因素,如输液过快、入量过多、感染等;评估患者的既往史、家族史、过敏史及相关疾病病史;了解目前治疗用药情况及其效果;评估患者的心理-社会状况,如经济情况、合作程度,有无焦虑、悲观、恐惧情绪等。

(3)其他:评估患者自理能力及日常生活能力,发生压疮、跌倒、坠床的风险。评估时参考北京大学第一医院日常生活能力评定 Barthel 指数量表、北京大学第一医院患者跌倒危险因素评估表及北京大学第一医院患者压疮 Braden 评分表。

2.护理措施

(1)一般护理

①休息:协助患者取坐位,使其双腿下垂,以减少静脉回流。患者烦躁不安时要注意及时拉起床档,防止发生跌倒、坠床。

②吸氧:给予高流量吸氧(6～8L/min)。观察患者的神志,防止患者将面罩或鼻导管摘除,必要时予以保护性约束。病情严重使用无创通气的患者,应指导其如何适应呼吸机,不要张嘴呼吸,并预防性使用减压敷料,以防止无创面罩对鼻面部的压伤。如果患者喉部有痰或出现恶心、呕吐时,要及时为患者摘除面罩,清理痰液及呕吐物,避免发生误吸和窒息。

③开通静脉通道:迅速开通两条静脉通道,遵医嘱正确给药,观察疗效和不良反应。注意观察穿刺部位皮肤情况,如出现红肿、疼痛,要重新更换穿刺部位,以防止发生静脉炎或药液渗出,必要时协助医生留置中心静脉导管。

④皮肤护理:患者发生急性心衰时常采取强迫端坐位,病情允许时可协助患者改变体位,防止发生骶尾部压疮。抢救时由于各种管路以及导线较多,患者改变体位后要及时观察整理,防止其对皮肤造成损害。

(2)病情观察:密切观察患者心率、心律、血压、呼吸(频率、节律、深浅度)、血氧饱和度,发现异常时及时通知医生,并记录;观察患者皮肤温湿度、色泽及甲床、口唇的变化;观察患者痰液性状及颜色,使用无创呼吸机的患者鼓励患者咳痰,并及时帮助患者清理痰液;观察并控制患者输液、输血的速度(必要时使用输液泵控制输液速度),避免增加心脏负荷,加重心力衰竭的症状;密切观察并准确记录患者的出入量。

(3)用药护理

①吗啡:可使患者镇静、减少躁动,同时扩张小血管而减轻心脏负荷。应用时注意观察患者有无呼吸抑制、心动过缓、血压下降等不良反应。

②利尿剂:可以有效降低心脏前负荷。应用时严密观察患者尿量,准确记录出入量,根据尿量和症状的改善状况及时通知医生调整药物剂量。

③支气管解痉剂:如氨茶碱等。使用时应注意观察患者心率、心律的变化。

④血管扩张剂:包括硝普钠、硝酸甘油、乌拉地尔等。可扩张动静脉,使收缩压降低,减轻心脏负荷,缓解呼吸困难。用药期间严格监测患者的血压变化,根据患者的血压变化和血管活性药物使用的剂量调整测量血压的间隔时间,同时做好护理记录。

⑤正性肌力药物:包括洋地黄类、多巴胺、多巴酚丁胺等。可缓解组织低灌注所致的症状,

保证重要脏器的血液供应。用药期间注意观察患者心率、心律、血压的变化。

(4)IABP 治疗的护理。

(5)机械通气治疗的护理。

(6)心理护理:发生急性心力衰竭时,患者常有恐惧或焦虑的情绪,可导致交感神经系统兴奋性增高,使呼吸困难加重。医护人员在抢救时必须保持镇静,在做各种操作前用简单精炼的语言向患者解释其必要性和配合要点,使其能够更好地接受和配合。操作要熟练、合理分工,使患者产生信任与安全感。避免在患者面前讨论病情,以减少患者心理负担。同时,医护人员与患者及家属要保持良好的沟通,提供情感和心理支持。

(7)健康宣教

①向患者讲解心力衰竭的基本症状和体征,使患者了解可反映心衰加重的一些临床表现,如疲乏加重、运动耐力降低、静息心率增加≥15～20 次/分、活动后喘憋加重、水肿(尤其是下肢)重新出现或加重、体重增加等。

②嘱咐患者注意下列情况:a.避免过度劳累和体力活动,避免情绪激动和精神紧张等。b.避免呼吸道感染及其他各种感染。c.勿擅自停药、减量,勿擅自加用其他药物,如非甾体类抗炎药、激素、抗心律失常药物等。d.应低盐饮食。e.避免液体摄入过多。

③嘱咐患者出现下列情况时应及时就诊:心衰症状加重、持续性血压降低或增高(>130/80mmHg)、心率加快或过缓(≤55 次/分)、心脏节律显著改变(从规律转为不规律或从不规律转为规律、出现频繁期前收缩且有症状)等。

二、慢性心力衰竭

慢性心力衰竭(CHF)指在原有慢性心脏疾病基础上逐渐出现心力衰竭的症状、体征,是心血管疾病的终末期表现和最主要的死因。慢性心力衰竭症状、体征稳定 1 个月以上称为稳定性心力衰竭;慢性稳定性心力衰竭恶化称为失代偿性心力衰竭。

CHF 的病因以冠心病居首,其次为高血压,而风湿性心脏瓣膜病比例则下降,但仍不可忽视。各年龄段心力衰竭病死率均高于同期其他心血管病,其主要死亡原因依次为左心衰竭、心律失常和猝死。

(一)病因

1.基本病因

(1)原发性心肌损害:包括缺血性心肌损害如冠心病心肌缺血、心肌梗死;心肌炎、心肌病;心肌代谢障碍性疾病,如糖尿病心肌病、继发于甲状腺功能减退的心肌病、心肌淀粉样变性等。

(2)心脏负荷增加

①压力负荷(后负荷)增加:常见于高血压、主动脉瓣狭窄,肺动脉高压、肺动脉瓣狭窄、肺栓塞等。

②容量负荷(前负荷)增加:见于心脏瓣膜关闭不全引起的血液反流,左右心或动静脉分流型先天性心脏病。此外,慢性贫血、甲状腺功能亢进症、围生期心肌病等,由于全身循环血量增多,回心血量增加,导致心脏容量负荷增加。

2.诱因

(1)感染:呼吸道感染是最常见的诱因,其次是感染性心内膜炎,且常因发病隐匿而易漏诊。

(2)心律失常:心房颤动是诱发心力衰竭的最重要的因素,其他各种类型的快速性心律失常、严重的缓慢性心律失常均可诱发心力衰竭。

(3)情绪激动或过度体力消耗:精神紧张、暴怒、妊娠后期及分娩、过度劳累、剧烈运动等。

(4)血容量增加:静脉输液或输血过多、过快,钠盐摄入过多。

(5)原有心脏病变加重或并发其他疾病:如冠心病发生心肌梗死、风湿性心脏瓣膜病出现风湿活动、甲状腺功能亢进、贫血等。

(6)其他:治疗不当,如不恰当停用降血压药物或利尿剂等。

(二)发病机制

慢性心力衰竭的发病机制十分复杂,其最重要的病理生理变化可归纳为以下4个方面。

1.代偿机制

当心肌收缩力受损时,为了保证正常的心排血量,机体主要通过以下代偿机制使心功能维持在相对正常的水平。

(1)Frank-Starling 机制:即代偿性增加心脏的前负荷,回心血量增多,心室舒张末期容积增加,从而增加心排血量及心脏做功量,同时也导致心室舒张末期压力增加,相应的心房压、静脉压也升高。当左心室舒张末压＞18mmHg 时,可出现肺充血的症状和体征,若心脏指数＜2.2L/(min·m^2)时,出现低心排血量的症状和体征。

(2)神经体液机制

①交感神经兴奋性增强:心力衰竭患者血中去甲肾上腺素水平升高,作用于心肌β1肾上腺素受体,增强心肌收缩力并提高心率,从而增加心排血量,但同时也使心肌耗氧量增加。去甲肾上腺素还对心肌细胞有直接毒性作用,使心肌细胞凋亡,参与心脏重构的病理过程。此外交感神经兴奋还有促心律失常的作用。

②肾素-血管紧张素-醛固酮系统(RAAS)激活:心排血量降低,致肾血流量降低,RAAS激活,起到代偿作用,但同时也促进心脏和血管重构,加重心肌损伤和心功能恶化。

(3)心肌肥厚:当心脏后负荷增加时,常以心肌肥厚为主要的代偿机制,使心肌收缩力增加,克服后负荷的影响,使心排血量在相当长的时间内维持正常。心肌肥厚以心肌细胞肥大、心肌纤维化为主,心肌细胞数并不增多,细胞核和线粒体的增大及增多均落后于心肌的纤维化,心肌从整体上显得供能不足,继续发展终至心肌细胞死亡。

2.心肌重构

导致心力衰竭发生发展的基本机制是心肌病理性重构。心肌重构是由于一系列复杂的分子和细胞机制造成心肌结构、功能和表型的变化。在初始的心肌损伤以后,肾素-血管紧张素-醛固酮系统(RAAS)和交感神经系统兴奋性增高,多种内源性的神经内分泌和细胞因子激活,其长期、慢性激活促进心肌重构,加重心肌损伤和心功能恶化,又进一步激活神经内分泌和细胞因子等,形成恶性循环。因此,治疗心力衰竭的关键就是阻断神经内分泌的过度激活,阻断心肌重构。

3.体液因子的改变

(1)精氨酸加压素:由垂体分泌,心力衰竭时心房牵张感受器敏感性下降,使精氨酸加压素的释放不能抑制而使血浆精氨酸加压素水平升高,致水潴留,增加心脏前、后负荷。

(2)心钠肽和脑钠肽:心力衰竭时心钠肽和脑钠肽分泌明显增加,且增加的程度与心力衰竭的严重程度是呈正相关的,可用来评估慢性心力衰竭的严重程度和预后。

(3)内皮素:是由血管内皮细胞释放的强效血管收缩肽,具有很强的血流动力学效应,还可导致细胞肥大增生,参与心肌的重构过程。

(4)细胞因子:包括心肌细胞和成纤维细胞等能表达肽类生长的因子,该类因子在调节心力衰竭的心肌结构和功能改变中可能起着重要的作用。

(三)诊断要点

1.临床表现

(1)左心衰竭:以心排血量降低和肺循环淤血为主要表现。

①症状

a.呼吸困难:劳力性呼吸困难是左心衰竭最早出现的症状,引起呼吸困难的运动量随着病情进展程度加重而减少,有的患者还可以出现夜间阵发性呼吸困难,此为左心衰竭的典型表现。当病情严重时可出现端坐呼吸、心源性哮喘及急性肺水肿。患者采取的坐位越高说明左心衰竭的程度越重,而急性肺水肿是左心衰竭呼吸困难最严重的形式。

b.咳嗽、咳痰、咯血:咳嗽、咳痰早期常发生于夜晚,坐起或立位时咳嗽可减轻或消失,常咳白色泡沫痰,偶见痰中带血丝,当肺淤血明显加重或肺水肿时,可出现粉红色泡沫痰。长期慢性肺淤血可导致肺循环和支气管血液循环之间在支气管黏膜下形成侧支,侧支一旦破裂可引起大咯血。

c.低心排血量症状:如乏力、疲倦、头晕、心悸、失眠或嗜睡、尿少、发绀等,其主要是因为心、脑、肾、骨骼肌等脏器、组织血液灌注不足所致的症状。

②体征:呼吸加快、心率增快、血压升高,可有交替脉,除基础心脏病的体征外,一般均有心脏扩大(单纯 LVEF 保留的心力衰竭除外)及相对性二尖瓣关闭不全的反流性杂音,肺动脉瓣区第二心音亢进及心尖部舒张期奔马律。两肺底可闻及细湿啰音,甚至可伴有哮鸣音。

(2)右心衰竭:以体循环淤血为主要表现。

①症状:右心衰竭也有呼吸困难,还可有因各脏器慢性持续性淤血所引起的腹胀、食欲缺乏、恶心、呕吐、腹泻、右上腹痛、尿少、夜尿等症状。

②体征

a.颈静脉征:颈静脉充盈、怒张,肝颈静脉反流征阳性。

b.肝大:肝淤血而肿大伴有压痛,上腹部饱胀不适。持续慢性右心衰竭可出现心源性肝硬化,晚期可出现肝功能受损、黄疸、腹水。

c.水肿:表现为对称性、下垂性、凹陷性的水肿,严重的出现全身水肿,也可有胸腔积液。

d.心脏体征:胸骨左缘第 3～4 肋间可闻及舒张期奔马律。右心室显著增大或全心增大时心浊音界向两侧扩大,并且出现三尖瓣关闭不全的反流性杂音。

(3)全心衰竭:临床上常先有左心衰竭,而后继发右心衰竭而形成全心衰竭,此时患者同时存在左、右心力衰竭的临床表现。但由于右心衰竭时，右心排血量的减少，肺淤血的症状反而能有所减轻。

(4)心功能的评估

①心功能分级：临床上应用最广的是美国纽约心脏病学会(NYHA)的心功能分级法，按患者的临床症状和活动的受限制程度将心功能分为4级，对于病情轻重的判断和患者活动量的指导有重要意义。

Ⅰ级：活动不受限。日常体力活动不引起明显的气促、疲乏或心悸等症状。

Ⅱ级：活动轻度受限。休息时无症状，日常活动可引起明显的气促、疲乏或心悸等症状。

Ⅲ级：活动明显受限。休息时可无症状，轻于日常活动即引起显著气促、疲乏或心悸等症状。

Ⅳ级：休息时也有症状，稍有体力活动症状即加重。任何体力活动均会引起不适。其中如无须静脉给药，可在室内或床边活动者为Ⅳa级，不能下床并需静脉给药支持者为$Ⅳ_b$级。

②心力衰竭分期：根据心力衰竭发生发展的过程，从心力衰竭的危险因素进展成结构性心脏病，出现心力衰竭症状，直至难治性终末期心力衰竭，可分成4个阶段。这4个阶段体现了心力衰竭重在预防的概念，其中预防患者从A阶段进展至B阶段，即防止发生结构性心脏病，以及预防从B阶段进展至C阶段，即防止出现心力衰竭的症状和体征，显得尤为重要。

③6分钟步行试验：通过评定患者的运动耐力来评价心力衰竭的严重程度和疗效。患者在平直走廊上尽可能快行走，6分钟步行的距离＜150m为重度心力衰竭，150～450m为中度心力衰竭，＞450m为轻度心力衰竭。

2.辅助检查

(1)心力衰竭的常规检查：是每位心力衰竭患者都应当做的检查，包括以下几方面。

①二维超声心动图及多普勒超声。

②心电图。

③实验室检查：全血细胞计数、尿液分析、血生化、空腹血糖和糖化血红蛋白、血脂及甲状腺功能等。

④生物学标志物：血浆利钠肽[B型利钠肽(BNP)或N末端B型利钠肽原(NT-proBNP)]、心肌损伤标志物、其他生物学标志物如纤维化、炎症、氧化应激、神经激素紊乱及心肌和基质重构的标志物。

⑤X线片检查。

(2)心力衰竭的特殊检查：用于部分需要进一步明确病因的患者，包括以下几种。

①心脏磁共振。

②冠状动脉造影。

③核素心室造影及核素心肌灌注和(或)代谢显像。

④负荷超声心动图。

⑤经食管超声心动图。

(四)治疗

1.一般治疗

(1)病因治疗

①基本病因治疗:对高血压、冠心病、心瓣膜病、糖尿病、贫血、甲状腺功能亢进等可能导致心功能受损的常见疾病应早期进行有效治疗。对原发性扩张型心肌病应早期积极进行干预治疗。

②去除诱因:积极控制各种感染,及时处理或纠正肺梗死、心律失常、电解质紊乱和酸碱失衡等。

(2)监测体重:每日测定体重以早期发现液体潴留,如在3天内体重突然增加2kg以上,应考虑患者已有水钠潴留,需要利尿或加大利尿剂量。

(3)调整生活方式

①适当控制钠盐和水的摄入,低脂饮食,戒烟。

②肥胖患者应减轻体重,心脏恶病质患者应给予营养支持。

③休息和适当的运动。

④心理和精神治疗,必要时酌情应用抗焦虑或抗抑郁药物。

2.药物治疗

(1)利尿剂的应用。

(2)肾素-血管紧张素-醛固酮系统(RAAS)抑制剂的应用。

(3)β受体拮抗药的应用。

(4)正性肌力药物的应用:如多巴胺、多巴酚丁胺、氨力农、米力农及洋地黄制剂。

(5)神经内分泌抑制剂的联合应用。

(6)新型药伊伐布雷定的应用。

(7)血管扩张剂:仅在心力衰竭患者伴有心绞痛或高血压时可考虑联合用药治疗。

3.非药物治疗

(1)心脏再同步化治疗(CRT)。

(2)植入式心脏复律除颤器(ICD)。

(3)心脏移植。

(五)护理

1.护理评估

(1)身体评估:神志与精神状况;生命体征,如体温、呼吸状况、脉率、脉律、有无交替脉和血压降低等;体位,是否采取半卧位或端坐位;水肿的部位及程度,有无胸腔积液、腹腔积液;营养及饮食情况;液体摄入量、尿量、近期体重变化;睡眠情况(有无呼吸困难的发生);皮肤完整性,有无发绀,有无压疮、破溃等;有无静脉通路、血液透析管路及心包、胸腔引流管等;穿刺的时间、维护情况、是否通畅、有无管路滑脱的可能。

(2)病史评估

①评估患者本次发病的诱因、呼吸困难的程度,咳嗽、咳痰的情况,劳累及水肿的程度;评估消化系统症状如食欲缺乏、腹胀、恶心、呕吐、上腹痛;评估泌尿系统症状如夜尿增多、尿少、

血肌酐升高等;评估有无发绀、心包积液、胸腔积液、腹腔积液等。

②评估既往发作情况,有无过敏史、家族史,有无烟酒嗜好。

③评估目前的检查结果、治疗情况及效果、用药情况及有无不良反应。

④心理社会状况:评估患者的心理-社会状况及对疾病的认知状况,经济情况、合作程度,有无焦虑、悲观情绪。

(3)心功能评估

①心功能分级(美国纽约心脏病协会 NYHA,1928)见表 1-1。

②6 分钟步行试验:要求患者在平直的走廊里尽可能快地行走,测定其 6 分钟的步行距离。根据步行距离将心衰划分为轻、中、重 3 个等级。426～550m 为轻度心衰;150～425m 为中度心衰;<150m 为重度心衰。

表 1-1 心功能分级(美国纽约心脏病协会 NYHA)

分级	表现
Ⅰ级	日常活动无心衰症状
Ⅱ级	日常活动出现心衰症状(呼吸困难、乏力)
Ⅲ级	低于日常活动出现心衰症状
Ⅳ级	在休息时亦出现心衰症状

(4)其他:评估患者自理能力及日常生活能力、压疮、跌倒/坠床的风险。评估时,参考日常生活能力评定 Barthel 指数量表、北京大学第一医院患者跌倒危险因素评估表、北京大学第一医院患者压疮 Braden 评分表。

2.护理措施

(1)一般护理

①休息与活动:保证患者体位的舒适性,有明显呼吸困难者给予高枕卧位或半卧位;端坐呼吸者可使用床上小桌,必要时双腿下垂;伴胸腔积液、腹腔积液者宜采取半卧位;下肢水肿者可抬高下肢,促进下肢静脉回流。协助卧床患者定时改变体位,以防止发生压疮;卧床期间可给予气压式血液循环驱动泵或指导患者进行踝泵运动,以促进下肢血液循环;必要时加床档防止坠床、跌倒的发生。长期卧床者易导致静脉血栓形成甚至发生肺栓塞,因此应根据其心功能分级制订活动计划,可按照半卧位、坐位、床边摆动肢体、床边站立、室内活动、短距离步行等方式逐步进行。

②吸氧:遵医嘱给予氧气吸入,指导患者及家属安全用氧,嘱其不可自行调节氧流量。

③皮肤护理:保持床单位清洁、干燥、平整,可使用气垫床。指导并告知患者变换体位的方法、间隔时间及其重要性。膝部及踝部、足跟、背部等骨隆突处可垫软枕以减轻局部压力,必要时可用减压敷料保护局部皮肤。翻身及床上使用便器时动作轻巧,避免拉、拽等动作,防止损伤皮肤。严重水肿患者可给予芒硝湿敷并及时更换。

④饮食:遵医嘱给予低盐、清淡、易消化饮食,少食多餐,伴低蛋白血症者可给予高蛋白饮食。

(2)病情观察:密切观察并记录患者体温、心率、心律、血压、呼吸、血氧饱和度等,发现异常及时通知医生。水肿患者每日观察水肿变化，下肢水肿患者测量腿围并记录，腹腔积液患者测量腹围并记录，胸腔积液及心包积液患者观察呼吸困难的程度，准确记录 24 小时出入量，每日测量体重，以便早期发现液体潴留，协助做好相应检查及抽液的配合。

(3)用药护理：静脉输液速度不宜过快，输液量不宜过多，可遵医嘱使用输液泵控制输液速度。

①利尿剂：包括呋塞米、托拉塞米、螺内酯、双氢克尿噻等。不良反应主要有电解质紊乱、直立性低血压、头晕、疲乏、胃肠道反应。嘱患者用药后应缓慢改变体位，并遵医嘱监测电解质、体重、血压及尿量的变化。

②洋地黄制剂：包括地高辛、毛花苷丙等。洋地黄中毒的临床表现主要有心脏毒性反应、神经毒性反应、胃肠道症状等。用药期间，注意定期监测地高辛浓度，按时给药，口服给药前若患者心率低于 60 次/分或节律不规则时应暂停给药，并通知医生处理；静脉使用洋地黄制剂时，应缓慢给药，同时监测心率、心律变化。若出现洋地黄中毒症状应立即停药，遵医嘱根据电解质结果给予补钾及使用抗心律失常药物处理。

③正性肌力药物：包括多巴酚丁胺，多巴胺等。使用时注意观察患者的心率和血压变化，定时观察输液及穿刺部位血管的情况，及时发现血管活性药物对穿刺部位血管的刺激情况，必要时重新更换穿刺部位，防止发生静脉炎或药物渗出，保证患者的用药安全。

④血管扩张剂：常选用硝酸酯类药物，其不良反应包括搏动性头痛、头晕、疲乏、胃肠道反应、晕厥、低血压、面部潮红等，使用时注意观察患者用药的反应及血压变化。

⑤ACEI：包括贝那普利、福辛普利钠等。其不良反应主要有皮疹、直立性低血压、干咳、头晕、疲乏、胃肠道反应，与保钾利尿剂合用时易致血钾升高。服药时若出现不明原因的干咳应通知医生，遵医嘱减量或更换药物，并每天监测患者的血压、体重，记录出入量。

⑥β 受体拮抗剂：常用药物为美托洛尔，必须从小剂量开始逐渐加大剂量，不良反应有直立性低血压、头晕、疲乏、水肿、心衰、心率减慢等。应用期间每天要注意监测患者的心率、血压，防止出现传导阻滞使心衰加重，告知患者变换体位时宜缓慢。

⑦抗凝和抗血小板药物：如阿司匹林、华法林等，服药期间观察患者有无牙龈、鼻黏膜、皮下出血等表现，遵医嘱监测出凝血时间。

(4)心理护理：慢性心力衰竭患者因病程长且多次反复发作，易产生焦虑及抑郁情绪。对于此类患者，护士要热情、耐心地给予护理并加以安慰。护士通过耐心讲解疾病诱因、治疗、预后等知识，使其对所患疾病有所了解，积极地参与及配合治疗，增强战胜疾病的信心。此外患者家属还需营造和谐的气氛，给予患者心理支持。鼓励患者参加各种娱乐活动，使其增添生活情趣，转移注意力，调整心情，提高免疫力，加强身体素质，从而减少心衰的发生。

(5)健康宣教

①监测体重：每日测量体重，评估是否有体液潴留。如在 3 天内体重突然增加 2kg 以上，应考虑钠、水潴留的可能，需要及时就医，调整利尿剂的剂量。

②饮食指导：指导患者清淡饮食，少食多餐，适当补充蛋白质的摄入，多食新鲜水果和蔬菜，忌辛辣刺激性食品及咖啡、浓茶等刺激性饮料，戒烟酒，避免钠含量高的食品如腌制、熏制食品，香肠、罐头、海产品、苏打饼干等，以限制钠盐摄入。一般钠盐(食盐、酱油、黄酱、咸菜等)

可限制在每天5g以下，病情严重者在每天2g以下。液体入量以每日1.5～2L为宜，可适当根据尿量、出汗的情况进行调整。告知患者及家属治疗饮食的重要性，需要家属鼓励和督促患者执行。

③活动指导：在患者活动耐力许可范围内，鼓励患者尽可能做到生活自理。心功能Ⅰ级患者，不需限制一般体力活动，可适当参加体育锻炼，但应避免剧烈运动；心功能Ⅱ级患者需适当限制体力活动，增加午睡时间，可进行轻体力劳动或家务劳动；心功能Ⅲ级患者，应以卧床休息为主，严格限制一般的体力活动，鼓励患者日常生活自理：心功能Ⅳ级患者应绝对卧床休息，日常生活由他人照顾。心力衰竭症状改善后可增加活动量，应首先考虑增加活动时间和活动频率，再考虑增加活动强度。应以有氧运动作为主要形式，如走路、游泳、骑自行车、爬楼梯、打太极拳等。运动时间以30～60分钟为宜，包括运动前热身、运动及运动后整理时间。体力虚弱的慢性心力衰竭患者，建议延长热身时间，以10～15分钟为宜，正式运动时间以20～30分钟为宜。运动频率以每周3～5次为宜。运动强度据运动时的心率来确定，从最大预测心率(HRmax)[HRmax＝220－年龄(岁)]的50%～60%开始，之后逐步递增。

④用药指导：告知患者及家属目前口服药物的名称、服用方法、剂量、不良反应及注意事项，嘱咐患者不能自行更改药物或停药，如有不适及时就诊。

⑤避免诱发因素：避免过度劳累、剧烈运动、情绪激动、精神过于紧张、受凉、感染等。

(6)延续护理

①进行电话及门诊随访，指导患者科学地休息和活动、按时服药、定期复查、避免诱发心力衰竭加重的因素等。

②告知患者出现药物不良反应、呼吸困难进行性加重、尿少、体重短期内迅速增加、水肿时应到医院及时就诊。

③嘱咐使用抗凝、抗血小板治疗患者定期复查出凝血功能。

第二节　冠状动脉粥样硬化性心脏病的护理

冠状动脉粥样硬化性心脏病指冠状动脉(冠脉)发生粥样硬化引起管腔狭窄或闭塞，导致心肌缺血缺氧或坏死而引起的心脏病，简称冠心病(CHD)，亦称缺血性心脏病。冠心病是动脉粥样硬化导致器官病变的最常见类型，也是严重危害人类健康的常见病。本病多发生在40岁以后，男性发病早于女性，脑力劳动者多于体力劳动者，城市多于农村；经济发达国家发病率较高；近年来发病呈年轻化趋势，已成为威胁人类健康的主要疾病之一。

根据发病特点和治疗原则不同本病分为两大类：①慢性冠心病(CAD)，也称慢性心肌缺血综合征(CIS)。其包括稳定型心绞痛、缺血性心肌病和隐匿性冠心病等；②急性冠状动脉综合征(ACS)，包括不稳定型心绞痛(UA)、非ST段抬高性心肌梗死(NSTEMI)和ST段抬高性心肌梗死(STEMI)，也可将冠心病猝死包括在内。

一、病因

冠状动脉发生粥样硬为多种因素作用的结果，常见的危险因素或易患因素有：

（一）年龄、性别

本病多发生在 40 岁以后，女性在绝经期后的发病率与男性接近。年龄和性别属于不可改变的危险因素。

（二）血脂异常

脂质代谢异常是动脉粥样硬化最重要的危险因素。关系最密切的血脂异常为总胆固醇(TC)、甘油三酯(TG)、低密度脂蛋白(LDL)或极低密度脂蛋白(VLDL)增高、高密度脂蛋白尤其是它的亚组分Ⅱ(HDLⅡ)减低，载脂蛋白 A(Apo A)降低和载脂蛋白 B(Apo B)增高都被认为是危险因素。新近又认为脂蛋白(a)[Lp(a)]增高是独立的危险因素。

（三）高血压

血压增高与本病密切相关，收缩压、舒张压增高都与本病关系密切。

（四）吸烟

吸烟可造成动脉壁氧含量不足，促进动脉粥样硬化的形成。被动吸烟也是冠心病的危险因素。

（五）糖尿病和糖耐量异常

糖尿病患者中本病发病率远较非糖尿病者为高。糖耐量减低者中也常见本病患者。

（六）肥胖

体重超过标准体重 20%者，尤其是短期内体重迅速增加者易患本病。

（七）遗传

有家族性高脂血症的家庭可因血脂异常而好发此病。

（八）其他

缺少体力活动、进食过多的动物脂肪、胆固醇、糖和钠盐、A 型性格等均为冠心病的易患因素。新近发现的危险因素还有血中同型半胱氨酸增高、胰岛素抵抗增强、血中红纤维蛋白原及一些凝血因子增高及病毒、衣原体感染等。

近年提出肥胖与血脂异常、高血压、糖尿病和糖耐量异常同时存在时称为“代谢综合征”，是本病重要的危险因素。

二、临床分型

（一）无症状性心肌缺血

患者无自觉症状，但静息、动态或运动心电图有 ST 段压低，T 波低平或倒置等心肌缺血性改变。

（二）心绞痛

有发作性胸骨后疼痛，为一时性心肌供血不足引起。

（三）心肌梗死

症状严重，由冠状动脉闭塞致心肌急性缺血性坏死所致。

(四)缺血性心肌病

表现为心脏增大、心力衰竭和心律失常，为长期心肌缺血导致心肌纤维化引起。临床表现与扩张型心肌病类似。

(五)猝死

因原发性心脏骤停而猝然死亡，多为缺血心肌局部发生电生理紊乱，引起严重的室性心律失常所致。

近年来从提高诊疗效果和降低死亡率为出发点，临床上提出 2 种综合征的分类：

1.慢性心肌缺血综合征

包括无症状性心肌缺血、稳定型心绞痛和缺血性心肌病。

2.急性冠状动脉综合征(ACS)

包括非 ST 段抬高 ACS 和 ST 段抬高 ACS。前者指不稳定型心绞痛和非 ST 段抬高心肌梗死，后者主要是 ST 段抬高心肌梗死。这 3 种病症的共同病理基础均为不稳定的粥样斑块发生破裂，表面破损或出现裂纹，继而斑块内出血、血栓形成，引起冠状动脉不完全或完全性阻塞。

本节主要介绍心绞痛和急性心肌梗塞。

三、心绞痛

心绞痛临床分型分为稳定型心绞痛和不稳定型心绞痛。稳定型心绞痛是指在冠状动脉粥样硬化的基础上，由于心肌负荷增加，发生冠状动脉供血不足，导致心肌急剧暂时的缺血、缺氧所引起的临床综合征。

(一)病因与发病机制

当冠状动脉的供血与心肌需血量之间发生矛盾时，冠状动脉血流量不能满足心肌细胞代谢需要，造成心肌暂时的出现缺血、缺氧，心肌在缺血、缺氧情况下产生的代谢产物，刺激心脏内的传入神经末梢，经 1～5 胸交感神经节和相应的脊髓段，传入大脑，在与自主神经进入水平相同脊髓段的脊神经所分布的区域，即胸骨后、胸骨下段、上腹部、左肩、左臂前内侧与小指，产生疼痛感觉。由于心绞痛不是躯体神经传入，因此不能准确定位，常不是锐痛。

正常心肌耗氧的多少主要取决于心肌张力、心肌收缩强度、心率，因此常用“心率×收缩压”作为评估心肌耗氧的指标。心肌能量的产生需要心肌细胞将血液中大量的氧摄入，因此，当氧供需增加的时候，就难从血液中摄入更多的氧，只能增加冠状动脉的血流量提供。在正常情况下，冠状动脉血流量是随机体生理需要而变化，在剧烈体力活动、缺氧等情况时，冠状动脉就要扩张，使血流量增加，满足机体需要。

当冠状动脉粥样硬化所致的冠脉管腔狭窄和(或)部分分支闭塞时，冠状动脉扩张能力减弱，血流量减少，对心肌供血处于相对固定状态，一般休息状态可以无症状。当心脏负荷突然增加时，如劳累、情绪激动等，使心肌张力增加、心肌收缩力增加、心率增快，都可以引起心肌耗氧量增加，冠脉不能相应扩张以满足心肌需血量，引起心绞痛发作。另外如主动脉瓣膜病变、严重贫血、肥厚型心肌病等，由于血液携带氧的能力降低或是肥厚的心肌使心肌耗氧增加或是心排血量过低/舒张压过低，均可造成心肌氧的供需失衡，心肌缺血缺氧，引发心绞痛。各种原因引起冠状动脉痉挛，不能满足心肌需血量，亦可引发心绞痛。

稳定型心绞痛常发生于劳累、激动的当时，典型心绞痛在相似的情况下可重复出现，但是同样的诱因情况，可以只是在早晨而不在下午出现心绞痛，提示与早晨交感神经兴奋性增高等昼夜节律变化有关。当发作的规律有变化或诱因强度降低仍诱发心绞痛发作，常提示患者发生不稳定型心绞痛。

（二）临床表现

1.症状

阵发性胸痛或心前区不适是典型心绞痛的特点。

(1)疼痛部位：胸骨体中上段、胸骨后可波及心前区，甚至整个前胸，边界表达不清。可放射至左肩、左臂内侧，甚至可达左手环指和小指，也可向上放射至颈、咽部和下颊部，还可放射至上腹部甚至下腹部。

(2)疼痛性质：常为压迫感、发闷、紧缩感，也可为烧灼感，偶可伴有濒死、恐惧感。患者可因疼痛而被迫停止原来的活动，直至症状缓解。

(3)持续时间：多在 1～5 分钟，一般不超过 15 分钟。

(4)缓解方式：休息或含服硝酸甘油后几分钟内缓解。

(5)发作频率：发作频率固定，可数天或数星期发作 1 次，也可 1 天内多次发作。

(6)诱发因素：有体力劳动、情绪激动、饱餐、寒冷、吸烟、休克等情况。

2.体征

发作时可有心率增快，暂时血压升高。有时出现第四或第三心音奔马律。也可有心尖部暂时性收缩期杂音，出现交替脉。

（三）实验室检查

1.心电图检查

心电图检查是发现心肌缺血、诊断心绞痛最常用的检查方法。

(1)静息心电图检查：缓解期可无任何表现。心绞痛发作期特征性的心电图可见 ST 段压低＞0.1mV，T 波低平或倒置，ST 段改变比 T 波改变更具有特异性。少部分患者发作时原来低平、倒置的 T 波变为直立，也可以诊断心肌缺血。T 波改变对于心肌缺血诊断特异性不如 ST 段改变，但发作时的心电图与发作前的心电图进行比较有明显差别，而且发作之后心电图有所恢复，也是具有诊断意义。

部分患者发作时可出现各种心律失常，最常见的是左束支传导阻滞和左前分支传导阻滞。

(2)心电图负荷试验：心电图负荷试验最常用的运动负荷试验。心绞痛患者在运动中出现典型心绞痛，心电图有 ST 段水平型或下斜型压低≥0.1mV，持续 2 分钟即为运动负荷试验阳性。

2.超声心动图

缓解期可无异常表现，心绞痛发作时可发现节段性室壁运动异常，可有一过性心室收缩、舒张功能障碍的表现。

超声心动图负荷试验是诊断冠心病的方法之一，敏感性和特异性高于心电图负荷试验，可以识别心肌缺血的范围和程度。

3.放射性核素检查

^{201}Tl(铊)-静息和负荷心肌灌注显像,在静息状态可以见到心肌梗死后瘢痕部位的铊灌注缺损的显像。负荷心肌灌注显像是在运动诱发心肌缺血时,显示出冠状动脉供血不足而导致的灌注缺损。

4.冠状动脉造影

冠状动脉造影目前是诊断冠心病的金标准。可发现冠脉系统病变的范围和程度,当管腔直径缩小于70%～75%以上时,将严重影响心肌供血。

(四)治疗原则

心绞痛治疗的主要目的是:一是预防心肌梗死及猝死,改善预后;二是减轻症状,提高生活质量。

1.心绞痛发作期治疗

(1)休息:发作时立刻休息,一般在停止活动后3～5分钟症状即可消失。

(2)应用硝酸酯类药物:硝酸酯类药物是最有效、作用最快终止心绞痛发作的药物,如舌下含化硝酸甘油0.3～0.6mg,1～2分钟开始起效,作用持续30分钟左右或舌下含化硝酸异山梨醇酯5～10mg,2～5分钟起效,作用持续2～3小时。

2.缓解期治疗

(1)祛除诱因:尽量避免已确知的诱发因素,保持体力活动,调整活动量,避免过度劳累;保持平和心态,避免心情紧张、情绪激动;调整饮食结构,严禁烟酒,避免饱餐。

控制血压,将血压控制在130/80mmHg以下;改善生活方式,控制体重;积极治疗糖尿病,将糖化血红蛋白控制在≤7%。

(2)应用硝酸酯制剂:硝酸酯制剂可以扩张容量血管,减少静脉回流,同时对动脉也有轻度扩张,降低心脏后负荷,进而降低心肌耗氧量。硝酸酯制剂可以扩张冠状动脉,增加心肌供血,改善需血氧与供血氧的矛盾,缓解心绞痛症状。

①硝酸甘油:舌下含服,起效快,常用于缓解心绞痛发作。

②硝酸甘油气雾剂:也常可用于缓解心绞痛发作,作用方式如同舌下含片。

③2%硝酸甘油贴剂:适用于预防心绞痛发作,贴在胸前或上臂皮肤,缓慢吸收。

④二硝酸异山梨醇酯:二硝酸异山梨醇酯口服3/天,每次5～20mg,服用后半小时起效,作用维持3～5小时。舌下含服2～5分钟起效,每次可用5～10mg,维持时间为2～3小时。

硝酸酯制剂不良反应有头晕、头部跳痛感、面红、心悸等,静脉给药还可有血压下降。硝酸酯制剂持续应用可以产生耐药性。

(3)应用β受体阻滞药:β受体阻滞药是冠心病二级预防的首选药,应终身服用。如普萘洛尔、阿替洛尔、美托洛尔等。使用剂量应个体化,在治疗过程中以清醒时静息心率不低于50/分钟为宜。从小剂量开始,逐渐增加剂量,以达到缓解症状,改善预后目的。如果必须停药应逐渐减量,避免突然停药引起症状反跳,甚至诱发急性心肌梗死。对于心动过缓、房室传导阻滞患者不宜使用。慢性阻塞性肺部疾患、支气管哮喘、心力衰竭、外周血管病患者均应慎用。

(4)应用钙离子拮抗药:钙离子拮抗药抑制心肌收缩,扩张周围血管,降低动脉压,降低心脏后负荷，减少心肌耗氧量。还可以扩张冠状动脉，缓解冠状动脉痉挛，改善心内膜下心肌的供血。临床常用制剂有硝苯地平、地尔硫䓬等。

常见不良反应有胫前水肿、面色潮红、头痛、便秘、嗜睡、心动过缓、房室传导阻滞等。

(5)应用抑制血小板聚集的药物：冠状动脉内血栓形成是急性冠心病事件发生的主要特点，抑制血小板功能对于预防事件、降低心血管死亡具有重要意义。临床常用肠溶阿司匹林75～150mg/d，主要不良反应是胃肠道症状，严重程度与药物剂量有关，引发消化道出血的年发生率为1‰～2‰。如有消化道症状不能耐受、过敏、出血等情况，可应用氯吡格雷和质子泵抑制药如奥美拉唑，替代阿司匹林。

3.介入治疗

详见急性心肌梗死部分。

(五)护理措施

1.一般护理

发作时应立即休息，同时舌下含服硝酸甘油。缓解期可适当活动，避免剧烈运动，保持情绪稳定。秋、冬季外出应注意保暖。对吸烟患者应鼓励戒烟，以免加重心肌缺氧。

2.病情观察

了解患者发生心绞痛的诱因，发作时疼痛的部位、性质、持续时间、缓解方式、伴随症状等。发作时应尽可能描记心电图，以明确心肌供血情况。如症状变化应警惕急性心肌梗死的发生。

3.用药护理

应用硝酸甘油时，嘱咐患者舌下含服或嚼碎后含服，应在舌下保留一些唾液，以利药物迅速溶解而吸收。含药后应平卧，以防低血压的发生。服用硝酸酯类药物后常有头胀、面红、头晕、心悸等血管扩张的表现，一般持续用药数天后可自行好转。对于心绞痛发作频繁或含服硝酸甘油效果不理想的患者，可静脉滴注硝酸甘油，但注意滴速，需监测血压、心率变化，以免造成血压降低。注意青光眼、低血压禁忌。

4.饮食护理

给予低热量、低脂肪、低胆固醇、少糖、少盐、适量蛋白质、丰富的维生素饮食，宜少食多餐，不饮浓茶、咖啡，避免辛辣刺激性食物。

5.健康指导

(1)饮食指导：患者宜摄入低热量、低动物脂肪、低胆固醇、少糖、少盐、适量蛋白质食物，饮食中应有适量的纤维素和丰富的维生素，宜少食多餐，不宜过饱，不饮浓茶，咖啡，避免辛辣刺激性食物。肥胖者控制体重。

(2)预防疼痛：寒冷可使冠脉收缩，加重心肌缺血，故冬季外出应注意保暖。患者洗澡不要在饱餐或饥饿时进行，洗澡水温不要过冷或过热，时间不宜过长，不要锁门，以防意外。有吸烟习惯的患者应戒烟，因为吸烟产生的一氧化碳影响氧合，加重心肌缺氧，引发心绞痛。

(3)活动与休息：合理安排活动和休息缓解期可适当活动，但应避免剧烈运动(如快速登楼、追赶汽车)，保持情绪稳定，避免过劳。

(4)定期复查：定期检查心电图、血脂、血糖情况，积极治疗高血压、控制血糖和血脂。如出现不适疼痛加重，用药效果不好，应到医院就诊。

(5)按医嘱服药：平时要随身携带保健药盒(内有保存在深色瓶中的硝酸甘油等药物)以备急用，并注意定期更换。学会自我监测药物的不良反应，自测脉率、血压，密切观察心率血压变化，如发现心动过缓应到医院调整药物。

四、急性心肌梗死

急性心肌梗死是在冠状动脉硬化的基础上，冠状动脉血供应急剧减少或中断，使相应的心肌发生严重持久的缺血导致心肌坏死。临床表现为持久的胸前区疼痛、发热、血白细胞增高、血清心肌坏死标记物增高和心电图进行变化，还可发生心律失常、休克或心力衰竭三大并发症，亦属于急性冠脉综合征的严重类型。

(一)病因与发病机制

基本病因是冠状动脉粥样硬化，造成一支或多支血管狭窄，在侧支循环未建立时，使心肌供血不足。也有极少数患者由于冠状动脉栓塞、炎症、畸形、痉挛和冠状动脉口阻塞为基本病因。

在冠状动脉严重狭窄的基础上，一旦心肌需血量猛增或冠脉血供锐减，使心肌缺血达20～30分钟以上，即可发生急性心肌梗死。

研究证明，多数心肌梗死是由于粥样斑块破溃、出血、管腔内血栓形成，使管腔闭塞。还有部分患者是由于冠状动脉粥样斑块内或其下出血或血管持续痉挛，也可使冠状动脉完全闭塞。

促使粥样斑块破裂、出血、血栓形成的诱因有：①机体交感神经活动增高，应激反应性增强，心肌收缩力加强、心率加快、血压增高。②饱餐，特别在食用大量脂肪后，使血脂升高，血黏稠度增高。③剧烈活动、情绪过分紧张或过分激动、用力大便或血压突然升高，均可使左心室负荷加重。④脱水、出血、手术、休克或严重心律失常，可使心排血量减少，冠状动脉灌注减少。

急性心肌梗死发生并发症，均可使冠状动脉灌注量进一步降低，心肌坏死范围扩大。

(二)临床表现

1.先兆表现

约半数以上患者发病数日或数周前有胸闷、心悸、乏力、恶心、大汗、烦躁、血压波动、心律失常、心绞痛等前驱症状。以新发生的心绞痛或原有心绞痛发作频繁且程度加重、持续时间长、服用硝酸甘油效果不如之前常见。

2.主要症状

(1)疼痛：为最早、最突出的症状，其性质和部位与心绞痛相似，但程度更剧烈，伴有烦躁、大汗、濒死感。一般无明显的诱因，疼痛可持续数小时或数天，经休息和含服硝酸甘油无效。少数患者症状不典型，疼痛可位于上腹部或颈背部，甚至无疼痛表现。

(2)全身症状：一般在发生疼痛24～48小时后，出现发热、心动过速。一般发热体温在38℃左右，多在1周内恢复正常。可有胃肠道症状如恶心、呕吐、上腹胀痛，重者可有呃逆。

(3)心律失常：有75%～95%的患者发生心律失常，多发生于病后1～2天，前24小时内发生率最高，以室性心律失常最多见，如频发室性期前收缩，成对出现或呈短阵室性心动过速，常是出现室颤先兆。室颤是急性心肌梗死早期患者死亡的主要原因。

(4)心源性休克:疼痛时常见血压下降,如疼痛缓解时,收缩压<10.7kPa(80mmHg),同时伴有烦躁不安、面色苍白或青紫、皮肤湿冷、脉搏细速、尿量减少、反应迟钝,则为休克表现,约20%患者常于心肌梗死后数小时至1周内发生。

(5)心力衰竭:约半数患者在起病最初几天,疼痛或休克好转后,出现呼吸困难、咳嗽、发绀、烦躁等左心衰竭的表现,重者可发生急性肺水肿,随后可出现颈静脉怒张、肝大、水肿等右心衰竭的表现。右心室心肌梗死患者发病开始即可出现右心衰竭表现,同时伴有血压下降。

3.体征

多数患者心率增快,但也有少数患者心率变慢,心尖部第一心音减低,出现第三、四心音奔马律。有10%~20%患者在发病的2~3天,由于反应性纤维性心包炎,可出现心包摩擦音。可有各种心律失常。

除极早期血压可增高外,随之几乎所有患者血压下降,发病前高血压患者血压可降至正常,而且多数患者不再恢复起病前血压水平。

可有与心律失常、休克、心力衰竭相关体征。

4.其他并发症

乳头肌功能不全或断裂、心室壁瘤、栓塞、心脏破裂、心肌梗死后综合征等。

(三)辅助检查

1.心电图改变

(1)特征性改变:①面向坏死区的导联,出现宽而深的异常Q波。②在面向坏死区周围损伤区的导联,出现S-T段抬高呈弓背向上。③在面向损伤区周围心肌缺氧区的导联,出现T波倒置。④在背向心肌梗死的导联则出现R波增高、S-T段压低、T波直立并增高。

(2)动态性改变:起病数小时后S-T段弓背向上抬高,与直立的T波连接成单向曲线;2天内出现病理性Q波,R波减低;数日后S-T段恢复至基线水平,T波低平、倒置或双向;数周后T波可倒置,病理性Q波永久遗留。

2.实验室检查

(1)肌红蛋白:肌红蛋白敏感性高但特异性不高,起病后2小时内升高,12小时内达到高峰,24~48小时恢复正常。

(2)肌钙蛋白:肌钙蛋白I或T起病后3~4小时升高。肌钙蛋白I 11~24小时达到高峰,7~10天恢复正常。肌钙蛋白T 24~48小时达到高峰,10~14天恢复正常。

这些心肌结构蛋白含量增加是诊断心肌梗死的敏感指标。

(3)血清心肌酶测定:出现肌酸激酶同工酶CK-MB、肌酸磷酸激酶、门冬氨酸氨基转移酶、乳酸脱氢酶升高,其中肌酸磷酸激酶是出现最早、恢复最早的酶,肌酸激酶同工酶CK-MB诊断敏感性和特异性均极高,起病4小时内增高,16~24小时达到高峰,3~4天恢复正常。增高程度与梗死的范围呈正相关,其高峰出现时间是否提前有助于判断溶栓治疗是否成功。

(4)血细胞:发病24~48小时后白细胞升高$(10\sim20)\times10^9/L$,中性粒细胞增多,嗜酸性粒细胞减少;红细胞沉降率增快;C反应蛋白增高。

(四)治疗原则

急性心肌梗死治疗原则是尽快恢复心肌血流灌注,挽救心肌,缩小心肌缺血范围,防止梗死面积扩大，保护和维持心脏功能，及时处理各种并发症。

1.一般治疗

(1)休息：急性期卧床休息12小时，若无并发症，24小时内应鼓励患者床上活动肢体，第3天可床边活动，第4天起逐步增加活动，1周内可达到每日3次步行100～150m。

(2)监护：急性期进行心电图、血压、呼吸监护，密切观察生命体征变化和心功能变化。

(3)吸氧：急性期持续吸氧4～6L/min，如发生急性肺水肿，按其处理原则处理。

(4)抗凝治疗：无禁忌证患者嚼服肠溶阿司匹林150～300mg，连服3日，以后改为75～150mg/d，长期服用。

2.解除疼痛

哌替啶50～100mg肌内注射或吗啡5～10mg皮下注射，必要时1～2小时可重复使用1次，以后每4～6小时重复使用，用药期间要注意防止呼吸抑制。疼痛轻的患者可应用可待因或罂粟碱30～60mg肌内注射或口服。也可用硝酸甘油静脉滴注，但需注意心率、血压变化，防止心率增快、血压下降。

3.心肌再灌注

心肌再灌注是一种积极治疗措施，应在发病12小时内，最好在3～6小时进行，使冠状动脉再通，心肌再灌注，使濒临坏死的心肌得以存活，坏死范围缩小，减轻梗死后心肌重塑，改善预后。

(1)经皮冠状动脉介入治疗(PCI)：实施PCI首先要有具备实施介入治疗条件，并建立急性心肌梗死急救的绿色通道，患者到院明确诊断之后，既要对患者给予常规治疗，又要做好术前准备的同时将患者送入心导管室。

①直接PCI。适应证：ST段抬高和新出现左束支传导阻滞。ST段抬高性心肌梗死并发休克。非ST段抬高性心肌梗死，但梗死的动脉严重狭窄。有溶栓禁忌证，又适宜再灌注治疗患者。

注意事项：发病12小时以上患者不宜实施PCI。对非梗死相关的动脉不宜实施PCI。心源性休克需先行主动脉球囊反搏术，待血压稳定后方可实施PCI。

②补救PCI。对于溶栓治疗后仍有胸痛，抬高的ST段降低不明显，应实施补救PCI。

③溶栓治疗再通后PCI：溶栓治疗再通后，在7～10天行冠状动脉造影，对残留的狭窄血管并适宜的行PCI，可进行PCI。

(2)溶栓疗法：对于由于各种原因没有进行介入治疗的患者，在无禁忌证情况下，可尽早行溶栓治疗。

①适应证：两个以上(包括两个)导联ST段抬高或急性心肌梗死伴左束支传导阻滞，发病<12小时，年龄<75岁。ST段抬高明显心肌梗死患者，>75岁。ST段抬高性心肌梗死发病已达12～24小时，但仍有胸痛、广泛ST段抬高者。

②禁忌证：既往病史中有出血性脑卒中；1年内有过缺血性脑卒中、脑血管病；颅内肿瘤；近1个月有过内脏出血或已知出血倾向；正在使用抗凝药；近1个月有创伤史、>10分钟的心肺复苏；近3周来有外科手术史，近2周内有在不能压迫部位的大血管穿刺术；未控制高血压>180/110mmHg；未排除主动脉夹层。

③常用溶栓药物:尿激酶(UK)在 30 分钟内静脉滴注 150 万~200 万 U;链激酶(SK)、重组链激酶(rSK)在 1 小时内静脉滴注 150 万 U,应用链激酶须注意有无过敏反应,如寒战、发热等;重组组织型纤溶酶原激活剂(rt-PA)在 90 分钟内静脉给药 100mg,先静脉注射 15mg,继而在 30 分钟内静脉滴注 50mg,随后 60 分钟内静脉滴注 35mg。另外,在用 rt-PA 前后均需静脉滴注肝素,应用 rt-PA 前需用肝素 5000U,用 rt-PA 后需每小时静脉滴注用肝素 700~1000U,持续使用 2 天。之后 3~5 天,每 12 小时皮下注射肝素 7500U 或使用低分子肝素。

血栓溶解指标:抬高的 ST 段 2 小时内回落 50%;2 小时内胸痛消失;2 小时内出现再灌注性心律失常;血清 CK-MB 酶峰值提前出现。

4.心律失常处理

室性心律失常常可引起猝死,应立即处理,首选给予利多卡因静脉注射,反复出现可使用胺碘酮治疗,发生室颤时立即实施电复律;对房室传导阻滞,可用阿托品、异丙肾上腺素等药物,严重者需安装人工心脏起搏器。

5.控制休克

补充血容量,应用升压药物及血管扩张药,纠正酸碱平衡紊乱。如处理无效时,应选用在主动脉内球囊反搏术的支持下,积极行经皮冠状动脉成形术或支架植入术。

6.治疗心力衰竭

主要是治疗急性左心衰竭。急性心肌梗死 24 小时内禁止使用洋地黄制剂。

7.二级预防

预防动脉粥样硬化、冠心病的措施属于一级预防,对于已经患有冠心病、心肌梗死患者预防再梗,防止发生心血管事件的措施属于二级预防。

二级预防措施有:①应用阿司匹林或氯吡格雷等药物,抗血小板集聚。应用硝酸酯类药物,抗心绞痛治疗。②预防心律失常,减轻心脏负荷。控制血压在 140/90mmHg 以下,合并糖尿病或慢性肾功能不全应控制在 130/80mmHg 以下。③戒烟、控制血脂。④控制饮食,治疗糖尿病,糖化血红蛋白应低于 7%,体重指数应控制在标准体重之内。⑤对患者及家属要普及冠心病相关知识教育,鼓励患者有计划、适当的运动。

(五)护理措施

1.身心休息

急性期绝对卧床,减少心肌耗氧,避免诱因。保持安静,减少探视避免不良刺激,保证睡眠。陪伴和安慰患者,操作熟练,有条不紊,理解并鼓励患者表达恐惧。

2.改善活动耐力

改善活动耐力,帮助患者制定逐渐活动计划。对于有固定时间和情境出现疼痛的患者,可预防性给药。若患者在活动后出现呼吸加快或困难、脉搏过快或停止后 3 分钟未恢复,血压异常、胸痛、眩晕应停止活动,并以此作为限制最大活动量的指标。

3.病情观察

监护 5~7 天,监测心电图、心率、心律、血压、血流动力学,有并发症应延长监护时间。如心率、心律和血压变化,出现心律失常,特别是室性心律失常和严重的房室传导阻滞、休克的发生,及时报告医师处理。观察尿量、意识改变,以帮助判断休克的情况。

4.给氧

前 3 天给予高流量吸氧 4～6L/min，而后可间断吸氧。如发生急性肺水肿，按其处理原则护理。

5.止痛护理

遵医嘱给予哌替啶、吗啡、硝酸甘油等止痛药物，对于烦躁不安患者可给予地西泮肌内注射。观察疼痛性质及其伴随症状的变化，注意有无呼吸抑制、心率加快等不良反应。

6.防止便秘护理

向患者强调预防便秘的重要性，食用富含纤维食物，注意饮水 1500mL/d，遵医嘱长期服用缓泻药，保证大便通畅。必要时应用润肠药、低压灌肠等。

7.饮食护理

给予低热量、低脂、低胆固醇和高维生素饮食，少量多餐，避免刺激性食品。

8.溶栓治疗护理

溶栓前要建立并保持静脉通道畅通。仔细询问病史，除外溶栓禁忌证；溶栓前需检查血常规、出凝血时间、血型和配血备用。

溶栓治疗中观察患者有无寒战、皮疹、发热等过敏反应。应用抗凝药物如阿司匹林、肝素，使用过程中应严密观察有无出血倾向。应用溶栓治疗时应严密监测出凝血时间和纤溶酶原，防止出血，注意观察有无牙龈、皮肤、穿刺点出血和大小便的颜色。如出现大出血时需立即停止溶栓、输鱼精蛋白、输血。

溶栓治疗后应定时记录心电图、检查心肌酶谱，观察胸痛有无缓解。

9.经皮冠状动脉介入治疗后护理

防止出血与血栓形成，停用肝素 4 小时后，复查全血凝固时间，凝血时间在正常范围之内，拔除动脉鞘管，压迫止血，加压包扎，患者继续卧床 24 小时，术肢制动。同时，严密观察生命体征，有无胸痛。观察足背动脉搏动情况、鞘管留置部位有无出血、血肿。

10.预防并发症

(1)预防心律失常及护理：急性期要持续心电监护，发现频发室性期前收缩，成对的、多源性的、呈 RonT 现象的室性期前收缩或发现房室传导阻滞时，应及时通知医师处理，遵医嘱应用利多卡因等抗心律失常药物，同时要警惕发生室颤、猝死。

电解质紊乱、酸碱失衡也是引起心律失常的重要因素，要监测电解质和酸碱平衡状态，准备好急救药物和急救设备如除颤器、起搏器等。

(2)预防休克及护理：遵医嘱给予扩容、纠酸、血管活性药物，避免脑缺血、保护肾功能，安置患者平卧位或头低足高位。

(3)预防心力衰竭及护理：在起病最初几天甚至在心肌梗死演变期内，急性心肌梗死的患者可以发生心力衰竭，多表现左心衰竭。因此要严密观察患者有无咳嗽、咳痰、呼吸困难、尿少等症状，观察肺部有无湿啰音。避免情绪烦躁、饱餐、用力排便等加重心脏负荷的因素。如发生心力衰竭，即按心力衰竭护理进行护理。

11.健康教育

(1)养成良好生活习惯：调整生活方式，缓解压力，克服不良情绪，避免饱餐、寒冷刺激。洗澡时应注意：不在饱餐和饥饿时洗，水温和体温相当，时间不要过长，卫生间不上锁，必要时有人陪同。

(2)积极治疗危险因素：积极治疗高血压、高血脂、糖尿病、控制体重于正常范围，戒除烟酒。自觉落实二级预防措施。

(3)按时服药：了解所服药物作用、不良反应，随身带药物和保健卡。按时服药、定期复查，终身随诊。

(4)合理饮食：食用低热量、低脂、低胆固醇，总热量不宜过高的饮食，以维持正常体重为度。清淡饮食，少量多餐。避免大量刺激性食品。多食含纤维素和果胶的食物。

第三节　原发性高血压的护理

一、概述

原发性高血压是以体循环动脉压升高为主要临床表现的心血管综合征，通常简称为高血压。高血压常与其他心血管病危险因素共存，是重要的心脑血管疾病危险因素，可损伤重要脏器，如心、脑、肾的结构和功能，最终导致这些器官功能衰竭。迄今仍是心血管疾病死亡的主要原因之一。

目前，高血压定义为未使用降压药的情况下，诊室收缩压(SBP)≥140mmHg 和(或)舒张压(DBP)≥90mmHg。根据血压升高水平，进一步将高血压分为 1～3 级，我国采用的血压分类和标准见表 1-2。

表 1-2　血压水平分类和定义(单位：mmHg)

分类	收缩压		舒张压
正常血压	<120	和	<80
正常高值血压	120～139	和(或)	80～89
高血压	≥140	和(或)	≥90
1 级高血压(轻度)	140～159	和(或)	90～99
2 级高血压(中度)	160～179	和(或)	100～109
3 级高血压(重度)	≥180	和(或)	≥110
单纯收缩期高血压	≥140	和	<90

注：当收缩压和舒张压分别属于不同分级时，以较高的级别作为标准。以上标准适用于任何年龄的成年男性和女性。

二、病因

原发性高血压病因为多因素，尤其是遗传和环境等因素交互作用的结果。

(一)遗传因素学说

高血压具有明显的家族聚集性,父母均有高血压子女发病概率高达46%;约60%高血压患者有高血压家族史。

(二)环境因素

1.饮食

流行病学和临床观察均显示食盐摄入量与高血压发生和血压水平呈正相关。另外,有人认为饮食低钙、低钾、高蛋白摄入、饮食中饱和脂肪酸或饱和脂肪酸/不饱和脂肪酸的比值较高也属于升压因素。饮酒量与血压水平线性相关,尤其与收缩压相关性更强。

2.精神应激

人在长期精神紧张、压力、焦虑或长期环境噪声、视觉刺激下也可引起高血压,因此,城市脑力劳动者高血压患病率超过体力劳动者,从事精神紧张度高的职业和长期噪声环境中的工作者患高血压较多。

3.吸烟

吸烟可使交感神经末梢释放去甲肾上腺素增加而使血压升高,同时可以通过氧化应激损害一氧化氮(NO)介导的血管舒张引起血压升高。

(三)其他因素

1.体重

超重或肥胖是血压升高的重要危险因素,肥胖的类型与高血压发生关系密切,腹型肥胖者容易发生高血压。

2.药物

服避孕药妇女血压升高发生率及程度与服药时间长短有关。其他如麻黄碱、肾上腺皮质激素等也可使血压升高。

3.睡眠呼吸暂停低通气综合征(SAHS)

SAI-IS患者50%有高血压,血压升高程度与SAHS病程和严重程度有关。

三、发病机制及病理

(一)发病机制

目前认为原发性高血压是在一定的遗传背景下,由多种后天因素相互作用使正常血压调节机制失代偿所致。

1.神经机制

各种原因使大脑皮层下神经中枢功能发生改变,各种神经递质浓度与活性异常,最终使交感神经系统活性亢进,血浆中儿茶酚胺浓度升高,阻力小动脉收缩增强而导致血压升高。

2.肾脏机制

各种原因引起肾性水钠潴留,增加心排血量,通过全身血流自身调节使外周血管阻力和血压升高,启动压力-利尿钠机制再将潴留的水钠排泄出去。

3.激素机制

即肾素-血管紧张素系统.醛固酮系统(RAAS)激活。肾小球入球小动脉的球旁细胞分泌的肾素，激活肝产生的血管紧张素原(AGT)生成血管紧张素Ⅰ(ATⅠ)，再经肺循环的血管紧张素酶(ACE)的作用转变为血管紧张素Ⅱ(ATⅡ)。ATⅡ作用于血管紧张素Ⅱ受体，使小动脉平滑肌收缩，外周血管阻力增加；并可刺激肾上腺皮质球状带分泌醛固酮，使水钠潴留，血容量增加，以上机制均可使血压升高。

4.血管机制

大动脉和小动脉结构和功能的变化在高血压发病中发挥着重要作用。覆盖在血管壁内表面的内皮细胞能生成、激活和释放各种血管活性物质，如一氧化氮、内皮素、前列环素等，调节心血管功能。年龄增长及各种心血管危险因素，如血脂异常、血糖异常、吸烟等，导致血管内皮细胞功能异常，影响动脉弹性功能和结构。

5.胰岛素抵抗

胰岛素抵抗(IR)是指必须高于正常的血胰岛素释放水平来维持正常的糖耐量，表示机体组织对胰岛素处理葡萄糖的能力减退。约50%原发性高血压患者存在不同程度的IR。近年来认为胰岛素抵抗是2型糖尿病和高血压的共同病理生理基础。多数认为是胰岛素抵抗(IR)造成继发性高胰岛素血症，继发性高胰岛素血症使肾水钠重吸收增强，交感神经系统活性亢进，动脉弹性减退，从而使血压升高。

(二)病理

1.心脏

左心室肥厚和扩大。

2.脑

脑血管缺血与变性、粥样硬化，形成微动脉瘤或闭塞性病变，从而发生脑出血、脑血栓、腔隙性脑梗死。

3.肾

肾小球纤维化、萎缩，肾动脉硬化，引起肾实质缺血和肾单位不断减少，从而导致肾衰竭。

4.视网膜

视网膜小动脉痉挛、硬化，甚至可能引起视网膜渗出和出血。

四、诊断要点

(一)症状

大多数起病缓慢，缺乏特殊的临床表现，常见症状有头晕、头痛、颈项板紧、疲劳、心悸等。也可出现视物模糊、鼻出血等较重症状。

(二)体征

高血压体征一般较少。周围血管搏动、血管杂音、心脏杂音等是重点检查的项目。

(三)实验室检查

1.基本项目

血液生化(钾、空腹血糖、总胆固醇、三酰甘油、高密度脂蛋白胆固醇、低密度脂蛋白胆固醇和尿酸、肌酐)；全血细胞计数、血红蛋白和血细胞比容；尿液分析(蛋白、糖、尿沉渣镜检)；心电图。

2.推荐项目

24 小时动态血压监测、超声心动图、颈动脉超声等。

3.选择项目

针对怀疑继发性高血压者，根据需要可选择以下检查项目：血浆肾素活性、血和尿醛固酮、血和尿皮质醇、血和尿儿茶酚胺、肾和肾上腺超声、CT 或 MRI、呼吸睡眠监测等项目。

（四）诊断要点

高血压诊断主要根据诊室测量的血压值，采用经核准的水银柱或电子血压计，测量安静休息坐位时上臂肱动脉部位血压，一般非同日测量 3 次血压值收缩压均≥140mmHg 和（或）舒张压均≥90mmHg 可诊断高血压。

五、治疗

（一）治疗目标

尽可能地降低心、脑血管病的发生率和病死率。一般认为应降低并维持收缩压＜140mmHg、舒张压＜90mmHg（目标血压）。

（二）治疗原则

1.治疗性生活方式干预

增加运动，控制体重（体重指数＜24）；减少钠盐摄入（每日＜6g）；减少脂肪摄入；多食含钾丰富食物；戒烟限酒（男性：每日＜25～50mL 白酒，女性：每日＜15～30mL 白酒）；减轻精神压力，保持心态平衡。

2.降压药物治疗

降压药物种类：①利尿剂。②β 受体拮抗药。③钙通道阻滞剂（CCB）。④血管紧张素转换酶抑制剂（ACEI）。⑤血管紧张素Ⅱ受体拮抗药（ARB）。⑥α 受体拮抗药。

3.降压药应用原则

（1）小剂量：初始治疗时应采用较小的有效治疗剂量，根据需要逐步增加剂量。

（2）优先选择长效制剂：尽可能使用每日给药 1 次而持续 24 小时降压作用的长效药物。

（3）联合用药：联合治疗应采用不同降压机制的药物，我国临床主要推荐应用优化联合治疗方案是：血管紧张素转换酶抑制剂/血管紧张素Ⅱ受体拮抗药＋二氢吡啶类钙通道阻滞剂；血管紧张素转换酶抑制剂/血管紧张素Ⅱ受体拮抗药＋噻嗪类利尿剂；二氢吡啶类钙通道阻滞剂＋噻嗪类利尿剂；二氢吡啶类钙通道阻滞剂＋β 受体拮抗药。3 种降压药联合治疗一般必须包含利尿剂。

（4）个体化：根据患者具体情况、药物有效性和耐受性，兼顾经济条件及个人意愿，选择适合患者的降压药物。

4.提高治疗依从性的措施

医护人员和患者之间良好的沟通；让患者及家属参与治疗方案的制订和血压的监测；鼓励患者坚持生活方式的改良；合理选择适宜的长效制剂。

六、护理

(一)护理评估

1.身体评估

评估患者意识状态,有无注意力不集中、倦怠等表现;评估心率、双侧肢体血压变化;评估体重、腹围、腰围、BMI、膳食结构、有无水肿;评估有无留置针及留置针是否通畅、有无静脉炎、药物渗出等;评估患者排泄型态、睡眠形态是否改变。

2.病史评估

测量基础血压值及血压波动范围,评估患者高血压分级;评估患者此次发病的经过,有无头晕、搏动性头痛、耳鸣等症状,有无靶器官损害的表现;了解目前服药种类及剂量;评估患者有无心血管危险因素、既往高血压病史、家族史、过敏史;采用高血压患者生活方式调查表评估患者生活方式;了解患者有无烟酒嗜好、性格特征、自我保健知识掌握程度;了解家属对高血压病的认识及对患者给予的理解和支持情况。

3.相关辅助检查评估

评估患者在测量血压前是否做到静息 30 分钟,询问患者是否规律测量血压,采用何种血压计,测量血压时是否做到四定,方法是否正确。

4.其他

参考日常生活能力评定 Barthel 指数量表、北京大学第一医院患者跌倒危险因素评估表、北京大学第一医院患者压疮 Braden 评分表,评估患者日常活动能力,判断患者发生压疮、跌倒、坠床危险程度。

(二)护理措施

1.一般护理

(1)患者出现症状时应立即卧床休息,监测血压变化;遵医嘱给氧,开通静脉通路,及时准确给药。

(2)皮肤护理:出现水肿的患者,密切观察其水肿出现的部位、严重程度及消退情况。双下肢水肿患者可抬高双下肢以促进静脉回流。保持皮肤清洁、床单位平整,避免皮肤破溃引发感染。

(3)合理膳食:优化膳食结构,控制能量摄入,遵医嘱给予低盐(<3g/d)、低脂等治疗饮食。

(4)生活护理:如患者头晕严重,协助患者床上大小便。呼叫器置于患者床边可触及处,实施预防跌倒护理措施。如患者呕吐后应协助漱口,保持口腔清洁,及时清理呕吐物,更换清洁病号服及床单位。对于卧床的患者,嘱其头偏向一侧,以免误吸。若恶心、呕吐症状严重,遵医嘱应用药物治疗。告知患者待血压稳定后恶心、呕吐症状会好转。

2.病情观察

密切监测血压变化;严密观察患者神志及意识状态,有无头痛、头晕、恶心、呕吐等症状。

3.用药护理

高血压需要长期、终身服药治疗,向患者讲解服用药物的种类、方法、剂量、服药时间、药物的不良反应等。告知患者在服用降压药物期间，定时测量血压、脉搏，做好自我监测，当血压有变化时应及时就医，降压药物不可擅自增减或停药。

（1）利尿剂：通过利钠排水、降低细胞外高血容量、减轻外周血管阻力，从而达到降低血压的目的。常用药物有呋塞米、螺内酯、托拉塞米、双氢克尿噻。①适应证：主要用于轻中度高血压，尤其是老年人高血压或并发心力衰竭时、肥胖者、有肾衰竭或心力衰竭的高血压患者。②不良反应：低钾血症、胰岛素抵抗和脂代谢异常等。

（2）β受体拮抗剂：通过抑制过度激活的交感神经活性、抑制心肌收缩力、减慢心率发挥降压作用。常用药物有美托洛尔、比索洛尔等。①适应证：主要用于轻中度高血压，尤其是静息心率较快的中青年患者或合并心绞痛者。②不良反应：心动过缓、心肌收缩抑制、糖脂代谢异常等。

（3）CCB：通过血管扩张以达到降压目的。在具有良好降压效果的同时，能明显降低心脑血管并发症的发生率和病死率，延缓动脉硬化进程。常用药物有氨氯地平、硝苯地平控释片、硝苯地平缓释片、地尔硫䓬等。①适应证：老年高血压、单纯收缩期高血压、稳定型心绞痛、脑卒中患者。②不良反应：血管扩张性头痛、颜面潮红、踝部水肿等。

（4）ACEI：通过抑制血管紧张素转换酶阻断肾素血管紧张素系统发挥降低血压的作用。可有效降低高血压患者心力衰竭发生率及病死率。常用药物有贝那普利、福辛普利钠等。①适应证：适用于伴有糖尿病、慢性肾衰竭、心力衰竭、心肌梗死后伴心功能不全、心房颤动的预防、肥胖以及脑卒中的患者。②不良反应：干咳、高钾血症、血管神经性水肿等。

（5）ARB：通过阻断血管紧张素Ⅱ受体发挥降压作用。常用药物有氯沙坦、缬沙坦、厄贝沙坦、替米沙坦。作用机制与ACEI相似，但更加直接。患者很少有干咳、血管神经性水肿。

4.并发症护理

（1）高血压危象护理：患者应绝对卧床休息，根据病情选择合适卧位，遵医嘱立即给予吸氧、开通静脉通路、使用降压药物。在使用药物降压过程中密切观察患者神志、心率、呼吸、血压及尿量的变化，发现异常时立即通知医生调整用药。硝普钠是治疗高血压危象的首选药物。静脉滴注硝普钠过程中注意药物配伍禁忌，注意避光，现用现配，配制后24小时内使用；滴注时使用微量泵控制滴注速度，硝普钠对血管作用较强烈，可引起血压下降过快，要密切监测患者的血压变化。

（2）高血压脑病护理：严密观察患者脉搏、心率、呼吸、血压、瞳孔、神志、尿量变化，观察患者是否出现头晕、头痛、恶心、呕吐等症状。在用药过程中血压不宜降得过低、过快，对神志不清、烦躁的患者应加床档，防止发生坠床。抽搐的患者应于上下齿之间垫牙垫，以防咬伤舌头，并注意保持患者呼吸道通畅。

（3）主动脉夹层动脉瘤护理：密切观察患者血压、心率、呼吸、血氧饱和度变化，对疑似病例的患者应密切观察患者有无疼痛发作及部位、注意双侧肢体血压有无差异，发现异常及时协助患者卧床休息、给氧并遵医嘱给予处理。

5.心理护理

高血压患者常表现为紧张、易怒、情绪不稳，这些又都是使血压升高的诱因。嘱咐患者改变自己的行为方式，培养对自然环境和社会的良好适应能力，避免情绪激动及过度紧张、焦虑，遇事要冷静、沉着，当有较大的精神压力时设法释放，向朋友、亲人倾诉或参加轻松愉快的业余活动，从而达到维持、稳定血压的目的。

6.健康宣教

(1)分层目标教育：健康教育计划的总目标可分为不同层次的小目标，每个层次目标设定为患者可以接受、并通过努力能达到的标准，前一层次目标达到后再设定下一层次目标。对不同人群、不同阶段进行健康教育也应分层、分内容进行。

(2)健康教育方法：①门诊教育；门诊可采取口头讲解，发放宣传手册、宣传单，设立宣传栏等形式开展健康教育。②开展社区调查：利用各种渠道宣传、普及高血压病相关健康知识，提高社区人群对高血压及其危险因素的认识，提高健康意识。③社会性宣传教育：利用节假日或专题宣传日(全国高血压日等)，积极参加或组织社会性宣传教育、咨询活动，免费发放防治高血压的自我检测工具(盐勺、油壶、计步器等)。

(3)活动指导：嘱咐患者要劳逸结合，保证充足的睡眠。为了防止直立性低血压的发生，指导患者做到"下床 3 步曲"：第一步将病床摇起，在床上坐半分钟；第二步将下肢垂在床旁，坐于床缘休息半分钟；第三步站立于床旁，扶稳，活动下肢半分钟，再缓慢移步。告知患者运动可降低安静时的血压，一次 10 分钟以上、中低强度运动的降压效果可以维持 10～22 小时，长期坚持规律运动，可以增强运动带来的降压效果。嘱患者应根据血压情况合理安排休息和活动，每天应进行 30 分钟以上中等强度的有氧活动，每周至少进行 3～5 次。应避免短跑、举重等短时间内剧烈使用肌肉和需要屏气的无氧运动，以免血压瞬间剧烈上升引发危险。安静时血压未能很好控制或超过 180/110mmHg 的患者暂时禁止中度及以上的运动。

(4)饮食指导：饮食以低盐(<3g/d)、低脂、低糖、清淡食物为原则。减少动物油和胆固醇的摄入，减少反式脂肪酸摄入，适量选用橄榄油，每日烹调油用量<25g(相当于 2.5 汤匙)。适量补充蛋白质，高血压患者每日蛋白质的量为每千克体重 1g 为宜，如高血压合并肾功能不全时，应限制蛋白质的摄入。主张每天食用 400～500g(8 两～1 斤)新鲜蔬菜，1～2 个水果，对伴有糖尿病的高血压患者，在血糖控制平稳的前提下，可选择低糖或中等含糖的水果，包括苹果、猕猴桃等。增加膳食钙摄入，补钙最有效及安全的方法是选择适宜的高钙食物，保证奶类及其制品的摄入，即 250～500mL/d 脱脂或低脂牛奶。多吃含钾、钙丰富，而含钠低的食品。

(5)用药指导：高血压患者需长期坚持服药，不能自己随意加减药物种类及剂量，避免血压出现较大幅度的波动。

(6)戒烟限酒：告诫患者应做到绝对戒烟；每日酒精摄入量男性不应超过 25g，女性减半。

(7)控制体重：成年人正常体重指数为 18.5～23.9kg/m^2，患者应适当降低体重，减少体内脂肪含量，最有效的减重措施是控制能量摄入和增加体力活动。减肥有益于高血压的治疗，可明显降低患者的心血管危险，每减少 1kg 体重，收缩压可降低 2mmHg。

(8)血压监测：告知患者及家属做好血压自我监测，让患者出院后定期测量血压，1～2 周应至少测量 1 次。条件允许，可自备血压计，做到定时间、定部位、定体位、定血压计进行测量，并做好记录。

(9)延续护理：告知患者定期门诊复查。血压升高或过低、血压波动大时或出现眼花、头晕、头痛、恶心呕吐、视物模糊、偏瘫、失语、意识障碍、呼吸困难、肢体乏力等异常情况随时就医。

第四节　胃炎的护理

胃炎是指任何病因引起的胃黏膜炎症,常伴有上皮损伤和细胞再生,是最常见的消化道疾病之一。按临床发病的缓急和病程的长短,可分为急性胃炎和慢性胃炎。

一、急性胃炎

急性胃炎是多种原因引起的急性胃黏膜炎症。临床常急性发病,可有明显上腹部症状,内镜检查可见胃黏膜充血、水肿、出血、糜烂、浅表溃疡等一过性的急性病变。急性胃炎主要包括:急性幽门螺杆菌(简称 Hp)感染引起的急性胃炎、除幽门螺杆菌之外的病原体感染及其毒素对胃黏膜损害引起的急性胃炎和急性糜烂出血性胃炎。后者是指由各种病因引起的、以胃黏膜多发性糜烂为特征的急性胃黏膜病变,常伴有胃黏膜出血和一过性浅溃疡形成。

(一)病因与发病机制

引起急性糜烂出血性胃炎的常见病因有以下几种。

1.药物

常见的有非甾体类抗炎药(NSAIDs)如阿司匹林、吲哚美辛等,某些抗肿瘤药、口服氯化钾及铁剂等。

2.应激

严重创伤、大面积烧伤、大手术、颅内病变、败血症及其他严重脏器病变或多器官功能衰竭等均可使机体处于应激状态而引起急性胃黏膜损害。

3.乙醇

由乙醇引起的急性胃炎有明确的过量饮酒史,乙醇有亲脂性和溶脂能力,高浓度乙醇可直接破坏胃黏膜屏障,引起上皮细胞损害、黏膜出血和糜烂。

(二)临床表现

1.症状

急性糜烂出血性胃炎通常以上消化道出血为主要表现,一般出血量较少,呈间歇性,可自止,但也可发生大出血引起呕血和(或)黑粪。部分 Hp 感染引起的急性胃炎患者可表现为一过性的上腹部症状。不洁食物所致者通常起病较急,在进食污染食物后数小时至 24 小时发病,表现为上腹部不适、隐痛、食欲减退、恶心、呕吐等,伴发肠炎者有腹泻,常有发热。

2.体征

多无明显体征,个别患者可有上腹轻压痛。

(三)实验室检查

1.内镜检查

胃镜检查最具诊断价值,急性胃炎内镜下表现为胃黏膜局限性或弥散性充血、水肿、糜烂、表面覆有黏液和炎性渗出物,以出血为主要表现者常可见黏膜散在的点、片状糜烂,黏膜表面有新鲜出血或黑色血痂。

2.粪便隐血检查

以出血为主要表现者,粪便隐血试验阳性。

(四)治疗要点

(1)针对病因,积极治疗原发疾病。

(2)祛除各种诱发因素。嗜酒者宜戒酒,如由非甾体类抗炎药引起,应立即终止服药并用抑制胃酸分泌药物来治疗,如患者必须长期使用这类药物,则宜同时服用抑制胃酸分泌药物。

(3)对症治疗:可用甲氧氯普胺(胃复安)或多潘立酮(吗丁啉)止吐,用抗酸药或 H_2 受体拮抗药如西咪替丁、雷尼替丁或法莫替丁等以降低胃内酸度,减轻黏膜炎症。保护胃黏膜可用硫糖铝、胶体铋等。

(五)护理措施

1.常规护理

(1)一般护理

①休息:患者要注意休息,减少活动,避免劳累。急性出血时应卧床休息。

②饮食:一般进无渣、温热、半流质饮食。少量出血时可选牛奶、米汤等流质饮食,以中和胃酸,利于胃黏膜的修复。呕血者应暂禁食,可静脉补充营养。

③环境:为患者创造整洁、舒适、安静的环境,定时开窗通风,保证空气新鲜及温、湿度适宜,使其心情舒畅。

④出血期间协助患者用生理盐水漱口,每天 2 次。

⑤评估:评估患者的心理状态,有针对性地疏导,解除患者的紧张情绪。

(2)药物治疗的护理:观察药物的作用、不良反应、服用时的注意事项,如抑制胃酸的药物多于餐前服用、抗生素类多于餐后服用;并询问患者有无过敏史,严密观察用药后的反应;应用止泻药时应注意观察排便次数,观察粪便的颜色、性状及量,腹泻控制后及时停药;保护胃黏膜的药物多是餐前服用,个别药例外;应用解痉镇痛药,如山莨菪碱或阿托品,使用后会出现口干等不良反应,并且青光眼及前列腺增生症者禁用。保证患者每天的液体入量,根据患者情况和药物性质调节滴注速度,合理安排所用药物的前后顺序。

(3)高热的护理:高热 39℃以上者应行物理降温,如头置冰袋或用冰水冷敷,用酒精或温水擦浴。效果不理想者遵医嘱给予解热药。对畏寒患者应注意保暖。患者退热时往往大量出汗,应及时给予更换衣裤、被盖,并进行保暖,防止湿冷受寒而上呼吸道感染。

(4)消化道出血的急救与护理:①患者有呕血、便血等出血病史,出现面色苍白,表情淡漠,出冷汗,脉搏细数,肠鸣音亢进,应首先考虑有出血情况,严密观察血压。②患者出现呕血,立即去枕平卧,头偏向一侧,绝对卧床,禁食,及时备好吸引器。③立即通知值班医师或主管医师。④迅速建立静脉通路(大号针头),同时验血型、交叉配血,加快患者的输液速度,如已有备血立即取血。⑤测血压、脉搏、体温,每隔 15~30 分钟监测 1 次,并做好记录。⑥给予吸氧,保持呼吸道通畅,同时注意保暖。⑦密切观察病情变化,注意呕吐物及粪便的颜色、性质、量,做好记录。⑧食管静脉曲张破裂出血,各好三腔二囊管,配合医师置三腔二囊管进行止血。⑨按医嘱给予止血药及扩容药。⑩正确记录 24 小时出入量,必要时留置导尿,做好重症护理记录。

做好心理指导，消除紧张、焦虑情绪。如经内科治疗出血不止，应考虑手术治疗，做好术前准备。

(5)预防窒息及抢救护理：①应嘱患者呕血时不要屏气，尽量将血轻轻呕出，以防窒息。②准备好抢救用品，如吸引器、鼻导管、气管插管和气管切开包等。③出现窒息时立即开放气道，上开口器。④立即清除口腔、鼻腔内血凝块，用吸引器吸出呼吸道内的血液及分泌物。⑤迅速抬高患者床尾，使其成头低足高位。如患者意识清楚，鼓励用力咳嗽，并用手轻拍背部帮助支气管内淤血排出。如患者意识不清则应迅速将患者上半身垂于床边并一手托扶，另一手轻拍患侧背部。⑥清除患者口、鼻腔内的淤血。用压舌板刺激其咽喉部，引起呕吐反射，使其能咯出阻塞于咽喉部的血块，对牙关紧闭者用开口器及舌钳协助。⑦如以上措施不能使血块排出，应立即用吸引器吸出淤血及血块，必要时立即行气管插管或气管镜直视下吸取血块。气道通畅后，若患者自主呼吸未恢复，应行人工呼吸，给予高流量吸氧或按医嘱应用呼吸中枢兴奋药。

(6)腹痛的护理：①明确诊断后可遵医嘱给予局部热敷、按摩、针灸或给予镇痛药物等缓解腹痛症状，同时应安慰、陪伴患者以使其精神放松，消除紧张、恐惧心理，保持情绪稳定，以增强患者对疼痛的耐受性。②非药物镇痛方法：可以用分散注意力法，如数数、谈话、深呼吸等。③行为疗法：如放松技术、冥想、音乐疗法等。

(7)恶心、呕吐与上腹不适的护理：①评估症状是否与精神因素有关，关心和帮助患者，消除紧张情绪。②及时为患者清理呕吐物、更换衣物，协助患者采取舒适体位。③避免不良刺激。严重呕吐患者要密切观察，及时纠正水、电解质平衡紊乱。一般呕吐物为消化液和食物时有酸臭味，混有大量胆汁时呈绿色，混有血液呈鲜红色或棕色残渣。

(8)呕血、黑粪的护理：①排除鼻腔出血及进食大量动物血、铁剂等所致呕吐物呈咖啡色或黑粪。②必要时遵医嘱给予输血、补液、补充血容量治疗。

2.健康指导

(1)饮食指导①急性期病情较重，排便次数多，常伴呕吐，严重者会出现脱水和电解质紊乱。此时应禁食，使胃肠道彻底休息，依靠静脉输液补充水和电解质。②病情较轻的患者，可饮糖盐水，补充水和盐，纠正水盐代谢紊乱。③病情缓解后的恢复期，首先试食流质饮食。④一般患者呕吐停止后可选用清流质软食，注意少量多餐，以每天 6～7 餐为宜。开始可给少量米汤、藕粉等，待症状缓解、排便次数减少，可改为全流质食物。⑤尽量少选产气及其他含脂肪多的食物，如牛奶及其他奶制品、蔗糖、过甜食物以及肉类。

(2)心理指导

①解释症状出现的原因：患者因出现呕血、黑粪或症状反复发作而产生紧张、焦虑、恐惧心理。护理人员应向其耐心说明出血原因，并给予解释和安慰。应告知患者，通过有效治疗，出血会很快停止，并通过自我护理和保健，可减少疾病的复发。

②心理疏导：耐心解答患者及家属提出的问题，向患者解释精神紧张不利于呕吐的缓解，特别是有的呕吐与精神因素有关，紧张、焦虑还会影响食欲和消化能力，而树立信心及情绪稳定则有利于症状的缓解。

③应用放松技术：利用深呼吸、转移注意力等放松技术，减少呕吐的发生。

(3)出院指导:向患者及家属进行卫生宣传教育,本病是胃的一种急性损害,只要去除病因和诱因就能治愈,也可以防止其发展为慢性胃炎。应向患者及家属讲明病因,如是药物引起,应告诫今后禁用此药;如疾病需要必须使用,应遵医嘱配合服用制酸药以及胃黏膜保护药。指导患者饮食要有规律性,少食多餐,避免刺激性食物和对胃有损害的药物或遵医嘱从小量开始、饭后服药;要节制烟、酒。遵医嘱坚持服药,如有不适,及时来医院就诊,并定期门诊复查。嘱患者进食要有规律,避免食生、冷、硬及刺激性食物和饮料。

二、慢性胃炎

慢性胃炎系指不同病因引起的胃黏膜的慢性炎症或萎缩性病变,是一种十分常见的消化道疾病,占接受胃镜检查患者的80%~90%,男性多于女性,随年龄增长发病率逐渐增高。根据病理组织学改变和病变在胃的分布部位,将慢性胃炎分为非萎缩性、萎缩性和特殊类型三大类。

(一)病因与发病机制

1.幽门螺杆菌(Hp)感染

目前认为Hp感染是慢性胃炎主要的病因。

2.饮食和环境因素

长期Hp感染增加了胃黏膜对环境因素损害的易感性;饮食中高盐和缺乏新鲜蔬菜及水果可导致胃黏膜萎缩、肠化生以及胃癌的发生。

3.自身免疫

胃体萎缩为主的慢性胃炎患者血清中常能检测出壁细胞抗体和内因子抗体,尤其是伴有恶性贫血的患者检出率相当高。

4.其他因素

机械性、温度性、化学性、放射性和生物性因子,如长期摄食粗糙性与刺激性食物、酗酒、咸食、长期服用非甾体类抗炎药或其他损伤胃黏膜的药物、鼻咽部存在慢性感染灶等。

(二)临床表现

1.症状

大多数慢性胃炎患者无任何症状。有症状者主要表现为非特异性的消化不良症状,如上腹部隐痛、进食后上腹部饱胀、食欲缺乏、反酸、嗳气、呕吐等。少数患者有呕血与黑粪,自身免疫胃炎可出现明显厌食和体重减轻,常伴贫血。

2.体征

本病多无明显体征,有时可有上腹部轻压痛,胃体胃炎严重时可有舌炎和贫血的相应体征。

(三)实验室检查

1.胃镜及胃黏膜活组织检查

是最可靠的确诊方法,并常规做幽门螺旋杆菌检查。

2.幽门螺杆菌检测

包括侵入性(如快速尿素酶测定、组织学检查等)和非侵入性(如^{13}C或^{14}C尿素呼气试验等)方法检测幽门螺杆菌。

(四)治疗要点

1.消除或削弱攻击因子

(1)根除 Hp 治疗:目前根除方案很多,但可归纳为以胶体铋剂为基础和以质子泵抑制药为基础的两大类。

(2)抑酸或抗酸治疗:适用于有胃黏膜糜烂或以胃灼热,反酸上腹饥饿痛等症状为主者,根据病情或症状严重程度,选用抗酸药。

(3)针对胆汁反流,服用非甾体类抗炎药等做相关治疗处理。

2.增强胃黏膜防御

适用于有胃黏膜糜烂出血或症状明显者,药物包括兼有杀菌作用的胶体铋,兼有抗酸和胆盐吸收的硫糖铝等。

3.动力促进剂

可加速胃排空,适用于上腹饱胀、早饱等症状为主者。

4.中医中药

辨证施治,可与西药联合应用。

5.其他

抗抑郁药、镇静药,适用于睡眠差、有精神因素者。

(五)护理措施

1.基础护理

(1)休息与体位:急性发作或症状明显时应卧床休息,以患者自觉舒适体位为宜。平时注意劳逸结合,生活有规律,避免晚睡晚起或过度劳累,保持心情愉快。

(2)饮食:注意饮食规律及饮食卫生,选择营养丰富易于消化的食物,少量多餐,不暴饮暴食。避免刺激性和粗糙食物,勿食过冷过热易产气的食物和饮料等。养成细嚼慢咽的习惯,使食物和唾液充分混合,以帮助消化。胃酸高时忌食浓汤、酸味或烟熏味重的食物,胃酸缺乏者可酌情食用酸性食物如山楂等。

(3)心理护理:因腹痛等症状加重或反复发作,患者往往表现出紧张、焦虑等心理,有些患者因担心自己所患胃炎会发展为胃癌而恐惧不安。护理人员应根据患者的心理状态,给以关心、安慰,耐心细致地讲授有关慢性胃炎的知识,指导患者规律的生活和正确的饮食,消除患者紧张心理,使患者认真对待疾病,积极配合治疗,安心养病。

2.疾病护理

(1)疼痛护理:上腹疼痛时可给予局部热敷与按摩或针灸合谷、足三里等穴位,也可用热水袋热敷胃部,以解除胃痉挛,减轻腹痛。

(2)用药护理:督促并指导患者及时准确服用各种灭菌药物及制酸剂等,以缓解症状。

3.健康指导

(1)劳逸结合,适当锻炼身体,保持情绪乐观,提高免疫功能和增强抗病能力。

(2)饮食规律,少食多餐,软食为主;应细嚼慢咽,忌暴饮暴食;避免刺激性食物,忌烟戒酒、少饮浓茶咖啡及进食辛辣、过热和粗糙食物;胃酸过低和有胆汁反流者,宜多吃瘦肉、禽肉、鱼、奶类等高蛋白低脂肪饮食。

(3)避免服用对胃有刺激性的药物(如水杨酸钠、吲哚美辛、保泰松和阿司匹林等)。

(4)嗜烟酒者患者与家属一起制定戒烟酒的计划并督促执行。

(5)经胃镜检查肠上皮化生和不典型增生者,应定期门诊随访,积极治疗。

第五节　消化性溃疡的护理

消化性溃疡(PU)主要指发生在胃和十二指肠球部的慢性溃疡,由于溃疡的形成与胃酸及胃蛋白酶的消化作用有关,故称为消化性溃疡。凡是能与酸接触的胃肠道任何部位均可发生溃疡,但以胃溃疡(GU)和十二指肠溃疡(DU)多见,其中十二指肠溃疡更为常见。消化性溃疡在人群中发病率约为10%,可发病于任何年龄,以中年多见。DU好发于青壮年,GU好发于中老年,男性患病较女性多见。

一、病因与发病机制

PU的病因及发病机制迄今尚不完全清楚,比较一致的观点是:PU的发生是多种因素相互作用,尤其是对胃十二指肠黏膜有损害,作用的侵袭因素与黏膜自身防御/修复因素之间失去平衡所致。当侵袭因素增强和(或)防御/修复因素削弱时,就可能出现溃疡,这是溃疡发生的基本机制。GU和DU发病机制各有侧重,前者着重于防御/修复因素的削弱而后者则侧重于侵袭因素的增强。

(一)胃十二指肠黏膜防御和修复机制

(1)胃黏膜屏障。

(2)黏液-HCO_3^- 屏障。

(3)黏膜的良好血液循环和上皮细胞强大的再生能力。

(4)外来及内在的前列腺素和表皮生长因子等。

一般而言,只有当某些因素损害了这一机制才可能发生胃酸/胃蛋白酶侵袭黏膜而导致溃疡形成。

(二)胃十二指肠黏膜损害机制

近年的研究已明确,幽门螺杆菌(Hp)感染和非甾体类抗炎药(NSAID)是损害胃十二指肠黏膜屏障导致PU的最常见病因。

1.幽门螺杆菌感染

胃黏膜受Hp感染,在其致病因子如尿素酶、细胞空泡毒素及其相关蛋白等作用下,出现局部炎症反应及高促胃液素血症,生长抑素合成、分泌水平降低,胃蛋白酶及胃酸水平升高,造成胃、十二指肠黏膜损伤引起炎症,进而发展成溃疡。

2.非甾体类抗炎药

NSAID除了降低胃、十二指肠黏膜的血流量,对胃黏膜的直接刺激和损伤作用外,还可抑制环氧化酶活性，从而使内源性前列腺素合成减少，削弱胃黏膜的保护作用。

3.胃酸和胃蛋白酶

消化性溃疡的最终形成是由于胃酸/胃蛋白酶对黏膜的自身消化所致。胃蛋白酶是主细胞分泌的胃蛋白酶原经盐酸激活转变而来，它能降解蛋白质分子，对黏膜有侵袭作用，其活性受到胃酸制约，胃酸的存在是溃疡发生的决定因素。

4.其他因素

吸烟、遗传、胃十二指肠运动异常、应激和精神因素、饮食失调等。

二、临床表现

典型的 PU 具有以下特点：①慢性过程；②发作呈周期性；③发作时上腹部疼痛呈节律性。

（一）症状

（1）上腹痛是消化性溃疡的主要症状，性质可为钝痛、灼痛、胀痛或剧痛，但也可仅为饥饿样不适感。一般不放射，范围比较局限，多不剧烈，可以忍受。GU 疼痛多位于剑突下正中或偏左，DU 多位于上腹正中或稍偏右。节律性疼痛是消化性溃疡的特征性临床表现，GU 多在餐后 0.5～1 小时痛，下次餐前消失，表现为进食—疼痛—缓解的规律；而 DU 疼痛常在两餐之间发生（饥饿痛），直到再进餐时停止，规律为疼痛—进食—缓解，疼痛也可于睡前或午夜出现，称夜间痛。

（2）部分病例无上述典型疼痛，而仅表现为上腹隐痛不适、反酸、嗳气、恶心、呕吐等消化不良的症状，以 GU 较 DU 为多见。病程较长的患者因影响摄食和消化功能而出现体重减轻或因慢性失血而有贫血。

（二）体征

发作期于上腹部有一固定而局限的压痛点，缓解期无明显体征。

（三）并发症

1.出血

是消化性溃疡最常见的并发症，DU 比 GU 易发生。出血量与被侵蚀的血管大小有关，可表现为呕血与黑粪，出血量大时甚至可排鲜血便，出血量小时，粪便隐血试验阳性。

2.穿孔

当溃疡深达浆膜层时可发生穿孔，若与周围组织相连则形成穿透性溃疡。穿孔通常最常发生于十二指肠溃疡。表现为腹部剧痛和急性腹膜炎的体征。当溃疡疼痛变为持续性，进食或用抗酸药后长时间疼痛不能缓解，并向背部或两侧上腹部放射时，常提示可能出现穿孔。此时腹肌紧张，呈板状腹，有压痛、反跳痛，肝浊音界缩小或难以叩出，肠鸣音减弱或消失，X 线片可见膈下游离气体。

3.幽门梗阻

见于 2%～4%的病例，主要由 DU 或幽门管溃疡周围组织充血水肿所致。表现为餐后上腹部饱胀，频繁呕吐宿食，严重时可引起水和电解质紊乱，常发生营养不良和体重下降。

4.癌变

少数 GU 可发生癌变，尤其是 45 岁以上的患者。

三、实验室检查

(一)胃镜及胃黏膜活组织检查

是确诊 PU 的首选检查方法,胃镜下可直接观察胃和十二指肠黏膜并摄像,还可以直视下取活组织做幽门螺杆菌检查和组织病理学检查,对诊断消化性溃疡和良恶性溃疡的鉴别准确性高于 X 线钡剂检查。

(二)X 线钡剂检查

适用于对胃镜检查有禁忌或不愿接受胃镜检查者。多采用钡剂和空气双重对比造影方法。

(三)幽门螺杆菌检测

可分为侵入性和非侵入性两大类。侵入性方法需经胃镜取胃黏膜活组织进行检测,目前常用的有快速尿素酶试验、组织学检查和幽门螺杆菌培养。其中快速尿素酶试验操作简便、快速、费用低,是侵入性检查中诊断 Hp 感染的首选方法。非侵入性检查主要有 ^{13}C 或 ^{14}C 尿素呼气试验、血清学检查和粪便 Hp 抗原检测等,前者检测 Hp 感染的敏感性和特异性高,可作为根除 Hp 治疗后复查的首选方法。

(四)胃液分析

GU 患者胃酸分泌正常或稍低于正常,DU 患者则常有胃酸分泌过高。但溃疡患者胃酸分泌水平个体差异很大,与正常人之间有很大的重叠,故胃酸测定对 PU 诊断的价值不大,目前临床已较少采用。

(五)粪便隐血试验

活动性 DU 或 GU 常有少量渗血,使粪便隐血试验阳性,经治疗 1~2 周转阴。若 GU 患者粪便隐血试验持续阳性,应怀疑有癌变可能。

四、治疗要点

消化性溃疡以内科治疗为主,目的是消除病因、控制症状,促进溃疡愈合、防止复发和避免并发症的发生。目前根除 Hp 和抑制胃酸的药物是治疗溃疡病的主流,黏膜保护药物也起重要的作用。

(一)药物治疗

1.降低胃酸药物

包括抗酸药和抑制胃酸分泌药两类。

(1)抗酸药:为一类弱碱药物,口服后能与胃酸作用形成盐和水,能直接中和胃酸,并可使胃蛋白酶不被激活,迅速缓解溃疡的疼痛症状。常用药物有氢氧化铝凝胶、铝碳酸镁、复方氢氧化铝、乐得胃等。

(2)抑制胃酸分泌的药物

①H_2 受体拮抗药(H_2RA):能阻止组胺与其 H_2 受体相结合,使壁细胞分泌胃酸减少。常用药物有西咪替丁、雷尼替丁和法莫替丁。不良反应较少,主要为乏力、头晕、嗜睡和腹泻。

②质子泵抑制药(PPI):作用于壁细胞分泌胃酸终末步骤中的关键酶 H^+-K^+-ATP 酶(质子泵),使其不可逆失活,从而有效地减少胃酸分泌,其抑酸作用较 H_2RA 更强而持久,是已知的作用最强的胃酸分泌抑制药。常用的药物有奥美拉唑、兰索拉唑、泮托拉唑、雷贝拉唑和埃索美拉唑等。

2.保护胃黏膜药物

(1)胶体次枸橼酸铋(CBS):在酸性环境中,通过与溃疡面渗出的蛋白质相结合,形成一层防止胃酸和胃蛋白酶侵袭的保护屏障。CBS 还能促进上皮分泌黏液和 HCO_3^-,并能促进前列腺素的合成;此外,CBS 还具有抗 Hp 的作用。一般不良反应少,但服药能使粪便成黑色。为避免铋在体内过量的蓄积,不宜长期连续服用。

(2)硫糖铝:其抗溃疡作用与 CBS 相仿,但不能杀灭 Hp。由于该药在酸性环境中作用强,故应在三餐前及睡前 1 小时服用,且不宜与制酸剂同服,不良反应轻,主要为便秘。

(3)米索前列醇:具有抑制胃酸分泌、增加胃十二指肠黏膜的黏液和碳酸氢盐分泌和增加黏膜血流等作用。常见不良反应为腹泻,因可引起子宫收缩,孕妇忌服。

3.根除幽门螺杆菌治疗

根除 Hp 可使大多数 Hp 相关性溃疡患者完全达到治疗目的。目前推荐以 PPI 或胶体铋为基础加上两种抗生素的三联治疗方案。疗程 1 周,Hp 根除率 90%以上。对于三联疗法失败者,一般用 PPI+铋剂+两种抗生素组成的四联疗法。

表 1-3 根除 Hp 的三联疗法方案

PPI 或胶体铋剂	抗菌药物
奥美拉唑 40mg/d	克拉霉素 500~1000mg/d
兰索拉唑 60mg/d	阿莫西林 1000~2000mg/d
胶体次枸橼酸铋 480mg/d	甲硝唑 800mg/d
选择一种	选择两种
上述剂量分 2 次服,疗程 7 天	

(二)手术治疗

适用于伴有急性穿孔、幽门梗阻、大量出血经内科积极治疗无效者和恶性溃疡等并发症的消化性溃疡患者。

五、护理措施

(一)常规护理

1.基础生命体征观察

(1)大量出血后,多数患者在 24 小时内出现低热,一般不超过 38.5℃,持续 3~5 天。

(2)出血时先出现脉搏加快,再出现血压下降。

(3)注意测量坐卧位血压和脉搏(如果患者卧位改坐位血压下降>20mmHg,心率上升>10 次/分,提示血容量明显不足,是紧急输血的指征)。

2.活动与体位

病室环境应安静、舒适；疼痛剧烈者应给予卧床休息，避免头晕跌倒；有大出血时应绝对卧床休息，并取平卧位、下肢稍抬高，出现休克时应注意保暖，并给予氧气吸入；呕吐时头偏向一侧；床边悬挂防跌倒牌，休克患者平卧位拉起床挡。做好禁食患者的口腔护理，解释禁食的目的。

3.饮食护理

出血期禁食。关注补液量是否恰当，防止血容量不足。恢复期根据医嘱给予适当饮食，如流质、无渣半流等。饮食从流质、无渣(低纤维)半流到低纤维普食。

4.心理指导

教育患者及家属保持良好的心态，正确对待疾病，安慰鼓励患者，出血患者急需心理支持，保持情绪稳定。

(二)专科护理

1.对症护理

(1)帮助患者减少或去除加重或诱发疼痛的因素，停服非甾体抗炎药物；避免食用刺激性食物；戒除烟酒。因酒精可刺激黏膜引起损伤，烟中的尼古丁不仅能损伤黏膜，刺激壁细胞增生和胃酸分泌，还可降低幽门括约肌张力，使胆汁易反流入胃，并抑制胰腺分泌，削弱十二指肠腔内对胃酸的中和能力。

(2)如十二指肠溃疡表现空腹痛或午夜痛，指导患者在疼痛前进食制酸性食物，如苏打饼干或服用制酸药物，以防疼痛发生，也可采用局部热敷或针灸镇痛。

(3)发生并发症时应有针对性地采取相关护理措施，并通知医师，协助救治。

(4)确定有急性穿孔时，应立即禁食、禁水，留置胃管抽吸胃内容物并做胃肠减压。

(5)患者若无休克症状可将床头抬高 35°～45°，以利于胃肠漏出物向下腹部及盆腔引流，并可松弛腹肌，减轻腹痛及有毒物的吸收。

(6)迅速建立静脉通道，做好备血等各项术前准备工作。

(7)幽门梗阻频繁呕吐者需禁食、置胃管进行连续的胃肠减压。

(8)每天清晨和睡前可给 3%氯化钠溶液或 2%碳酸氢钠溶液洗胃，加强支持疗法，静脉补液 2000～3000ml/d，以保证机体能量供给。

2.药物治疗护理

遵医嘱给患者进行药物治疗，并注意观察药效及不良反应。

(1)生长抑素及其类似物：善宁和思他宁静脉推注时需注意药物的连续性、速度，注意有无不良反应，如恶心、呕吐等。静脉推注生长抑素前需先缓慢手推 250μg，停止用药＞5 分钟应重新手推 250μg。

(2)根除幽门螺杆菌治疗：幽门螺杆菌阳性患者，常服用杀幽门螺杆菌的三联用药：质子泵抑制药＋阿莫西林(需做青霉素皮试)＋克拉霉素。疗程一般为 7 天。

(3)保护胃黏膜治疗：胃黏膜保护药主要有硫糖铝、达喜等，达喜一般餐后 2 小时嚼服。硫糖铝片只在酸性条件下有效，故对十二指肠溃疡疗效好；应在餐后 2～3 小时给药，也可与抗胆碱药同服，不能与多酶片同服，以免降低二者的效价；可有口干、恶心、便秘等不良反应。铋剂在酸性环境中才能起作用，故应餐前服用，并向患者说明服药期间粪便可呈黑色。

(4)抗酸分泌治疗：临床常用抑制胃酸分泌药物有 H_2 受体拮抗药(如雷尼替丁、西咪替丁等)和质子泵抑制药(如奥美拉唑、泮托拉唑、雷贝拉唑等)，胃溃疡质子泵抑制药的疗程一般为6～8周，十二指肠溃疡质子泵抑制药的服药疗程4～6周，质子泵抑制药需餐前30分钟服用；抗酸药乳剂给药前要充分摇匀，服用片剂时应嚼服；抗酸药与奶制品相互作用可形成络合物，要避免同时服用。酸性的食物及饮料不宜与抗酸药同服。氢氧化铝凝胶能阻碍磷的吸收，老年人长期服用应警惕引起骨质疏松。H_2 受体拮抗药长期使用可导致乏力、腹泻、粒细胞减少、皮疹，部分男性患者可有乳房轻度发育等不良反应，亦可能出现头痛、头晕、疲倦等反应，治疗过程中应向患者解释并注意观察，出现不良反应时应及时告知医师；另外，这类药物口服给药，空腹吸收快，药物应在餐中或餐后即刻服用，也可将一天剂量一次在夜间服用，但不能与抗酸药同时服用；静脉给药时注意控制速度，速度过快可引起低血压和心律失常。质子泵抑制药可引起头晕，特别是用药初期，应嘱患者避免开车或做其他必须注意力高度集中的事。

3.输血护理

(1)立即配血，建立静脉通道，配合医师迅速、准确地实施输血、输液，输注速度根据病情需要而定，也可测定中心静脉压，调整输液量和速度；输血输液过程中应加强观察，防止发生急性肺水肿。

(2)遵医嘱应用止血药物和其他抢救药物，并观察其疗效和不良反应，如去甲肾上腺素可引起高血压，故有高血压的患者应慎用。

(3)向患者和家属说明安静休息有利于止血，躁动会加重出血；要关心、体贴和安慰患者，抢救工作要忙而不乱，以减轻患者的紧张情绪；要经常巡视病房，大出血和有休克时应陪伴患者，使之有一种安全感；解释各项检查、治疗措施，听取和解答患者及家属的提问，以消除他们的疑问；患者呕血和黑粪后要及时清除血迹和污物，以减少对患者的不良刺激。

4.其他应急措施及护理

(1)消化道出血：①凡年龄在45岁以上、有长期溃疡病史反复发作者，8小时内输血400～800ml，血压仍不见好转者或大出血合并幽门梗阻或穿孔时，需做好术前准备。②冰生理盐水洗胃法：其作用主要是利用冰生理盐水来降低胃黏膜的温度，使血管收缩，血流量减少，以达到止血目的。洗胃过程中要密切观察患者腹部情况，有无急性腹痛、腹膜炎，并观察心跳、呼吸和血压的变化。

(2)活动无耐力：活动后乏力、虚弱、气喘、出汗、头晕、眼前发黑、耳鸣。注意休息，适量活动，贫血程度轻者可参加日常活动，无需卧床休息。对严重贫血者，应根据其活动耐力下降程度制订休息方式、活动强度及每次活动持续时间。增加患者的营养，提供高蛋白、高维生素、易消化饮食，必要时静脉输血、血浆、白蛋白。

(3)穿孔：应早期发现，立即禁食，补血，补液，迅速做好术前准备，置胃管给予胃肠减压，争取6～12小时紧急手术。

(4)幽门梗阻：轻症患者可进流质饮食，重症患者需禁食、静脉补液，每天清晨和睡前准备3%氯化钠溶液或2%碳酸氢钠溶液洗胃，保留1小时后排出。必要时行胃肠减压，一般连续吸引 72 小时，使胃得到休息，幽门部水肿消退，梗阻松解；准确记录出入量，定期复查血电解质。

(5)癌变。

(三)健康指导

1.休息与活动

保持乐观情绪。指导患者规律生活，避免过度紧张、劳累，选择适当的锻炼方式，提高机体抵抗力。向患者及家属讲解引起及加重溃疡病的相关因素。

2.用药指导

教育患者按医嘱正确服药，学会观察药物疗效及不良反应，不随便停药、减量，防止溃疡复发。指导患者慎用或勿用致溃疡药物，如阿司匹林、咖啡因、泼尼松等。若出现呕血、黑粪应立即就医。

3.饮食指导

(1)进餐和少量多餐，让患者养成定时进餐的习惯，每餐不宜过饱，以免胃窦部过度扩张而刺激胃酸分泌。在病变活动期还应少量多餐，每天 4～6 餐，使胃酸分泌有规律。症状缓解后应及时恢复正常餐次饮食。

(2)忌食刺激性强的食物，机械性刺激较强的食物包括生、冷、粗、硬类(如水果、蔬菜等)以及产气性食物(如洋葱、芹菜、玉米、干果等)。化学性刺激强的食物多为产酸类或刺激胃酸大量分泌类，如浓肉汤、咖啡、油炸食物、酸辣、香料等调味品及碳酸饮料类等。应戒除烟、酒。

(3)选择营养丰富、易消化的食物。主食以面食为主，因面食较柔软、含碱、易消化，不习惯于面食者可以用软饭、米粥代替。蛋白质类食物具有中和胃酸作用，适量饮用脱脂淡牛奶能稀释胃酸，宜安排在两餐之间饮用，因其钙质吸收可刺激胃酸分泌，故不宜多饮。脂肪到达十二指肠时可使小肠分泌肠抑促胃液素，抑制胃酸分泌，但又因其可使胃排空延缓而促进胃酸分泌，故应摄入适量的脂肪。协助患者建立合理的饮食习惯和结构。

4.心理指导

(1)不良的心理因素可诱发和加重病情，而消化性溃疡的患者因疼痛刺激或并发出血，易产生紧张、焦虑等不良情绪，使胃黏膜保护因素减弱、损害因素增加，导致病情加重。

(2)应为患者创造安静、舒适的环境，减少不良刺激。

(3)多与患者交谈，使患者了解疾病的诱发因素、疾病过程和治疗效果，增强治疗信心，克服焦虑、紧张心理。

(4)针对溃疡病患者临床心理特点，心理护理工作首先要重视患者的情绪变化。

(5)除了通过解释、支持、暗示等基本心理护理技术以外，应选择认知调整指导模式。

(6)要耐心倾听患者的痛苦与忧伤，了解患者的不良精神因素及各种应激。

(7)在取得患者绝对信任的基础上，指导患者调整各种不良的生活方式与饮食习惯，消除各种心理社会压力。例如，帮助患者建立正确的自我观念，不苛求自己，不给自己造成过重的压力；要学会放松，做到接受自己和喜欢自己；学会表达自己的内心感受，让别人理解自己；应适当处理自己的不良情绪，不过分压抑自己。在人际关系处理上学会顺其自然，不过分关注自己，克服以自我为中心；也不要过分地迎合别人，以致委曲求全。

5.出院指导

(1)向患者及家属讲解引起溃疡病的主要病因,以及加重和诱发溃疡病的有关因素。

(2)本病治愈率较高,但易复发,病程迁延,易出现相应并发症,故积极消除诱因、合理饮食、按时服药,对预防复发十分重要。

(3)指导患者合理安排休息时间,保证充足的睡眠,生活要有规律,避免精神过度紧张,长时间脑力劳动后要适当活动,保持良好的心态。

(4)指导患者规律进食,少量多餐,强调正确饮食的重要性。

(5)嘱患者按医嘱服药,指导患者正确服药的方法,学会观察药效及不良反应,不随便停用药物,以减少复发,尤其在季节转换时更应注意。

(6)嘱患者注意病情变化,定期复诊,及早发现和处理并发症,如上腹疼痛节律发生变化并加剧或出现呕血、黑粪应立即就医。

(7)养成排便后观察粪便的习惯。

6.随访指导

定期复诊(规则治疗1个月应复查)。若出现上腹疼痛节律发生变化或加剧等症状应及时就诊。

第六节　溃疡性结肠炎的护理

溃疡性结肠炎(UC)是一种病因不明的直肠和结肠慢性非特异性炎症性疾病。病变主要限于大肠黏膜与黏膜下层,临床表现为腹泻、黏液脓血便、腹痛和里急后重。病情轻重不等,多反复发作或长期迁延呈慢性经过。本病可发生于任何年龄,以20～40岁为多见。男女发病率无明显差别。

一、病因与发病机制

本病的发生可能为免疫、遗传等因素与外源性刺激相互作用的结果。

(一)免疫因素

在部分患者血清中可检测到抗结肠上皮细胞抗体,故认为本病发生和自身免疫反应可能有关。本病还可能存在对正常肠道菌丛的免疫耐受缺失。

(二)环境因素

环境因素中饮食、吸烟或尚不明确的因素可能起一定作用。

(三)遗传因素

目前认为本病为多基因病,且不同人由于不同基因引起。

(四)感染因素

目前一般认为感染是继发或为本病的诱发因素。

(五)神经精神因素

精神紧张、过劳可诱发本病发作,而焦虑、抑郁等也可能是本病反复发作的继发表现。但近年来临床资料说明本病有精神异常或精神创伤史者，并不比一般人群多见。

病变部位以直肠和乙状结肠为主，也可延伸到降结肠，甚至整个结肠，极少数累及小肠。

二、临床表现

（一）症状

1.消化系统症状

(1)腹泻：是本病均有的症状，因炎症刺激使肠蠕动增加及肠腔内水、钠吸收障碍所致。因病变的部位和轻重不同可表现为稀便、黏液便、水样便、血便、黏液血便等，特别是黏液血便被视为本病活动时必有的症状，也常常是轻型患者的唯一表现。便次的多少有时可反映病情的轻重，轻者每日 3～4 次或腹泻与便秘交替出现；重者每日排便次数可多至 30 余次，粪质多呈糊状及稀水状，混有黏液、脓血，病变累及直肠则有里急后重。

(2)腹痛：轻型及病变缓解期可无腹痛或呈轻度至中度隐痛，少数绞痛，多局限左下腹及下腹部，亦可全腹痛。疼痛的性质常为痉挛性，有疼痛—便意—便后缓解的规律，常伴有腹胀。若并发中毒性结肠扩张或炎症波及腹膜，可有持续性剧烈腹痛。

(3)其他症状：可有腹胀，严重病例可有食欲缺乏、恶心及呕吐。

2.全身表现

急性期或急性发作期常有低度或中度发热，重者可有高热及心动过速，病程发展中可出现消瘦、衰弱、贫血、水与电解质平衡失调及营养不良等表现。

3.肠外表现

部分患者可出现皮肤结节性红斑、外周关节炎、口腔复发性溃疡、巩膜外层炎等肠外症状，这些症状在结肠炎控制或结肠切除后可缓解或恢复。

（二）体征

轻、中型患者有左下腹轻压痛，有时可触及痉挛的降结肠或乙状结肠。重型及暴发型患者常有明显压痛和鼓肠。若有腹肌紧张、反跳痛、肠鸣音减弱应注意肠穿孔、中毒性结肠扩张等并发症。

（三）并发症

1.中毒性巨结肠

溃疡性结肠炎病变广泛严重，累及肌层及肠肌神经丛时，可发生中毒性巨结肠。多见于暴发型或重型患者，常见诱因为大量应用抗胆碱能药物、麻醉药及低血钾等。临床表现为病情急剧恶化。

2.结肠癌变

国外报道本病 5%～10%发生癌变，国内发生率较低。癌变主要发生在重型病例，其病变累及全结肠和病程漫长的患者。

3.结肠大出血

发生率约 3%，多见于严重型及暴发型。

4.其他

结肠假性息肉，结肠狭窄，肛门周围瘘管和脓肿等。

三、实验室检查

(一)血液检查

可有轻、中度贫血,重症患者白细胞计数增高及红细胞沉降率加速。严重者血清白蛋白及钠、钾、氯降低。

(二)粪便检查

常有黏液脓血便,镜下可见红、白细胞。

(三)结肠镜检查

结肠镜检查能直接观察肠黏膜的表现,并可取活组织进行病理学检查,是本病最有价值的诊断方法。

(四)X 线钡剂灌肠检查

钡剂灌肠造影是诊断本病的重要手段之一,可表现为黏膜皱襞紊乱,有溃疡形成时可见肠壁边缘呈锯齿状,结肠袋消失,管壁变硬,肠腔变窄,肠管缩短呈水管状。气钡双重造影可显示微小溃疡与糜烂。

四、治疗要点

治疗目的在于尽快控制急性发作,维持缓解,减少复发,防治并发症。

(一)一般治疗

急性发作期,特别是重型和暴发型者应住院治疗,卧床休息,及时纠正水与电解质平衡紊乱,若有显著营养不良低蛋白血症者可输全血或血清白蛋白。

(二)药物治疗

1.柳氮磺胺吡啶(简称 SASP)

一般作为首选药物,适用于轻型或重型经肾上腺糖皮质激素治疗已有缓解者,疗效较好。不良反应有恶心、呕吐、皮疹、粒细胞减少等。

2.肾上腺糖皮质激素

适用对于氨基水杨酸类药物疗效不佳的轻、中型患者,尤其适用于暴发型或重型患者。

3.免疫抑制药

对糖皮质激素疗效不佳或依赖性强者,可试用硫唑嘌呤或巯嘌呤。

4.微生态制剂

近年来有人根据溃疡性结肠炎肠道菌群失调学说,提出用微生态制剂来治疗溃疡性结肠炎,部分病例有效。

5.灌肠治疗

适用于轻型而病变局限于直肠、左半结肠的患者。常用琥珀酸钠氢化可的松 100mg,地塞米松 5mg,加生理盐水 100mL 保留灌肠。

(三)手术治疗

对内科药物治疗无效,有严重合并症者,应及时采用手术治疗。一般采用全结肠切除加回肠造瘘术。为避免回肠造瘘缺点，近年采用回肠肛门小袋吻合术。

五、护理措施

（一）一般护理

轻者应鼓励适量运动，劳逸结合；重者应卧床休息，以减少胃肠蠕动及体力消耗。急性活动期患者应进食无渣流质饮食，病情严重者暂禁食，遵医嘱静脉补充营养、水电解质。病情缓解后给予少渣、柔软、易消化、富营养的食物，如蛋羹、鱼丸、菜泥等。注意饮食卫生，饮食有节制，少食多餐。禁生冷、粗硬、辛辣刺激性食物，忌纤维素多的蔬菜，慎用牛奶和乳制品。在饮食调理过程中，注意哪些食物患者食用后有不适或过敏反应，应详细记录，逐渐摸索出适合患者的食谱。

（二）病情观察

(1)观察排便次数、粪便的量、性状，并做记录。腹泻严重者观察生命体征变化、准确记录出入量，注意皮肤黏膜有无脱水表现。

(2)观察腹痛的部位、性质变化，了解病情变化及进展情况，如腹痛性质突然发生变化，要警惕肠穿孔、大出血等并发症的发生。

(3)使用抗胆碱能药物的患者应注意观察腹泻、腹部压痛及肠鸣音的变化，如出现鼓肠、肠鸣音消失、腹痛加剧等，要考虑中毒性巨结肠的发生，应及时通知医生处理。

（三）腹泻护理

准确记录大便次数与性质，血便量多时应估计出血量并及时留取化验标本，并通知医师，必要时遵医嘱给予止泻药物。中医应用腹部热敷或艾条灸脐部可缓解泄泻。久泻腹痛者用小茴香或食盐炒热后布包热敷腹部或用肉桂、小茴香等量研粉，盐炒布包敷脐部，有温肾止泻之效。针灸脾腧穴、章门、中脘、天枢、足三里等穴，可健脾止泻。

（四）用药护理

(1)向患者及家属说明药物的作用、用法、不良反应等，指导正确用药。

(2)柳氮磺吡啶(SASP)不良反应观察及护理：其不良反应分为两类，一类是剂量相关的不良反应如恶心、呕吐、食欲减退、头痛、可逆性男性不育等，可嘱患者餐后服药，减轻消化道反应。另一类不良反应属于过敏，有皮疹、粒细胞减少、自身免疫性溶血、再生障碍性贫血等，因此服药期间必须定期复查血象，一旦出现此类不良反应，应改用其他药物。柳氮磺吡啶属于磺胺类药，用药期间嘱患者多饮水，以减少药物在肾小管内形成结晶。

(3)药物保留灌肠：宜在晚睡前执行，先嘱患者排净大便，行低压保留灌肠，灌肠毕嘱患者适当抬高臀部，以延长药物在肠道停留时间，便于药物充分吸收。

（五）心理护理

本病病程长，病情易反复，患者易产生焦虑或抑郁情绪，丧失治疗的信心。护士应鼓励、宽慰患者，避免不良情绪影响病情，使患者保持平静、乐观心态，积极应对疾病。

（六）健康教育

(1)使患者及家属认识到本病一般呈慢性迁延过程，病程长，症状易反复，从而主动从身心休息、饮食及合理用药等方面学会自我护理，尽量延长缓解期。如生活规律，劳逸结合，保持心情舒畅，避免受凉。讲究饮食卫生，饭前便后要洗手，食具要经常消毒。

(2)告知患者及家属遵医嘱坚持服药的重要性及药物不良反应的观察，以利于其出院后正确用药。

(3)定期复查，以便医生根据病情调整治疗方案或药物剂量。如出现腹泻、腹痛加剧、便血等异常情况，应及时到医院就诊。

第二章 外科护理

第一节 胃、十二指肠疾病的护理

一、胃、十二指肠溃疡外科治疗患者的护理

胃、十二指肠溃疡是极为常见的疾病。病因和发病机制迄今尚未完全清楚，目前有两点达成共识：一是认为溃疡的形成主要是胃酸分泌过多，激活了胃蛋白酶，破坏了胃黏膜屏障作用而导致胃十二指肠黏膜发生“自家消化”；二是充分认识到幽门螺杆菌的致病作用是不可忽视的重要因素之一。

（一）外科治疗简介

1.外科治疗适应证

绝大多数胃十二指肠溃疡患者经过内科治疗而痊愈，仅一小部分需要外科手术治疗。其手术适应证如下：①胃十二指肠溃疡急性穿孔；②胃十二指肠溃疡大出血；③胃十二指肠溃疡瘢痕性幽门梗阻；④胃溃疡恶变；⑤内科治疗无效的顽固性溃疡。

2.外科手术方法简介

外科治疗胃十二指肠溃疡的目的是：治愈溃疡、消灭症状及防止复发。由于导致溃疡的胃酸和胃蛋白酶分别由壁细胞和主细胞分泌，其分泌活动主要受神经系统（通过迷走神经、头相）和体液因素（胃窦黏膜分泌的胃泌素、胃相）所调节的。因此手术切断迷走神经加胃窦部切除或切除胃的大部，都能减少胃酸和胃蛋白酸的分泌，使溃疡得到永久的治愈，不再复发。目前主要手术治疗方法有以下两类：

（1）胃大部切除术：适用于治疗胃十二指肠溃疡。传统的切除范围是：胃远侧 2/3～3/4，包括胃体大部、整个胃窦部、幽门和部分十二指肠球部。胃大部切除术的手术方式可分为 3 类：①毕Ⅰ式胃大部切除术：即在胃大部切除后将残胃与十二指肠吻合，多用于胃溃疡。优点是重建后的胃肠道接近正常解剖生理状态，胆汁、胰液反流入残胃较少，术后因胃肠功能紊乱而引起的并发症亦较少；缺点是有时为避免残胃与十二指肠吻合的张力过大致使切除胃的范围不够，增加了术后溃疡复发机会。②毕Ⅱ式胃大部切除术：即胃大部切除后残胃与空肠吻合，十二指肠残端关闭。适用于各种胃、十二指肠溃疡，尤其是十二指肠溃疡。十二指肠溃疡切除困难时可行溃疡旷置术。该术式的优点是即使胃切除较多，胃空肠吻合口也不致张力过大，术后溃疡复发率低；缺点是吻合方式改变了正常的解剖关系，术后发生胃肠道功能紊乱的

可能性较毕Ⅰ式多。③胃大部切除后胃空肠 Roux-en-Y 吻合术:即胃大部切除后关闭十二指肠残端,在距十二指肠悬韧带 10~15cm 处切断空肠,将残胃与远端空肠吻合,距此吻合口以下 45~60cm 处将空肠与空肠近侧断端吻合。此法临床使用较少,但有防止术后胆汁、胰液进入胃的优点。

(2)胃迷走神经切断术:主要用于治疗十二指肠溃疡,其理论依据是切断了迷走神经,既消除了神经性胃酸分泌,又消除了迷走神经引起的胃泌素分泌,从而减少了体液性胃酸分泌。此手术方法目前临床已较少应用。胃迷走神经切断术可分为 3 种类型:①迷走神经干切断术;②选择性迷走神经切断术;③高选择性迷走神经切断术。

(二)护理评估

1.健康史

了解患者有无长期生活过度紧张、饮食不规律,溃疡反复发作等病史,大多数患者有胃十二指肠溃疡病史,并发症发生前常有自觉症状加重等溃疡活动期表现的病史。询问有无暴食、进食刺激性食物、情绪激动或过度疲劳等并发症诱发因素。

2.身体状况

(1)急性穿孔:是胃十二指肠溃疡常见的并发症。90%的患者穿孔前常表现为溃疡症状加重。穿孔后因胃十二指肠内容物流入腹膜腔,引起刀割样剧痛,可从上腹开始,沿升结肠旁沟至右下腹,并很快波及全腹;可发生休克;全腹有压痛、反跳痛,以上腹部明显,腹肌紧张呈板状强直;肠鸣音消失;约 2/3 以上的患者有气腹征,即肝浊音界缩小或消失,立位 X 线检查见膈下半月形的游离气体;6~8 小时后,由于腹膜大量渗出,强酸或强碱性胃十二指肠内容物被稀释,腹痛稍减,但当致病菌生长繁殖,化学性腹膜炎逐渐转为细菌性腹膜炎,腹痛及全身症状又加重。

(2)急性大出血:主要表现为急性呕血及柏油样便。呕血前有恶心,便血前突感便意,出血后软弱无力、头晕眼黑,甚至晕厥或休克。根据临床表现可评估失血的程度:出血量达 50~80mL 的即可出现柏油样血便,突然大量出血即出现呕血;如果十二指肠溃疡出血量大而迅猛,可出现色泽较鲜红的血便。短期内失血量超过 400mL 时,患者出现面色苍白、口渴、脉搏快速有力、血压正常但脉压差小的循环代偿现象;而当失血量超过 800mL 时,可出现明显休克现象,出冷汗、脉搏细速、呼吸浅促、血压降低等。

(3)瘢痕性幽门梗阻:患者有长期的溃疡病史,突出症状是呕吐,常发生在晚间或下午,呕吐量大,多为不含胆汁、带有酸臭味的宿食;上腹膨隆,可见胃型及蠕动波,有振水音;呈低氯、低钾性碱中毒表现。

3.心理-社会状况

对突发的腹部疼痛、呕血及便血等病变,患者无足够的心理准备,表现出极度紧张、焦虑不安;由于知识的缺乏,对疾病的治疗缺乏信心,对手术有恐惧心理;因影响患者日常生活及工作,易产生急躁情绪;因惧怕恶变易产生担忧心理。

4.辅助检查

(1)内镜检查:胃镜检查是确诊胃十二指肠溃疡的首选检查方法,可明确溃疡部位,并可在直视下取活组织行幽门螺杆菌检测及病理学检查;若有溃疡出血可在胃镜下止血治疗。

(2)X线钡餐检查:可在胃十二指肠溃疡部位显示一周围光滑、整齐的龛影或见十二指肠壶腹部变形。上消化道出血时不宜行钡餐检查。

(3)胃酸测定:迷走神经切断术前后测定胃酸对评估迷走神经切断是否完整有帮助,成功的迷走神经切断术后最大胃酸排出量应下降70%。胃酸测定前必须停服抗酸药物。

5.治疗要点与反应

(1)急性穿孔:非手术疗法适用于症状轻、一般情况好的空腹较小穿孔,可试行半坐卧位、禁食、胃肠减压、输液、抗生素治疗。手术疗法适用于经非手术治疗6~8小时后不见好转的空腹穿孔、饱食后穿孔、顽固性溃疡穿孔或伴有幽门梗阻、大出血、恶变等并发症者。若患者一般情况好,腹腔炎症和胃十二指肠壁水肿较轻,可施行胃大部切除术或高选择性迷走神经切断术,否则仅行穿孔修补术。

(2)急性大出血:绝大多数患者可用非手术疗法止血,包括镇静、卧床休息、补液、输血、静脉点滴西咪替丁、经胃管行冷生理盐水灌洗;在胃镜直视下,局部注射去甲肾上腺素、电凝或喷雾粘合剂多取得满意疗效。但对年龄60岁以上或有动脉硬化、反复出血或输血后血压仍不稳定者,应及早施行包含出血溃疡病灶在内的胃大部切除术。

(3)瘢痕性幽门梗阻:经充分术前准备后行胃大部切除术,彻底解除梗阻。

(三)护理诊断及合作性问题

1.急性疼痛

与胃十二指肠黏膜受侵蚀及酸性胃液的刺激有关。

2.营养失调:低于机体需要量

与溃疡病所致摄入不足、消化吸收障碍及并发症致营养损失过多有关。

3.焦虑

与溃疡迁延不愈合、发生并发症及对手术担忧有关。

4.潜在并发症

出血、感染、十二指肠残端破裂、吻合口瘘、胃肠道梗阻、倾倒综合征等。

(四)护理目标

患者疼痛减轻或消失;营养状况改善,机体抵抗力及手术耐受力增强;焦虑减轻,舒适感增加,能配合治疗及护理。

(五)护理措施

1.术前准备

(1)心理准备:医护人员态度要和蔼,对患者表示同情和理解,讲解手术的大致过程,解答患者的疑惑,树立患者治愈疾病的信心。

(2)择期手术患者的准备:饮食宜少量多餐,给高蛋白、高热量、富含维生素、易消化及无刺激性的食物。拟行迷走神经切断术的患者,术前应作基础胃酸分泌量和最大胃酸分泌量测定,以鉴定手术后效果。其他同腹部外科术前一般护理。

(3)急性穿孔患者术前准备:基本原则和方法同急性腹膜炎的术前护理。取半坐卧位,禁食,持续胃肠减压以防止胃肠内容物继续漏入腹腔,有利于腹膜炎的好转或局限。输液,应用抗生素,严密观察病情变化。

(4)急性大出血患者术前准备:患者取平卧位,可给镇静剂,一般应暂禁食。胃管中注入冷生理盐水,可加适量去甲肾上腺素。静脉点滴西咪替丁,每次0.4g,每6小时1次,也有良好的止血效果。酌情输血输液,开始时滴速宜快,待休克纠正后就应减慢速度。血压宜维持在稍低于正常水平,有利于减轻局部出血。在此期间,每半小时测血压、脉搏1次,记录呕血量及便血量及患者的神志变化,有无头晕、心悸、冷汗、口渴、晕厥,并记录每小时尿量。经短期(6～8小时)输血(600～900mL),而血压、脉搏及一般情况仍未好转;或虽一度好转,但停止输血或减慢输血速度后,症状又迅速恶化;或在24小时内需要输血量超过1000mL才能维持血压和血细胞比容者,均说明出血仍在继续,即应迅速手术。

(5)瘢痕性幽门梗阻患者术前准备:积极纠正脱水、低钠、低氯、低钾和代谢性碱中毒。根据病情给予流质饮食或暂禁食,同时由静脉补给营养以改善营养状况,提高手术耐受力。必要时,术前2～3日行胃肠减压,并每晚用温的高渗盐水洗胃,以减轻长期梗阻所致的胃黏膜水肿,避免术后愈合不良。

2.术后护理

(1)一般护理:患者回病房后,取平卧位,在血压平稳后取半卧位。胃肠减压期间禁饮食,做好口腔护理,胃管必须在术后肛门排气后才可拔除。拔管后当日可给少量饮水,每次4～5汤匙,1～2小时一次;第2日给少量流质,每次100～150mL;拔管后第4日,可改半流质。术后1个月内,应少食多餐,避免生、冷、硬、辣及不易消化食物。

(2)病情观察:观察神志、血压、体温、尿量、腹部体征、伤口敷料及引流管引流情况,发现异常及时告知医生。

(3)一般治疗配合

①补液与营养:胃肠手术后禁食时间较长,应遵医嘱静脉输液营养,维持水、电解质及营养代谢的平衡。

②加强各引流管护理:保持胃肠减压管的通畅,有利于减轻腹胀,促进吻合口的愈合;有腹腔引流管者,应保持引流管的通畅,并记录每日引流液的性状数量,保持引流管周围皮肤清洁干燥。

③其他:手术早期及体弱者,遵医嘱予抗生素预防感染;术后疼痛排除并发症者,必要时遵医嘱给予止痛剂。

(4)术后并发症护理

①吻合口出血:手术后24小时内可以从胃管内流出少量暗红或咖啡色胃液,一般不超过300mL,量逐渐减少而颜色变淡,属手术后正常现象。吻合口出血表现为短期内从胃管内流出大量鲜血,甚至呕血或黑便。可采取禁食、应用止血剂、输鲜血等措施,多可停止;经非手术处理效果不佳,甚至血压逐渐下降或发生出血休克者,应再次手术止血。

②十二指肠残端瘘:多发生在毕Ⅱ式术后3～6日,表现为右上腹突然发生剧烈疼痛和腹膜刺激征,需立即进行手术。由于局部炎症极难修补缝合,应经十二指肠残端破裂处置管作连续引流,残端周围另置烟卷引流。术后积极纠正水、电解质紊乱,可考虑全胃肠外营养或做空肠造口行管饲以补充必要的营养。此外,还需多次少量输新鲜血,应用抗生素抗感染,用氧化锌糊剂保护造口周围皮肤等措施。

③吻合口梗阻:表现为进食后呕吐,呕吐物不含胆汁。一般经禁食、胃肠减压、补液等措施,多可使梗阻缓解。

④输入段肠袢梗阻:慢性不全性输入段梗阻,食后数分钟至30分钟即发生上腹胀痛和绞痛,伴呕吐,呕吐物主要为胆汁,多数可用非手术疗法使症状改善和消失,少数需再次手术。急性完全性梗阻,突发剧烈腹痛,呕吐频繁,呕吐物量少,不含胆汁,上腹偏右有压痛及包块,随后可能出现烦躁、脉速和血压下降,应及早手术治疗。

⑤输出段肠袢梗阻:表现为上腹饱胀、呕吐食物和胆汁,非手术疗法如不能自行缓解,应立即手术加以解除。

⑥倾倒综合征:在进食高渗性食物后10~20分钟发生。患者觉上腹胀痛不适、心悸、乏力、出汗、头晕、恶心、呕吐以至虚脱,并有肠鸣和腹泻等,平卧几分钟后可缓解。术后早期指导患者少食多餐,使胃肠逐渐适应,饭后平卧20~30分钟,饮食避免过甜、过热的流质,告诉患者1年内多能自愈。如经长期治疗护理未能改善者,应手术治疗,可将毕Ⅱ式改为毕Ⅰ式吻合。

3.健康指导

(1)适当运动,6周内不要举起过重的物品。

(2)进行轻体力劳动以增加体力。

(3)合理安排饮食,多进高蛋白、高热量饮食,有利于伤口愈合。行胃大部切除术的患者应少量多餐,每日6餐。

(4)出现切口部位红肿或有疼痛、腹胀、停止排气、排便等症状时,应及时就医。

(六)护理评价

患者焦虑或恐惧程度是否减轻,情绪是否稳定;患者营养状况是否得到维持或改善,体重是否得到恢复;患者有无不适或原有的不适是否得到缓解;患者的并发症是否得到有效的预防或已发生的并发症能否得到及时的发现和处理。

二、胃癌患者护理

胃癌是起源于胃黏膜上皮细胞的恶性肿瘤,是最常见的消化道肿瘤。胃癌好发于50岁以上人群,男女发病率为2∶1。胃癌常见于胃窦部,其次为贲门部,胃体少见。普遍认为与地域环境、饮食生活(如长期食用熏烤、腌制食品等)、遗传因素有关,幽门螺杆菌感染是引发胃癌的主要原因之一。此外,萎缩性胃炎、胃溃疡、胃息肉、残胃炎可能发生癌变。

胃癌按大体形态分为早期胃癌和进展期胃癌。早期胃癌指胃癌仅限于黏膜或黏膜下层,不论病灶大小或有无淋巴结转移,分为隆起型、浅表型、凹陷型。进展期胃癌又称中、晚期胃癌,癌组织超出黏膜下层侵入胃壁肌层或浆膜层,分为肿块型、溃疡型、弥漫型。胃癌转移途径有直接浸润、淋巴转移、血行转移、腹腔种植,其中淋巴转移是主要转移途径,最早转移到胃周围淋巴结,最后汇集到腹腔淋巴结;恶性程度高或较晚期的胃癌,可通过胸导管转移到左锁骨上淋巴结;血行转移是晚期转移方式。

(一)护理评估

1.健康史

评估患者的饮食喜好、生活习惯;家族中有无胃癌或其他肿瘤病史;有无萎缩性胃炎、胃溃疡、胃息肉等病史。

2.身体状况

早期胃癌多数患者无明显症状,少数有恶心、呕吐或类似溃疡病的上消化道症状,无特异性。进展期胃癌疼痛与体重减轻是最常见的临床症状,表现为上腹不适,进食后饱胀,上腹疼痛加重,食欲下降,消瘦,乏力。还可有胸骨后疼痛、进行性吞咽困难、幽门梗阻、呕血、黑便等消化道出血症状。晚期胃癌可出现贫血、消瘦甚至恶病质表现。

3.心理-社会状况

患者对疾病的恐惧;家属、患者对疾病治疗效果及预后的期望;家属对患者的关心和支持及家庭经济承受能力。

4.辅助检查

(1)胃镜检查:这是诊断胃癌的有效方法。直接观察病变部位和范围,并可取病变组织作病理学检查。

(2)影像学检查

①X线气钡双重造影:可发现较小而表浅的病变。

②CT:有助于胃癌的诊断和术前临床分期。

(3)实验室检查:粪便隐血试验常持续呈阳性。胃游离酸测定多显示胃酸缺乏或减少。

5.治疗要点与反应

早期发现、早期诊断、早期治疗是提高胃癌疗效的关键。手术治疗是首选方法。对中、晚期胃癌积极辅以化疗、放疗及免疫治疗等综合治疗提高疗效。

(二)护理诊断及合作性问题

1.焦虑、恐惧

与患者对癌症的恐惧、担心治疗的效果和预后有关。

2.营养失调:低于机体需要量

与消化吸收不良及癌肿消耗增加有关。

3.潜在并发症

出血、倾倒综合征、消化道梗阻等。

(三)护理目标

使患者的焦虑和恐惧心情减轻或消失;营养失调得到纠正;并发症得到有效预防和治疗。

(四)护理措施

1.心理护理

消除患者的顾虑和消极心理,增强其对治疗的信心,积极配合治疗和护理。

2.营养护理

加强营养,纠正负氮平衡,提高手术耐受力,有利于术后恢复。能进食者给予高蛋白、高热量、高维生素易消化饮食;对于不能进食或禁食患者,静脉补给足够能量、氨基酸、电解质和维生素,必要时可实施全胃肠外营养;对化疗患者适当减少脂肪、蛋白质含量高的食物,多食绿色蔬菜和水果,以利于消化吸收。

3.手术前后的护理

原则上与胃大部切除术前后的护理相同,放疗及化疗后的护理与肿瘤患者的护理相同。

(五)护理评价

患者的焦虑和恐惧情绪是否减轻或消失;营养失调是否得到纠正;并发症得是否到有效预防和治疗。

(六)健康教育

保持良好的心理状态,适当运动。饮食少量多餐,摄入富含营养易消化饮食,忌生、冷、硬、油煎、浓茶等刺激性食物,戒烟、酒。出院后定期复查,术后初期每3个月复查一次,以后每半年复查一次,至少复查5年。若有腹部不适、肝区肿胀、锁骨上淋巴结肿大等表现时,应随时复查。

第二节 肠梗阻的护理

肠内容物不能正常运行、顺利通过肠道,称为肠梗阻,是外科常见的急腹症。

一、病因及发病机制

(一)根据肠梗阻发生的基本原因分类

1.机械性肠梗阻

最常见的类型。这是由于各种原因导致的肠腔缩窄和肠内容物通过障碍。主要原因有:①肠腔内堵塞:如寄生虫、粪石、异物、结石等。②肠管外受压:如粘连带压迫、肠管扭转、嵌顿疝或受肿瘤压迫等。③肠壁病变:如肿瘤、炎症性狭窄、先天性肠道闭锁等。

2.动力性肠梗阻

是由于神经反射或毒素刺激引起肠壁肌肉功能紊乱,使肠蠕动丧失或肠管痉挛,以致肠内容物无法正常通行,但肠管本身无器质性肠腔狭窄。可分为麻痹性肠梗阻和痉挛性肠梗阻两种类型。麻痹性肠梗阻较常见,见于急性弥散性腹膜炎、腹部大手术,腹膜后血肿或感染等。痉挛性肠梗阻较少,可见于肠道功能紊乱、慢性铅中毒或尿毒症。

3.血运性肠梗阻

由于肠系膜血管栓塞或血栓形成,使肠管血运障碍,继而发生肠麻痹,使肠内容物不能运行,随着人口老龄化,动脉硬化等疾病增多,此类肠梗阻亦比较常见。

(二)根据肠壁有无血运障碍分类

1.单纯性肠梗阻

只有肠内容物通过受阻,而无肠管血运障碍。

2.绞窄性肠梗阻

指梗阻伴有肠壁血运障碍,可因肠系膜血管受压、血栓形成或栓塞等引起。

(三)其他分类

按梗阻的部位,肠梗阻可分为高位(如空肠上段)和低位(如回肠末段和结肠)两种。按梗阻的程度,可分为完全性和不完全性肠梗阻。按发展过程的快慢,分为急性和慢性肠梗阻。

二、病理生理

各种类型肠梗阻的病理变化不完全一致。

(一)肠管局部的变化

1.肠蠕动增强

单纯性机械性肠梗阻一旦发生,梗阻以上肠蠕动增强,以克服肠内容物通过障碍。

2.肠腔积气、积液、扩张

液体主要来自胃肠道分泌液;气体大部分是咽下的空气,部分由血液弥散至肠腔内和肠道内容物经细菌分解或发酵产生。梗阻以上肠腔因气体和液体的积聚而扩张、膨胀。梗阻部位愈低,时间愈长,肠膨胀愈明显。梗阻以下肠管瘪陷、空虚或仅存积少量粪便。

3.肠壁充血水肿、血运障碍

肠管膨胀,肠壁变薄,肠腔压力升高到一定程度时可使肠壁血运障碍。最初为静脉回流受阻,肠壁的毛细血管及小静脉淤血,肠壁充血、水肿、增厚、呈暗红色。由于组织缺氧,毛细血管通透性增加,肠壁上有出血点,并有血性渗出液渗入肠腔和腹腔。继而出现动脉血运受阻,血栓形成,肠壁失去活力,肠管呈紫黑色,腹腔内出现带有粪臭的渗出物。肠管最终可因缺血坏死而破溃、穿孔。

(二)全身性改变

1.水、电解质、酸碱平衡失调

正常情况下胃肠道每日约有8000mL的分泌液,分泌液绝大部分被再吸收。高位肠梗阻时,由于不能进食及频繁呕吐,丢失大量胃肠道液,使水分及电解质大量丢失;低位肠梗阻时,胃肠道液体不能被吸收而潴留在肠腔内。此外,肠管过度膨胀,影响肠壁静脉回流,使肠壁水肿和血浆向肠壁、肠腔和腹腔渗出。肠绞窄存在时,会丢失大量血液。从而造成严重的缺水,血容量减少和血液浓缩,以及酸碱平衡失调。十二指肠梗阻,可因丢失大量氯离子和酸性胃液而产生碱中毒。一般小肠梗阻,丧失的体液多为碱性或中性,钠、钾离子的丢失较氯离子多,以及酸性代谢物增加,可引起严重的代谢性酸中毒。

2.感染和中毒

梗阻以上的肠腔内细菌大量繁殖,产生多种强烈毒素。由于肠壁血运障碍、通透性改变,细菌和毒素渗入腹腔,可引起严重的腹膜炎和脓毒症。

3.休克和多器官功能障碍

严重水、电解质紊乱以及酸碱平衡失调、细菌感染、中毒等,可引起严重休克。肠腔高度膨胀,腹压增高,膈肌上升,影响肺内气体交换,腹式呼吸减弱,同时阻碍下腔静脉血液回流,而致呼吸、循环功能障碍。

三、护理评估

(一)健康史

评估患者的一般情况,发病前有无体位及饮食不当、饱餐后剧烈运动等诱因;有无腹部手术或外伤史，有无各种急慢性肠道疾病病史及个人卫生史等。

（二）身体状况

1.症状

肠梗阻的四大典型症状是腹痛、呕吐、腹胀和肛门排气、排便停止。

(1)腹痛：单纯性机械性肠梗阻表现为阵发性腹部绞痛；绞窄性肠梗阻表现为持续性疼痛，阵发性加剧；麻痹性肠梗阻腹痛特点为全腹持续性胀痛；肠扭转所致闭袢性肠梗阻多为突发性持续性腹部绞痛伴阵发性加剧。

(2)呕吐：呕吐与肠梗阻的部位、类型有关。肠梗阻早期，呕吐多为反射性，呕吐物以胃液及食物为主。高位肠梗阻呕吐出现早而频繁，呕吐物为胃及十二指肠内容物、胆汁等；低位肠梗阻呕吐出现晚，呕吐物为粪样物；绞窄性肠梗阻呕吐物为血性或棕褐色液体；麻痹性肠梗阻呕吐呈溢出性。

(3)腹胀：腹胀程度与梗阻部位有关，症状发生时间较腹痛和呕吐略迟。高位肠梗阻腹胀程度轻，低位肠梗阻腹胀明显。

(4)肛门排气、排便停止：完全性肠梗阻出现肛门停止排气、排便。但高位完全性肠梗阻早期，可因梗阻部位以下肠内有粪便和气体残存，仍存在排气、排便。绞窄性肠梗阻如肠套叠、肠系膜血管栓塞或血栓形成可排出血性黏液样便。

2.体征

(1)腹部体征

①视诊：腹式呼吸减弱或消失。单纯机械性肠梗阻常可见肠型及肠蠕动波，腹痛发作时更明显。肠扭转可见不对称性腹胀；麻痹性肠梗阻腹胀明显，呈全腹部均匀性膨胀。

②触诊：单纯性肠梗阻腹壁软，可有轻度压痛；绞窄性肠梗阻有腹膜刺激征、压痛性包块(绞窄的肠袢)；蛔虫性肠梗阻常在腹中部扪及条索状团块。

③叩诊：呈鼓音。绞窄性肠梗阻腹腔有渗液时，叩诊有移动性浊音；麻痹性肠梗阻全腹呈鼓音。

④听诊：机械性肠梗阻时肠鸣音亢进，有气过水声或金属音。麻痹性肠梗阻肠鸣音减弱或消失。

(2)全身表现：单纯性肠梗阻早期可无全身表现，梗阻晚期或绞窄性肠梗阻者，可有脱水、代谢性酸中毒体征，甚至体温升高、呼吸浅快、脉搏细速、血压下降等中毒和休克征象。

（三）心理-社会状况

评估患者对疾病的认知程度，有无接受手术治疗的心理准备。了解患者的家庭、社会支持情况。

（四）辅助检查

1.X 线检查

机械性肠梗阻，腹部立位或侧卧透视、摄片可见多个气液平面及胀气肠袢；绞窄性肠梗阻可见孤立的胀气肠袢。

2.实验室检查

(1)血常规：肠梗阻患者出现脱水、血液浓缩时可出现血红蛋白含量、红细胞比容及尿比重升高。绞窄性肠梗阻多有白细胞计数及中性粒细胞比例的升高。

(2)血气分析及血生化检查:血气分析、血清电解质检查,有助于水、电解质及酸碱平衡失调的判断。

(五)治疗要点与反应

肠梗阻的治疗原则是尽快解除梗阻,纠正全身生理紊乱,防止感染,预防并发症。

1.非手术疗法

禁食、胃肠减压;纠正水、电解质和酸碱平衡失调,必要时可输血浆或全血;及时使用抗生素防治感染;解痉、止痛。

2.手术治疗

适用于各种绞窄性肠梗阻、肿瘤及先天性肠道畸形引起的肠梗阻及非手术疗法不能缓解的肠梗阻。常用的手术方式有肠粘连松解术、肠套叠或肠扭转复位术、肠切除吻合术、肠短路吻合术、肠造口或肠外置术等。

(六)几种常见的机械性肠梗阻

1.粘连性肠梗阻

粘连性肠梗阻是肠粘连或肠管被粘连带压迫所致的肠梗阻,较为常见,多为单纯性不完全性肠梗阻,主要是由于腹部手术、炎症、创伤、出血、异物等所致。多数患者采用非手术疗法可缓解,如非手术治疗无效或发生绞窄性肠梗阻时,应及时手术治疗。

2.蛔虫性肠梗阻

由于蛔虫聚集成团并刺激肠管痉挛致肠腔堵塞,多见于2～10岁儿童,常见诱因为驱虫不当。主要表现为阵发性脐周疼痛,伴呕吐,腹胀不明显。腹部可扪及条索状团块。单纯性蛔虫堵塞多采取非手术治疗,如无效或并发肠扭转、腹膜炎,应行手术治疗。

3.肠扭转

肠扭转是指一段肠管沿其系膜长轴旋转而形成的闭袢性肠梗阻,常发生在小肠,其次是乙状结肠。①小肠扭转:多见于青壮年,常在饱餐后立即进行剧烈运动时发病,主要表现为突发腹部绞痛,呈持续性伴阵发性加剧,呕吐频繁,腹胀不明显。②乙状结肠扭转:多见于老年人,常有便秘史,主要表现为腹部绞痛.明显腹胀,呕吐不明显,X线钡剂灌肠可见“鸟嘴状”阴影。肠扭转可在短时间内发生绞窄、坏死,一经诊断,急诊手术治疗。

4.肠套叠

肠套叠是指一段肠管套入与其相连的肠管内,好发于2岁以下的婴幼儿,以回结肠型最多见。典型表现为阵发性腹痛、果酱样血便和腊肠样肿块(多位于右上腹)。X线空气或钡剂灌肠可见“杯口状”或“弹簧状”阴影。早期肠套叠可试行空气灌肠复位。无效者或病程超过48小时,疑有肠坏死或肠穿孔者,行手术治疗。

四、护理诊断及合作性问题

(一)急性疼痛

与肠蠕动增强或肠壁缺血有关。

（二）体液不足

与频繁呕吐、肠腔内大量积液及胃肠减压有关。

（三）潜在并发症

肠坏死、肠穿孔、急性腹膜炎、休克、多器官功能衰竭等。

五、护理目标

使患者腹痛得到缓解；体液得到补充；并发症得到有效预防。

六、护理措施

（一）心理护理

向患者介绍治疗的方法及意义，消除患者的焦虑和恐惧心理，鼓励患者及家属配合治疗。

（二）非手术疗法及手术前护理

1.一般护理

(1)饮食：禁食，梗阻解除后根据病情可进少量流质饮食，再逐步过渡到普通饮食。

(2)休息与体位：卧床休息，无休克、生命体征稳定者取半卧位。

2.病情观察

非手术疗法期间应密切观察患者生命体征、腹部症状和体征，辅助检查的结果。准确记录24小时出入液量，高度警惕绞窄性肠梗阻的发生。出现下列情况者高度怀疑发生绞窄性肠梗阻的可能：①起病急，腹痛持续而固定，呕吐早而频繁；②腹膜刺激征明显，体温升高、脉搏增快、血白细胞计数升高；③病情发展快，感染中毒症状重，休克出现早或难纠正；④腹胀不对称，腹部触及压痛包块；⑤移动性浊音或气腹征阳性；⑥呕吐物、胃肠减压物、肛门排泄物或腹腔穿刺物为血性；⑦X线显示孤立、胀大的肠袢，不因时间推移而发生位置的改变或出现假肿瘤样阴影。

3.治疗配合

(1)胃肠减压：清除肠内的积气、积液，有效缓解腹胀、腹痛。胃肠减压期间保持引流管通畅，若抽出血性液体，应高度怀疑发生绞窄性肠梗阻。

(2)维持水、电解质及酸碱平衡：遵医嘱输液，合理安排输液的种类和剂量。

(3)防治感染：遵医嘱应用抗生素。

(4)解痉止痛：单纯性肠梗阻可肌内注射阿托品以减轻腹痛，禁用吗啡类止痛剂，以免掩盖病情。

（三）手术后护理

1.卧位

病情平稳后取半卧位。

2.禁食、胃肠减压

术后禁食，通过静脉输液补充营养。当肛门排气后，即可拔除胃管，并逐步恢复饮食。

3.病情观察

观察生命体征、腹部症状和体征的变化、伤口敷料及引流管情况，及早发现术后腹腔感染、切口感染等并发症。

4.预防感染

遵医嘱应用抗菌药。

5.早期活动

术后应鼓励患者早期活动，以利于肠蠕动功能恢复，防止肠粘连。

七、护理评价

患者腹痛是否减轻和缓解；体液丢失是否得到纠正；出血是否得到有效控制；循环血容量是否得到补充；并发症是否得到预防。

八、健康指导

摄入营养丰富、易消化的食物，少食刺激性强的食物。注意饮食及个人卫生，饭前、便后洗手，不吃不洁食品。饭后忌剧烈活动。加强自我监测，若出现腹痛，腹胀、呕吐等不适，及时就诊。

第三节　门静脉高压的护理

门静脉高压症是指门静脉血流受阻、血液淤滞、门静脉系统压力增高，继而引起脾大及脾功能亢进、食管和胃底黏膜下静脉曲张及破裂出血、腹水等一系列表现的临床病症。门静脉正常压力为 13～24cmH_2O，门静脉高压症时，压力可增至 30～50cmH_2O。

肝炎后肝硬化或血吸虫病肝硬化所致的肝内型门静脉高压症，在我国最为多见。此外，肝外门静脉血栓形成、门静脉先天性畸形、肝门区肿瘤压迫等也可造成肝前型门静脉高压症。

门静脉压力增高可引起 3 方面的病理生理变化：①脾瘀血肿大，久之脾内组织增生可致不同程度的脾功能亢进。②消化器官瘀血，突出改变是门-腔静脉交通支曲张，其中，食管下段及胃底交通支曲张最重要，因其距离门静脉主干最近，曲张最早、最严重。③腹水，肝门静脉系毛细血管滤过压增高、肝硬化使肝内淋巴液回流受阻并从肝表面渗出、肝合成清蛋白减少使血浆胶体渗透压降低、体内醛固酮和抗利尿激素增加等多种因素促成腹水形成。

一、护理评估

（一）健康史

询问患者有无肝炎与肝硬化、血吸虫病病史；对于门静脉高压症上消化道大出血患者，注意询问有无劳累、进食坚硬粗糙食物、咳嗽、呕吐、用力排便、负重活动等诱发因素。

（二）身体状况

1.脾大和脾功能亢进

体检可见不同程度的脾大。伴脾功能亢进时，周围血白细胞及血小板减少，红细胞也可减少致贫血。

2.门-腔静脉交通支曲张表现

食管胃底曲张静脉破裂突发大出血，是最危险的并发症，出血量大，一次可达 1000～2000mL，表现为呕血、黑便。由于肝功能损害引起相关凝血因子减少、脾功能亢进导致血小板减少等，出血常难以自止。

3.腹水

是肝功能损害的表现。患者出现腹胀，查体可叩出移动性浊音。

4.其他表现

如营养不良、蜘蛛痣、肝掌、黄疸及肝功能异常等。

（三）心理-社会状况

门静脉高压症多为肝硬化所致，病程较长，经久不愈，患者多有不同程度的焦虑表现，合并上消化道大出血时，更是表现出精神紧张，有恐惧感。

（四）辅助检查

1.血常规检查

在脾功能亢进时，全血细胞减少，以白细胞和血小板计数下降明显。

2.血生化检查

肝功能检查可见血清清蛋白降低而球蛋白升高，清、球蛋白比例倒置；凝血酶原时间延长。

3.食管吞钡 X 线检查

可观察到曲张的静脉呈蚯蚓样或串珠状改变。

4.B 超

可确定有无肝硬化、脾大和腹水，了解门静脉直径及血流方向。

（五）治疗要点及反应

患者以内科治疗为主。但发生食管胃底曲张静脉破裂出血、严重的脾大或伴明显的脾功能亢进、肝硬化引起的顽固性腹水，常须采取外科手术治疗。

1.食管胃底曲张静脉破裂出血的手术

手术方式有以下 2 类。

(1)断流术：是在脾切除的同时，阻断门-奇静脉的交通支反常血流，从而控制食管胃底静脉的曲张及破裂出血。常用的手术方式是贲门周围血管离断术，即切除脾，同时彻底切断、结扎胃冠状静脉和贲门周围的静脉分支。

(2)分流术：选择肝门静脉系和腔静脉系的主要血管进行手术吻合，使压力较高的肝门静脉血分流入腔静脉，从而降低门静脉压力，预防出血。常用手术方式有门-腔静脉分流术、脾-腔静脉分流术、脾-肾静脉分流术、肠系膜上-下腔静脉分流术等。分流术使门静脉向肝的血液灌流量减少而加重肝功损害；部分或全部门静脉血未经肝处理而直接流入体循环，易致肝性脑病；手术死亡率及术后再出血率也较高。

2.脾大合并脾功能亢进的处理

对严重脾大合并脾功能亢进者应行脾切除术，对于肝功能较好的晚期血吸虫性肝硬化患者疗效较好。

3.顽固性腹水的处理

可采用腹腔-静脉转流术。

二、护理诊断及合作性问题

(一)恐惧

与长期患病或突然大量呕血,病情危重有关。

(二)营养失调:低于机体需要量

与肝功能损害、胃肠消化吸收功能不良、出血等因素有关。

(三)潜在并发症

低血容量性休克、肝性脑病、静脉血栓形成。

三、护理措施

(一)心理护理

门静脉高压患者因长期患病对战胜疾病的信心不足,一旦并发急性大出血,会极度焦虑、恐惧。因此在积极治疗的同时,应做好患者的心理护理,减轻患者的焦虑,稳定其情绪,使之能配合各项治疗和护理。

(二)预防上消化道出血

1.休息与活动

合理休息与适当活动,避免过于劳累,一旦出现头晕、心慌和出汗等不适,立即卧床休息。

2.饮食

避免进食粗糙、带骨、带渣及辛辣食物;饮食不宜过热,以免损伤食管黏膜而诱发上消化道出血。

3.避免引起腹内压升高的因素

如剧烈咳嗽、打喷嚏、便秘、用力排便等,以免引起腹内压升高诱发曲张静脉破裂出血。

(三)减少腹水形成或积聚

1.注意休息

尽量取平卧位,以增加肝、肾血流灌注。若有下肢水肿,可抬高患侧肢体减轻水肿。

2.限制液体和钠的摄入

每日钠摄入量限制在500～800mg(氯化钠1.2～2.0g)内,输入液量约为1000mL。少食含钠高的食物,如咸肉、酱菜、酱油、罐头等。

3.测量腹围和体重

每天测腹围一次,每周测体重一次。标记腹围测量部位,每次在同一时间、同一体位和同一部位测量。

4.按医嘱使用利尿剂

如氨苯喋啶,同时记录每日出入液量,并观察有无低钾血症、低钠血症。

(四)改善营养状况，保护肝脏

1.加强营养调理

肝功能尚好者，宜给予高蛋白、高热量、高维生素、低脂饮食；肝功能严重受损者，补充支链氨基酸，限制芳香族氨基酸的摄入。

2.纠正贫血、改善凝血功能

贫血严重或凝血功能障碍者可输注新鲜血和肌内注射维生素 K，改善凝血功能。血浆白蛋白低下者，可静脉输入白蛋白等。

3.保护肝脏

遵医嘱给予肌苷、乙酰辅酶 A 等保肝药物，避免使用红霉素、巴比妥类、盐酸氯丙嗪等有损肝脏的药物。

(五)急性出血期的护理

1.一般护理

①绝对卧床休息；②心理护理；③口腔护理。

2.恢复血容量

迅速建立静脉通路，输血、输液，恢复血容量，保证心、脑、肝、肾等重要器官的血流灌注，避免不可逆性损伤。宜输新鲜血，因其含氨量低、凝血因子多，有利于止血及预防肝性脑病。

3.止血

①局部灌洗：用冰盐水或冰盐水加血管收缩剂(如肾上腺素)，作胃内灌洗。因低温可使胃黏膜血管收缩，减少血流量，从而达到止血的目的。②药物止血：遵医嘱应用止血药，并观察其效果。③严密观察病情：监测血压、脉搏、每小时尿量及中心静脉压的变化，注意有无水、电解质及酸碱平衡失调。

4.对放置三腔管者做好置管后的护理

三腔管压迫止血是食管-胃底静脉大出血的有效止血方法之一。

(六)分流术前准备

除以上护理措施外，术前 2～3 日口服肠道不吸收的抗生素，以减少肠道氨的产生，预防术后肝性脑病；术前 1 日晚做清洁灌肠，避免术后因肠胀气而致血管吻合口受压；脾-肾分流术前要明确肾功能是否正常。

(七)术后护理

1.病情观察

①密切观察患者神志、血压、脉搏变化；②胃肠减压引流和腹腔引流液的性状与量，若引流出新鲜血液量较多，应考虑是否发生内出血。

2.保护肝脏

缺氧可加重肝功能损害，因此术后应予吸氧；禁用或少用吗啡、巴比妥类、盐酸氯丙嗪等对肝功能有损害的药物。

3.卧位与活动

分流术后 48 小时内，患者取平卧位或 15。低坡卧位，2～3 日后改半卧位；避免过多活动，翻身时动作要轻柔；手术后不宜过早下床活动，一般需卧床 1 周，以防血管吻合口破裂出血。

4.饮食

指导患者从流质饮食开始逐步过渡到正常饮食，保证热量供给。分流术后患者应限制蛋白质和肉类摄入，忌食粗糙和过热食物；禁烟、禁酒。

（八）观察和预防并发症

1.肝性脑病

分流术后部分门静脉血未经肝脏解毒而直接进入体循环，因其血氨含量高，加上术前肝功能已有不同程度受损及手术对肝功能的损害等，术后易诱发肝性脑病。若发现患者有神志淡漠、嗜睡、谵妄，应立即通知医生；遵医嘱测定血氨浓度，对症使用谷氨酸钾、钠，降低血氨水平；限制蛋白质的摄入，减少血氨的产生；忌用肥皂水灌肠，减少血氨的吸收。

2.静脉血栓形成

脾切除后血小板迅速增高，有诱发静脉血栓形成的危险。术后 2 周内每日或隔日复查一次血小板，若超过 $600\times10^9/L$，立即通知医生，协助抗凝治疗。应注意使用抗凝药物前后的凝血时间变化。脾切除术后不用维生素 K 和其他止血药物，以防血栓形成。

四、护理评价

(1)患者焦虑情绪是否得到解除，能否积极配合治疗和护理。

(2)患者营养状况是否得到改善。

(3)患者是否有出血、肝性脑病、感染或静脉血栓形成等并发症，若有上述情况，能否得到及时的治疗。

(4)患者对预防上消化道出血的知识是否了解。

五、健康指导

(1)保持心情舒畅，避免情绪波动而诱发出血。

(2)指导患者合理安排活动强度，避免劳累和较重体力活动。

(3)避免引起腹内压增高的因素，如咳嗽、打喷嚏、用力排便等，以诱发曲张静脉破裂而出血。

(4)注意自我保护，用软牙刷刷牙，避免牙龈出血；防外伤。

第四节　肝脓肿的护理

肝受感染后形成的脓肿，称为肝脓肿，属于继发感染性疾病。一般根据病原菌的不同分为细菌性肝脓肿和阿米巴性肝脓肿。临床上细菌性肝脓肿较阿米巴性肝脓肿多见。

一、护理评估

（一）健康史

评估患者发育营养状况；了解是否患有胆道疾病，有无其他部位感染及肝的开放性损伤等。

（二）身体状况

1.全身中毒症状

寒战、高热是最常见的早期症状，体温可达 39～40℃，一般为稽留热或弛张热，伴多汗，脉率增快。严重时可发生脓毒症和感染性休克。

2.肝区疼痛

由于肝大、肝包膜急性膨胀和炎性渗出物的局部刺激，多数患者出现肝区持续性胀痛或钝痛，有时可伴有右肩牵扯痛或胸痛。

3.消化道及全身症状

由于细菌毒素吸收及全身消耗，患者有乏力、食欲缺乏、恶心、呕吐；少数患者可有腹胀及顽固性呃逆等症状。

4.肝区压痛和肝大

查体常见肝区压痛和肝大，右下胸部和肝区有叩击痛。若脓肿位于肝前下缘比较表浅部位，可伴有右上腹肌紧张和局部触痛；巨大的肝脓肿可使右季肋呈饱满状态，甚至局限性隆起；局部皮肤呈凹陷性水肿。严重者可出现黄疸。病程较长者，常有贫血。

5.并发症

细菌性肝脓肿可引起严重并发症，病死率极高。脓肿可自发性穿破入腹腔引起腹膜炎。向上穿破可形成膈下脓肿。向胸内破溃时患者常有突然出现的剧烈胸痛，胸闷、气急、寒战、高热，气管向健侧移位，呼吸音减低或消失，患侧胸壁凹陷性水肿。左肝脓肿可穿破心包，发生心包积液，严重者导致心包填塞。

（三）心理-社会状况

由于突然发病或病程较长，忍受较重的痛苦，担忧预后或经济拮据等原因，患者常有焦虑、悲伤或恐惧反应；发生严重并发症时反应更加明显。

（四）辅助检查

1.实验室检查

血常规检查：白细胞计数增高，中性粒细胞可高达 90%以上，有核左移现象和中毒颗粒。肝功能检查：可见轻度异常。

2.影像学检查

X 线检查：肝阴影增大，右膈肌抬高和活动受限。B 超：能分辨肝内直径 2cm 的液性病灶，并明确其部位和大小。CT 或 MRI：对诊断肝脓肿有帮助。

3.诊断性肝穿刺

必要时可在肝区压疼痛最剧烈处穿刺或在超声探测引导下穿刺，抽出脓液即可证实；同时可行脓液细菌培养和药物敏感试验。

（五）治疗要点及反应

加强全身支持疗法，应用足量、有效抗生素控制感染。脓肿形成后，可在 B 超引导下穿刺抽脓或置管引流，如疗效不佳应手术切开引流。注意细菌性肝脓肿是严重感染，应早期诊断，及时治疗，以取得良好治疗效果。

二、护理诊断及合作性问题

(一)体温过高

与毒素作用于体温调节中枢有关。

(二)疼痛

与炎性介质刺激有关。

(三)营养失调:低于机体需要量

与进食减少、感染引起分解代谢增加有关。

(四)潜在并发症

腹膜炎、膈下脓肿、胸腔内感染、休克。

三、护理措施

(一)病情观察

肝脓肿若继发脓毒血症、急性化脓性胆管炎者或出现中毒性休克征象时,可危及生命,应立即抢救,加强对生命体征和腹部体征的观察。

(二)营养支持

鼓励患者多食高蛋白质、高热量、富含维生素和膳食纤维的食物,保证液体和营养摄入。

(三)高热护理

(1)保持病室空气新鲜,定时通风,维持室温于18～22℃,湿度为50%～70%。

(2)患者衣着适量,床褥勿盖过多,及时更换汗湿的衣裤和床单,以保证患者舒适。

(3)加强对体温的动态观察。

(4)除需控制入水量者,应保证高热患者每天至少摄入2000mL液体,以防脱水。

(5)物理降温,必要时用解热镇痛药。

(6)遵医嘱正确合理应用抗生素以防止继发二重感染发生。

(四)疼痛护理

根据患者的情况采取适宜的止痛措施。

(五)引流管护理

(1)妥善固定引流管,防止滑脱。

(2)置患者于半卧位,以利引流和呼吸。

(3)严格遵守无菌原则,每天冲洗脓腔,观察和记录引流液的色、质和量。

(4)每天更换引流瓶。

(5)当脓腔引流液少于10mL时,可拔除引流管,改为凡士林纱条引流,适时换药,直至脓腔闭合。

(6)为防止继发二重感染,阿米巴性肝脓肿宜采用闭式引流。

第五节 胆道疾病的护理

一、胆道的解剖生理概要

胆道系统分为肝内和肝外两大系统，包括肝内胆管、肝外胆管、胆囊以及 Oddi 括约肌等。胆道系统起于肝内毛细胆管，开口于十二指肠乳头。胆道系统具有分泌、储存、浓缩和输运胆汁的功能，对胆汁进入十二指肠起着非常重要的调节作用。

二、胆石症

胆石症指发生在胆囊和胆管的结石，是胆道系统的常见病、多发病，随着年龄增长发病率增高，女性发病率高于男性。胆囊结石多于胆管结石。

（一）病因与发病机制

胆石的形成与胆汁淤积、胆道内细菌感染和胆汁成分改变有关。脂类代谢异常可引起胆汁内胆盐、胆固醇、卵磷脂三者比例失调，使胆固醇呈过饱和状态而析出成为结石，称为胆固醇结石；胆道感染时，特别是大肠杆菌产生的β-葡萄糖酸酶使可溶性的结合性胆红素水解为非水溶性的游离胆红素，后者能与钙结合，并以细菌、虫卵、炎症坏死组织的碎屑为结石的核心，沉淀为结石，称为胆色素结石；既有胆固醇沉积又有胆色素沉积形成的结石，称为混合性结石。

（二）护理评估

1.健康史

（1）胆囊结石：多见于中年妇女，尤其是肥胖和多次妊娠者，多有反复发作的病史。进食油腻高脂饮食往往是疾病发作的诱因。应注意询问是否出现过寒战、高热、黄疸及有无胰腺炎发作病史。了解患者有无暴饮暴食或进食油腻食物，有无胆道感染史等。

（2）肝内胆管结石：多与肝内感染、胆汁淤积、胆管变异、胆道蛔虫等因素有关，肝外胆管结石可原发于胆道，也可由胆囊结石和肝内胆管结石排出至胆总管，另外胆道蛔虫也可导致肝外胆管结石。应注意询问患者有无胆道感染、胆道蛔虫、胆囊结石病史。

2.身体状况

（1）胆囊结石：可无任何表现，也可表现为剧烈胆绞痛。起病常在饱餐、进油腻食物后或夜间发作，表现为右上腹阵发性绞痛，疼痛常放射至右肩或右背部，伴恶心、呕吐等，可有畏寒和发热，部分患者可有轻度黄疸。右上腹有压痛、反跳痛和肌紧张，Murphy 征阳性，可在右上腹触及肿大的胆囊。如：大网膜粘连包裹形成胆囊周围炎性团块时，则右上腹肿块界限不清，活动度受限；胆囊壁发生坏死、穿孔，则出现弥散性腹膜炎的体征。

（2）胆管结石：临床表现取决于胆道有无梗阻、感染及其程度。结石阻塞胆管并继发感染时可导致典型的胆管炎症状，即腹痛、寒战高热和黄疸，称为 Charcot 三联征。

①腹痛：位于剑突下或右上腹部，呈阵发性、刀割样绞痛或持续性疼痛阵发性加剧，疼痛向右后肩背部放射，伴有恶心、呕吐。主要是结石嵌顿于胆总管下端或壶腹部，刺激胆管平滑肌，

引起 Oddi 括约肌痉挛所致。

②寒战、高热:胆管梗阻并发感染后.脓性胆汁和细菌逆流引起的全身中毒症状,发生在腹痛后,体温可高达 39～40℃,呈弛张热。

③黄疸:胆管梗阻后胆红素逆流入血所致。黄疸的程度取决于梗阻的程度及是否并发感染。若结石梗阻不完全或有松动,则黄疸程度减轻,呈波动性。

④消化道症状:多数患者有恶心、腹胀、嗳气、厌油腻食物。

⑤单纯性肝内胆管结石梗阻或感染时症状无或较轻;范围较大与肝外胆管并存时可有肝外胆管结石的症状;引起脓肿时可出现慢性感染征象。

3.心理-社会状况

(1)患者是否因症状的反复发作和并发症的出现而感到焦虑,当症状明显或被告知手术时,患者是否感到恐惧。

(2)胆道结石患者可能多次手术治疗仍不能痊愈,而且经济负担加重,是否出现对治疗信心不足,甚至表现出不合作的态度。

(3)家庭成员能否提供足够的心理和经济支持。

(4)患者及家属对胆石症的治疗和预防知识的了解程度。

4.辅助检查

(1)实验室检查:并发感染时,白细胞计数及中性粒细胞比例明显升高;肝细胞损害时,血清转氨酶和碱性磷酸酶增高。血清胆红素、尿胆红素升高,尿胆原降低或消失,粪中尿胆原减少。

(2)B 超检查:胆囊结石显示胆囊增大和结石影像。胆管结石显示胆管内有结石影,近段扩张。

(3)其他检查:必要时可行 PTC、ERCP 检查,了解结石的部位、数量、大小和胆管梗阻的部位等。

5.治疗要点与反应

(1)胆囊结石:①手术治疗:手术切除病变的胆囊,目前多采用腹腔镜胆囊切除术。手术时机最好选在急性发作后缓解期为宜。

②非手术治疗:对症状较轻或不能耐受手术者,可采取溶石或排石等。

(2)胆管结石

①急诊手术:积极抗炎利胆治疗 1～2 天后病情仍恶化,黄疸加深,胆囊肿大,明显压痛,出现腹膜刺激征或出现 Reynolds 五联征者应立即行胆总管切开取石及引流术。

②择期手术:适用于慢性患者。

胆管结石的治疗原则是清除结石及解决因反复胆道感染及因此引起的胆道狭窄及肝脏病变。手术方法如下:a.胆囊切除并胆总管切开取石加 T 管引流术,适用于单纯胆总管结石;b.Oddi括约肌成形术,适用胆总管下端结石嵌顿或开口狭窄者;c.肝胆管与空肠 Roux-en-Y 吻合术,适用于肝内外胆管结石、复发或残留结石,肝内胆管狭窄者;d.肝叶切除,适用于肝内结石造成某叶或段组织萎缩者;e.胆总管十二指肠吻合术,目前少用。

③采用纤维胆道镜微创手术。

(三)护理诊断及合作性问题

1.焦虑或恐惧

与下列因素有关:病情的反复或加重;担忧手术效果及预后;生活方式和环境的改变。

2.舒适的改变

腹痛、瘙痒等,与胆道结石、蛔虫、感染等有关。

3.体温过高

与胆道感染、手术后合并感染有关。

4.营养失调:低于机体需要量

与肝功能损害、营养素摄入不足、消化吸收障碍有关。

5.有T管引流异常的危险

与T管的脱出、扭曲、阻塞、逆行感染等因素有关。

6.潜在并发症

肝功能障碍、体液平衡紊乱、肝脓肿、急性胰腺炎、胆管狭窄、残留结石、休克、出血、胆漏等。

7.知识缺乏

缺乏保健及康复知识。

(四)护理目标

(1)患者心理负担减轻,信心增强。

(2)患者腹痛、瘙痒等症状得到缓解。

(3)患者的体温恢复正常。

(4)患者的营养状况得到改善。

(5)保持T管引流正常。

(6)患者未发生并发症或并发症能得到及时发现和处理。

(7)患者能叙述胆石症的保健及康复知识。

(五)护理措施

1.手术前护理

(1)心理护理:胆道疾病的检查方法复杂,治疗后也易复发,要鼓励患者说出自己的想法,消除其焦虑、恐惧及紧张心理,增强恢复健康的信心;向患者讲解医院的环境和病房的管理,及时与家属沟通,使患者能愉快地接受治疗;对危重患者及不合作者,要专人护理,关心体贴。

(2)病情观察:密切观察患者病情变化,若出现寒战、高热、腹痛加重、腹痛范围扩大等应考虑病情加重,要及时报告医生,积极进行处理。

①生命体征及神志变化:胆道感染时,体温升高,呼吸、脉搏增快。此时应每4小时测量并记录体温、脉搏、呼吸、血压。如果血压下降,神志改变,说明病情危重,可能有休克发生。

②腹部症状、体征变化:观察腹痛的部位、性质,有无诱因及持续的时间,注意黄疸及腹膜刺激征的变化,观察有无胰腺炎、腹膜炎、急性重症胆管炎的发生。

③及时了解实验室检查结果。

(3)缓解疼痛:①针对患者疼痛的部位、性质、程度、诱因、缓解和加重的因素,有针对性地采取措施以缓解疼痛。先用非药物缓解疼痛的方法止痛,必要时遵医嘱应用镇痛药物,并评估其效果。②指导患者卧床休息,采取舒适卧位。

(4)改善和维持营养状态:①入院后即准备手术者,禁食、休息,并积极补充液体和电解质,以维持水、电解质及酸碱平衡。非手术治疗者根据病情决定饮食种类。②营养不良会影响术后伤口愈合,应给予高蛋白、高糖、高维生素、低脂的普通饮食或半流质饮食。不能经口饮食或进食不足者,可经胃肠外途径补充足够的热量、氨基酸、维生素、电解质,以维持患者良好的营养状态。

(5)对症护理:①黄疸患者皮肤瘙痒时,可外用炉甘石洗剂止痒,温水擦浴。②高热时物理降温。③胆绞痛发作时,按医嘱给予解痉、镇静和止痛药物,常用哌替啶 50mg、阿托品 0.5mg 肌内注射,但勿使用吗啡,以免胆道下端括约肌痉挛,使胆道梗阻加重。④有腹膜炎者,执行腹膜炎有关非手术疗法护理。⑤重症胆管炎者应加强休克的护理。

(6)并发症的预防:①拟行胆肠吻合术者,术前 3 日口服卡那霉素、甲硝唑等,术前 1 日晚行清洁灌肠,观察药物疗效及不良反应。②肌内注射维生素 K_1 10mg,每日 2 次。纠正凝血功能障碍,应观察其疗效及有无不良反应。

2.术后护理

(1)病情观察

①生命体征:注意心率和心律的变化。术后患者意识恢复慢时,注意有无因肝功能损害、低血糖、脑缺氧、休克等所致的意识障碍。

②观察、记录有无出血和胆汁渗漏:包括量、速度,有无休克征象。胆道手术后易发生出血,出血量小时,表现为大便隐血或柏油样大便;量大时,可导致出血性休克。若有发热和严重腹痛,可能为胆汁渗漏引起的胆汁性腹膜炎,需立即报告医生处理。

③黄疸程度、消退情况:观察和记录大便的颜色,检测胆红素的含量,了解胆汁是否流入十二指肠。

(2)T 形引流管护理:胆总管探查或切开取石术后,在胆总管切开处放置 T 形管做引流。其主要目的如下:①引流胆汁和减压,防止因胆汁排出受阻导致胆总管内压力增高、胆汁外漏而引起胆汁性腹膜炎;②引流残余结石,使胆道内残余结石,尤其是泥沙样结石通过 T 形管排出体外;③支撑胆道,防止胆总管切口处瘢痕性狭窄、管腔变小、粘连狭窄等;④经 T 形管溶石或造影等。

护理措施包括如下几项。

①妥善固定,严格无菌:患者更换体位或活动时,以及帮患者更换床单、更换敷料时,应防止 T 形管牵拉脱落。每日更换一次外接的连接管和引流瓶,更换时应注意无菌操作。

②保持引流管通畅:如观察到胆汁突然减少,应注意是否有泥沙样结石或蛔虫堵塞,是否引流管扭曲受压。如有阻塞可用手由近向远挤压引流管或用少量无菌生理盐水缓慢冲洗,切勿用力推注。

③观察并记录胆汁的量及性状:胆汁引流一般每天为 300～700mL(恢复饮食之初可较多),引流液呈深绿色或棕黄色,较清晰无沉淀。量过少可能为 T 形管堵塞或肝功能衰竭所

致;量过多可能是胆总管下端仍有梗阻;若胆汁颜色过淡、过于稀薄,表示肝功能不佳;若胆汁混浊,提示有感染;若有泥沙结石流出,提示有肝内胆管结石。

④拔管:一般于术后 12～14 天,无特殊情况,可以拔管。拔管指征如下:黄疸消退,无腹痛、发热,大便颜色正常;胆汁引流量逐渐减少,颜色呈透明金黄色,无脓液、结石,无沉渣及絮状物,就可以考虑拔管。拔管前先在饭前、饭后各夹管 1 小时,拔管前 1～2 天全天夹管,如无腹痛、腹胀、发热及黄疸等症状,说明胆总管通畅,可拔管。拔管前还要在 X 线下经 T 形管胆道造影,造影后必须立即接好引流管,继续引流 2～3 天,以引流造影剂,减少造影后反应和继发感染,如情况正常,造影后 2～3 天即可拔管。拔管后局部伤口用凡士林纱布堵塞,1～2 天会自行封闭。一周内继续观察患者腹痛、体温及黄疸情况,警惕有无胆汁外漏甚至发生腹膜炎等。

(六)护理评价

(1)患者焦虑情绪是否得到解除,能否积极配合治疗和护理。

(2)患者腹痛、瘙痒等症状是否得到缓解。

(3)患者的体温是否恢复正常。

(4)患者营养状况是否得到改善。

(5)T 形管引流是否正常。

(6)患者是否发生肝功能障碍、体液平衡紊乱、肝脓肿、急性胰腺炎、胆管狭窄、残留结石、休克、出血、胆漏等并发症;若发生上述情况,能否得到及时的治疗。

(7)患者对防治胆石症的知识是否了解。

(七)健康指导

(1)胆道手术后患者应注意养成正确的饮食习惯,进低脂易消化食物,宜少量多餐、多饮水。平时宜低脂肪饮食。向患者及家属介绍有关胆道疾病的书籍,并能使他们初步掌握基本的卫生科普知识,对健康有正确的认识。

(2)告诫患者结石复发率高,出现腹痛、发热、黄疸时应及早来院治疗。

(3)进行 T 形管留置者的家庭护理指导。应避免举重物或过度活动,防止 T 形管脱出。尽量穿宽松柔软的衣服,避免盆浴。淋浴时可用塑料薄膜覆盖置管处。敷料一旦浸透应更换。保持置管周围皮肤及伤口清洁干燥。指导患者及家属每天同一时间倾倒引流液,观察记录引流液量及性状。若有异常或 T 形管脱出或突然无液体流出时,应及时就医。

(4)对于肝内胆管结石、手术后残留结石或反复手术治疗的患者,教育家属配合治疗和护理工作,给患者最好的心理支持,鼓励患者树立战胜疾病的信心。

三、胆道感染

胆道感染是指胆囊壁和(或)胆管壁受到细菌的侵袭而发生的炎症反应。按发病部位分为胆囊炎和胆管炎。胆道感染和胆石症互为因果关系,胆石症可引起胆道梗阻,导致胆汁淤滞,细菌繁殖,而致胆道感染。胆道感染反复发作又是胆石形成的重要致病因素和促发因素。

(一)急性胆囊炎

急性胆囊炎急性胆囊炎是胆囊管梗阻和细菌感染引起的急性胆囊炎症。约 95%以上患者有胆囊结石，称结石性胆囊炎；约5%的患者无胆囊结石，称非结石性胆囊炎。

1.病因及发病机制

(1)胆囊管梗阻：多由结石引起。当胆囊管突然梗阻，存留在胆囊内的胆汁排出受阻、淤滞、浓缩、高浓度的胆盐可损伤胆囊黏膜，引起急性炎症改变，结石嵌顿也可直接损伤黏膜引起炎症反应。当胆囊内已有细菌存在时，则胆囊的炎症过程将加快并加重。

(2)细菌感染：细菌主要通过胆道逆行进入胆囊，也可经血液或淋巴途径进入，在胆汁流出不畅时引起感染。主要致病菌为革兰阴性杆菌，常合并厌氧菌感染。

(3)多因素相互作用：如严重创伤、烧伤、长期胃肠外营养，大手术后等，胆囊内胆汁淤滞和缺血可能是发病的原因。

2.病理生理

急性胆囊炎开始时均有胆囊管的梗阻，胆囊管梗阻，使胆汁淤积，胆囊内压增高，胆囊肿大，黏膜充血水肿、渗出增多，此时为急性单纯性胆囊炎，若梗阻未解除或炎症未控制，病变波及胆囊壁全层，胆囊壁充血、水肿加重，出现瘀斑或脓苔，部分黏膜坏死脱落，甚至浆膜也有纤维素和脓性渗出物，即为急性化脓性胆囊炎；若梗阻仍未解除，胆囊内压力继续升高，胆囊壁血管受压导致血液循环障碍，整个胆囊呈片状缺血坏死，即为急性坏疽性胆囊炎；坏疽性胆囊炎常并发胆囊穿孔。

3.身体状况

(1)症状

①腹痛：常于饱餐、进油腻食物后或在夜间发作。典型的表现为突发性右上腹剧烈绞痛，阵发性加重，常向右肩背部放射。②消化道症状：常伴恶心、呕吐、食欲减退、腹胀、腹部不适等消化道症状。③发热：如胆囊积脓、坏疽、穿孔，常表现为畏寒、发热。

(2)体征：墨非征阳性。右上腹部可有压痛和肌紧张。若胆囊穿孔，则出现急性弥散性腹膜炎症状和体征。

4.辅助检查

(1)实验室检查：血常规可见白细胞计数升高，中性粒细胞比例升高。部分患者可有血清转氨酶、碱性磷酸酶、血清胆红素增高。

(2)影像学检查：B超检查显示胆囊增大、壁厚，大部分可探及胆囊内有结石光团。CT、MRI可协助诊断。

5.处理原则

主要治疗措施为手术。

(1)非手术治疗：包括禁食、胃肠减压、补液；解痉、止痛；应用抗生素控制感染。

(2)手术治疗：①胆囊切除术：胆囊炎症较轻者可采用腹腔镜胆囊切除术(LC)，急性化脓性、坏疽穿孔性胆囊炎可采用开腹胆囊切除术。②胆囊造口术：患者情况极差，不能耐受胆囊切除术者，可先行胆囊造口术减压引流。③超声或CT引导下经皮经胆囊穿刺引流术：适用于病情危重不宜手术的化脓性胆囊炎患者。

(二)慢性胆囊炎

慢性胆囊炎是胆囊持续的反复发作的炎症过程。超过90%的患者有胆囊结石。

1.病理生理

由于胆囊受炎症和结石的反复刺激，胆囊壁炎性细胞浸润和纤维组织增生，胆囊壁增厚，可与周围组织粘连，最终胆囊萎缩，完全失去其生理功能。

2.身体状况

临床表现常不典型，多数患者有典型胆绞痛史。表现为腹胀不适、厌食油腻，嗳气等消化不良症状及右上腹和肩背部隐痛。体检显示右上腹轻压痛。

3.辅助检查

B超检查显示胆囊壁增厚，胆囊缩小或萎缩，排空功能减退或消失，常伴有胆囊结石。

4.处理原则

临床症状明显，并伴有胆囊结石者应行胆囊切除术。

（三）急性梗阻性化脓性胆管炎

急性梗阻性化脓性胆管炎（AOSC）又称急性重症胆管炎。其发病基础是胆道梗阻及细菌感染。最常见的梗阻原因是胆管结石，其次是蛔虫和胆管狭窄。多有胆道疾病和胆道手术史。胆道梗阻时，胆盐不能进入肠道，易造成细菌移位致急性化脓性炎症。细菌感染的途径为经十二指肠逆行进入胆道或经门静脉系统入肝到达胆道。

1.病理生理

AOSC的基本病理变化是胆管梗阻和胆管内化脓性感染。胆管梗阻及随之而来的感染引起梗阻以上胆管扩张、黏膜肿胀，梗阻进一步加重并趋向完全性；胆管内压力升高，胆管壁充血、水肿，黏膜糜烂，形成溃疡，胆管内充满脓性胆汁；胆道内压力继续升高，当超过30cmH_2O时，胆管内细菌和毒素即可逆行入肝窦，引起严重的脓毒血症、感染性休克，甚至MODS。

2.护理评估

了解患者的年龄、性别、职业、居住地及饮食习惯。既往有无类似疾病发作史，治疗及检查情况。

3.身体状况

患者多有胆道疾病史或胆道手术史。起病急骤，病情进展快。临床表现除具有一般胆道感染的查科三联征（腹痛、寒战高热、黄疸）外，还可出现休克中枢神经系统抑制的表现，称雷诺五联征。患者为突发性剑突下或右上腹部胀痛或绞痛，继之寒战高热伴恶心、呕吐。若病情继续发展，多数患者可出现黄疸，但若为一侧肝内胆管阻塞，可不出现黄疸。近半数有人很快出现神经系统症状，如神志淡漠、烦躁、谵妄或嗜睡、神志不清，甚至昏迷，严重者可在短期内出现代谢性酸中毒、感染性休克的表现。若不及时救治可在短期内迅速死亡。

4.辅助检查

（1）实验室检查：白细胞计数升高，可超过$20\times10^9/L$，中性粒细胞比例明显升高。肝功能出现不同程度损害，凝血酶原时间延长。

（2）影像学检查：B超检查显示肝和胆囊增大，肝内、外胆管扩张，胆管内有结石光团。CT、内镜逆行胰胆管造影（ERCP）可协助诊断。

5.心理-社会支持状况

（1）心理承受能力：患者对本次发病的心理状态，有无因反复发作而焦虑、烦躁等。

(2)家庭、社会支持状况:家庭的经济承受能力及支持程度。

(3)认识程度:患者对疾病的发展,治疗、护理措施及术后康复知识的了解程度。

6.处理原则

急性梗阻性化脓性胆管炎紧急手术解除胆道梗阻,及时而有效地降低胆道压力。

(1)非手术治疗:既是治疗的手段,又是术前准备措施。①联合应用足量有效的广谱抗生素;②纠正水、电解质及酸碱平衡失调;③恢复血容量,纠正休克;应用糖皮质激素、血管活性剂,改善通气功能。④对症给予解痉、止痛剂,应用维生素 K 等处理。

(2)手术治疗:首要目的在于抢救患者生命,手术应力求简单有效。常采用胆总管切开减压、取石、T 形管引流。

(3)胆管减压引流:常用方法有经皮经肝胆管引流(PTCD)经内镜鼻胆管引流术(ENBD),当胆囊肿大时,亦可行胆囊穿刺置管引流。

7.常见护理诊断/问题

(1)急性疼痛:与结石突然嵌顿、胆囊或胆管强烈收缩及继发感染有关。

(2)体液不足:与呕吐、禁食、胃肠减压及感染性休克等有关。

(3)体温过高:与胆道感染有关。

(4)营养失调:低于机体需要量与呕吐、进食减少或禁食、应激消耗等有关。

(5)潜在并发症:胆囊穿孔、胆道出血、胆瘘、多器官功能障碍或衰竭等。

8.护理措施

(1)术前护理

①病情观察:观察生命体征、神志及尿量的变化,观察腹部症状及体征变化,若出现寒战、高热、腹痛加剧、腹痛范围扩大、血压下降、意识障碍等,应及时报告医生,并配合抢救及治疗。

②缓解疼痛:嘱患者卧床休息,取舒适的体位;指导患者进行有节律的深呼吸,以达到放松和减轻疼痛的目的。对诊断明确且疼痛剧烈者,遵医嘱给予解痉、镇静和止痛,常用哌替啶 50mg、阿托品 0.5mg 肌内注射,但要注意不要使用吗啡,以免造成 Oddi 括约肌收缩,增加胆道压力。

③维持体液平衡

a.加强观察:严密监测生命体征及循环状况,如血压、脉搏、每小时尿量,准确记录 24 小时出入液量。

b.补液扩容:有休克者,应迅速建立静脉通路,尽快恢复血容量;必要时应用血管活性药物,以改善和保证组织器官的血液灌注。

c.纠正水、电解质及酸碱平衡失调,根据病情、中心静脉压及每小时尿量等,遵医嘱补液,合理安排输液顺序和速度,维持水、电解质及酸碱平衡。

④降低体温:根据患者体温升高的程度,采用温水擦浴、冰敷等物理降温或药物降温。遵医嘱应用抗生素控制感染,使体温恢复正常。

⑤维持营养状态:病情轻者可给予清淡饮食。病情严重需要禁食和胃肠减压者,可经肠外营养途径补充足够的热量、氨基酸、维生素、水、电解质等,维持良好的营养状态。

⑥心理护理:解释各种治疗的必要性、手术方式、注意事项;鼓励患者表达自身感受。剧烈

的疼痛和病情恶化常给患者心理造成很大的恐惧，用亲切适当的语言予以安慰、鼓励，并教会患者自我放松的方法；针对个体情况进行针对性心理护理；鼓励患者家属和朋友给予患者关心和支持。

(2)术后护理：同胆石症患者术后护理，急性梗阻性化脓性胆管炎患者仍需严密观察病情变化，继续积极抗休克治疗。

(3)健康指导：指导患者宜进低脂、高热量、高维生素、易消化饮食，如出现发热、腹痛、黄疸等情况，及时来医院就诊。

四、胆道蛔虫症

胆道蛔虫症指肠道蛔虫上行钻入胆道所引起的一系列临床症状，是常见的外科急腹症之一。该病多见于青少年和儿童。以往农村发病率明显高于城市，随着生活环境、卫生条件改善和防治工作的开展，本病的发生率已明显下降。

(一)病因与发病机制

蛔虫常寄生在人体小肠中下段内，有钻孔的习性，喜碱性环境，但机体高热、饥饿、恶心呕吐、腹泻和妊娠等因素可引起胃肠道功能紊乱或驱虫不当，胃酸度降低时，成虫因寄生环境的变化而上窜入胆道引起本病。

(二)护理评估

1.健康史

了解患儿发病前是否有便虫史和驱虫不当史；是否有胃肠道功能紊乱史；是否曾有便、吐蛔虫史。

2.身体状况

本病的特点是剧烈的腹部绞痛与不相称的轻微腹部体征，即症状与体征不符。

(1)症状：突发性剑突下阵发性“钻顶样”绞痛，可向右肩背部放射。发作时患者辗转不安，全身大汗，疼痛异常，可伴恶心、呕吐，有时可呕出蛔虫。疼痛可突然缓解，间歇期宛如正常人。合并胆道感染时，出现胆管炎症状，严重者表现为重症型胆管炎。

(2)体征：腹部柔软，剑突下或稍偏右有轻度深压痛，无反跳痛及肌紧张。

3.心理-社会状况

(1)患者对突发的剧烈腹痛是否感到紧张和恐惧。

(2)患者是否配合医护人员的检查和治疗。

(3)患者及家属对胆道蛔虫症防治知识的了解程度。

4.辅助检查

(1)实验室检查：血白细胞计数和嗜酸性粒细胞比例可增多；粪便及十二指肠引流液中有虫卵。

(2)影像学检查：首选B超，可见胆总管略扩张，有虫体。ERCP也可用于检查胆总管下端的蛔虫。

5.治疗要点及反应

(1)非手术治疗：具体如下。

①解痉止痛：应用解痉剂阿托品或山莨菪碱，必要时可注射哌替啶。

②利胆驱虫：除中药（乌梅汤）外，常用 33%硫酸镁、驱蛔灵、肠虫清等药物，氧气驱虫也常有效。驱虫最好在症状缓解期进行，选用左旋咪唑等。

③抗感染：应用甲硝唑、庆大霉素等药物。

④ERCP：通过 ERCP 观察，如蛔虫有部分留在胆道外，可用取石钳将虫体取出。

（2）手术治疗：手术切开胆总管探查、取虫和引流。胆囊炎多为继发的，一般无需手术切除。应注意手术中和手术后的驱虫治疗，防止胆道蛔虫症复发。

（三）护理诊断及合作性问题

1.疼痛

与蛔虫刺激导致 Oddi 括约肌痉挛有关。

2.知识缺乏

缺乏饮食卫生保健知识。

（四）护理目标

（1）患者疼痛能得到及时缓解。

（2）患者及家属能叙述饮食卫生保健知识。

（五）护理措施

1.减轻或控制疼痛

（1）卧床休息：协助患者卧床休息和采取舒适体位，指导患者进行有节律的深呼吸，达到放松和减轻疼痛的目的。

（2）解痉止痛：遵医嘱通过口服或注射等方式给予解痉或止痛药，以缓解疼痛。

2.对症处理

如患者有呕吐，应做好呕吐护理，大量出汗时应及时协助患者更衣。手术者按胆总管探查及 T 形管引流术后的护理措施进行护理。

（六）护理评价

（1）患者疼痛是否得到及时缓解。

（2）患者及家属是否能正确叙述饮食卫生保健知识。

（七）健康指导

1.养成良好的饮食及卫生习惯

不喝生水，蔬菜要洗净煮熟，水果要洗净或削皮后吃，饭前便后要洗手。

2.正确服用驱虫药

应于清晨空腹或晚上睡前服用，服药后注意观察大便中是否有蛔虫卵排出。

第三章 妇产科护理

第一节 生殖系统炎症的护理

一、外阴炎

外阴炎症包括外阴炎和前庭大腺炎。外阴炎是指外阴部的皮肤与黏膜的炎症。前庭大腺炎是病原体侵入前庭大腺引起的炎症，包括前庭大腺脓肿和前庭大腺囊肿。

（一）病因

1.外阴炎

阴道分泌物、产后恶露、月经血、尿液、粪便的刺激均可引起外阴不同程度的炎症。另外，尿瘘患者的尿液、粪瘘患者的粪便、糖尿病患者糖尿的长期刺激，穿紧身化纤内裤；月经垫透气性差、局部经常潮湿、局部使用化学药物过敏等也可引起外阴部的炎症。

2.前庭大腺炎

前庭大腺开口于前庭后方的小阴唇与处女膜之间，因其结构、部位的特点，病原体葡萄球菌、链球菌、大肠杆菌等在性交、流产或其他情况污染外阴部时，容易侵入腺管开口和腺管而引起前庭大腺脓肿或囊肿等急、慢性炎症。

（二）护理评估

1.健康史

询问患者有无以下情况：①不洁性生活史；②月经、性交、流产、分娩与尿液、粪便刺激，穿紧身化纤内裤，使用化学药物等诱因；③与污染的公共浴池、浴盆、浴巾、游泳池、坐式便器、衣物及医疗器械等接触史；④妊娠、糖尿病及接受雌性激素或抗生素治疗史。

2.身体状况

(1)外阴炎：外阴皮肤瘙痒、疼痛、灼热感，于性交、活动、排尿时加重。检查可见局部充血、肿胀、糜烂，严重者形成溃疡或外阴局部皮肤或黏膜增厚、粗糙等。

(2)前庭大腺炎：多发生于一侧，初期局部肿胀、疼痛，行走不便，并出现发热等全身症状。检查发现局部皮肤红肿、发热、压痛明显。当脓肿形成时直径可达 5～6cm，表面皮肤变薄、发红，可触及波动感。前庭大腺囊肿大者（直径＞6cm），外阴常有坠胀感或性交不适。

3.心理-社会状况

患者因外阴局部不适而影响生活、工作、睡眠和性生活，进而情绪低落、焦虑，还可能因易复发、久治不愈、担心被人歧视而忧心忡忡。未婚或绝经患者易因害羞而不愿就诊。

4.辅助检查

外阴炎患者可做外阴印片,必要时活检排除恶性疾病。

5.处理要点

(1)外阴炎:外阴炎保持外阴清洁、干燥。同时,应积极寻找病因,治疗原发病。可局部用药,还可选用微波或红外线物理治疗。

(2)前庭大腺炎:前庭大腺炎急性期,须卧床休息,同时应取前庭大腺开口处分泌物作细菌培养和药敏试验,根据病原体选用抗生素;局部可用清热解毒的中药热敷或坐浴。脓肿形成后,可切开引流并行造口术。囊肿小可定期检查,囊肿大可行造口术。

(三)护理诊断

1.组织完整性受损

与炎症刺激、搔抓或用药不当有关。

2.疼痛

与局部炎症反应有关。

3.焦虑

与局部不适影响生活、工作、睡眠、性生活和担心治疗效果有关。

4.知识缺乏

缺乏外阴炎预防和治疗的相关知识。

(四)护理目标

(1)患者瘙痒减轻或消失,破损皮肤黏膜修复。

(2)患者疼痛减轻或消失,脓肿消退。

(3)患者情绪稳定,自述焦虑减轻或消失。

(4)患者能说出预防和治疗外阴炎的相关知识。

(五)护理措施

1.治疗指导

遵医嘱指导患者治疗,促进组织修复,减轻疼痛。

(1)外阴炎

①保持外阴清洁、干燥:做到勤清洗、勤更换,选择吸水性好、透气性强的内裤及合格的卫生巾,勿搔抓外阴部,防止皮肤损伤。

②坐浴:指导患者配制坐浴液,包括温度、坐浴的时间及注意事项,坐浴时要使会阴部浸没于溶液中。每次坐浴 15～30 分钟,2 次/天,5～10 次为一疗程。坐浴后涂抗生素软膏或紫草油。月经期停止坐浴。

③治疗原发病:协助医生积极治疗患者的原发病。若采用微波及红外线治疗,则应告知患者相关注意事项。

(2)前庭大腺炎

①卧床休息:急性期卧床休息,保持局部清洁,避免摩擦患处。

②治疗配合：按医嘱给予抗生素对症处理，局部可选用蒲公英、紫花地丁、连翘等清热解毒中药熏洗或坐浴。术后伤口愈合的患者，改用温水坐浴，每天 2 次。

③造口引流护理：对行脓肿或囊肿切开引流术后的患者，应每天更换局部引流条并疏通腺管，防止腺管粘连不通。同时，应用消毒液擦洗会阴，每天 2 次。

2.心理护理

关爱患者，理解患者的痛苦，及时发现患者的心理问题并给予帮助，及时满足患者所需，减轻其心理负担。

3.健康指导

指导患者保持外阴清洁、干燥，做好经期、孕期、分娩期及产褥期卫生；治疗期间避免饮酒及辛辣食物；外阴瘙痒时严禁搔抓，勿用刺激性药物或肥皂擦洗；用药前洗净双手及会阴，将外阴清洁专用盆、毛巾、内裤等煮沸消毒；穿透气性好的纯棉内裤，预防继发感染；避免到游泳池、浴池等公共场所，以防交叉感染。

（六）护理评价

(1)患者瘙痒是否减轻或消失，破损皮肤黏膜是否修复。

(2)患者疼痛是否减轻或消失，脓肿是否消退。

(3)患者情绪是否稳定，能否自述焦虑减轻或消失。

(4)患者能否说出预防和治疗外阴炎的相关知识。

二、阴道炎

（一）概述

白带增多和外阴瘙痒是阴道炎的共同特征。常见的阴道炎有滴虫性阴道炎、外阴阴道假丝酵母菌病（旧称为念珠菌性阴道炎）、萎缩性阴道炎（旧称为老年性阴道炎）等，以滴虫性阴道炎最为常见。

（二）病因

1.滴虫性阴道炎

常由阴道毛滴虫引起。月经前后、妊娠期、产后等阴道 pH 值发生变化，滴虫常在此期得以繁殖，引起炎症发作。同时，滴虫吞噬上皮内糖原，阻碍乳酸生成，降低阴道酸性，易于繁殖。

2.外阴阴道假丝酵母菌病

外阴阴道假丝酵母菌病又称外阴阴道念珠菌病，是一种常见的阴道炎，80%～90%的病原体为白色念珠菌。白色念珠菌对热的抵抗力不强，加热至 60℃时，1 小时即可死亡，但其对干燥、日光、紫外线及化学制剂的抵抗力较强。白念珠菌为条件致病菌，约 10%非孕妇女及 30%孕妇阴道中有此菌寄生，并不引起症状。

当阴道内糖原增加、酸度增高、局部细胞免疫力下降时，念珠菌易繁殖而引起炎症，故外阴阴道假丝酵母菌病多见于孕妇、糖尿病患者及接受大量雌激素治疗者。易使念珠菌得以繁殖而引起感染的情况还有：长期应用抗生素，改变了阴道内微生物之间的相互制约关系；皮质类固醇激素或免疫缺陷综合征，使机体的抵抗力降低；穿紧身化纤内裤、肥胖使会阴局部的温度及湿度增加。

3.老年性阴道炎

常见于绝经后妇女。绝经后卵巢功能衰退，雌激素水平降低，阴道壁萎缩，黏膜变薄，上皮细胞内糖原含量减少，阴道内 pH 值增高，局部抵抗力降低，致病原体入侵繁殖而引起炎症，常为一般化脓菌混合感染。此外，各种原因引起的卵巢功能衰退、长期闭经、长期哺乳等均可引起此病发生。

（三）传染途径

1.滴虫性阴道炎

①经性交直接传播；②经公共物品（如浴池、浴具、坐式马桶）等间接传播；③医源性传播，即经污染的器械及敷料传播。

2.念珠菌性阴道炎

念珠菌除寄生于阴道外，还可寄生于人的口腔、肠道，这 3 个部位的念珠菌可互相自身传染，当局部环境条件适合时易发病。此外，少部分患者可通过性交直接传染或接触感染的衣物间接传染。

（四）护理评估

1.健康史

询问患者有无以下情况：①不洁性生活史；②月经、性交、流产、分娩与尿液、粪便刺激，穿紧身化纤内裤，使用化学药物等诱因；③与污染的公共浴池、浴盆、浴巾、游泳池、坐式便器、衣物及医疗器械等接触史；④妊娠、糖尿病及接受雌性激素或抗生素治疗史。

2.身体状况

（1）滴虫性阴道炎：滴虫性阴道炎的潜伏期为 4～28 日。患者的典型表现为稀薄泡沫状白带增多及外阴瘙痒。若合并细菌感染，分泌物常呈脓性伴臭味；若感染尿道口，可有尿频、尿痛等。妇科检查可见阴道黏膜充血，呈“草莓样”外观，后穹窿部有多量泡沫状白带，呈灰黄色、黄白色或黄绿色脓性分泌物。此外，因滴虫能吞噬精子，可致不孕。少数患者有滴虫存在，但无炎性表现，称为带虫者。

（2）外阴阴道假丝酵母菌病：患者主要表现为外阴瘙痒、灼痛，严重时坐卧不宁，还可伴有尿痛及性交痛等。急性期白带增多、稠厚、色白，呈凝乳或豆渣样。妇科检查可见外阴皮肤抓痕，小阴唇内侧及阴道黏膜有白色膜状物，擦除后露出红肿黏膜面。

（3）老年性阴道炎：患者主要表现为外阴瘙痒、有灼热感，稀薄、淡黄色的阴道分泌物增多，严重者呈血样脓性白带。妇科检查可见阴道呈老年性改变，上皮菲薄、萎缩，皱襞消失，阴道黏膜充血，常伴有小出血点，严重者可以出现浅表小溃疡。

3.心理-社会状况

患者常因外阴局部不适而影响生活、工作或睡眠，会产生疑虑和焦急心理。一些未婚女性常因害羞而不愿就诊。

4.辅助检查

取阴道分泌物化验检查。滴虫性阴道炎可找到活动的滴虫；外阴阴道假丝酵母菌病可见菌丝和芽孢;老年性阴道炎可见阴道清洁度为Ⅱ～Ⅲ度。

5.处理要点

切断传播途径,杀灭病菌,消除诱因;冲洗阴道,恢复阴道正常的自净环境;外阴、阴道局部用药或全身用药,杀灭病原体;增强阴道局部抵抗力,抑制病原体增长繁殖。

(四)护理诊断

1.组织完整性受损

与炎症刺激引起局部瘙痒有关。

2.焦虑

与局部不适影响生活、工作、睡眠、性生活和担心治疗效果有关。

3.知识缺乏

缺乏外阴清洁、炎症预防和治疗的相关知识。

(五)护理目标

(1)患者瘙痒减轻或消失,白带减少,皮肤黏膜修复。

(2)患者情绪稳定,自述焦虑减轻或消失。

(3)患者能说出预防和治疗阴道炎的相关知识。

(六)护理措施

1.心理护理

关心、理解患者,尊重患者隐私,鼓励患者坚持按医嘱规范治疗,缓解其焦虑情绪。

2.治疗配合

(1)协助检查:向患者解释阴道分泌物悬滴法检查的目的,告知患者取分泌物前24～48小时避免性交、阴道冲洗或局部用药。分泌物取出后及时送检。

(2)协助用药

①外阴擦洗、阴道灌洗:滴虫性阴道炎和老年性阴道炎患者,用1%乳酸液或0.1%～0.5%醋酸液冲洗阴道,以改善阴道内环境,抑制细菌生长繁殖,提高疗效;外阴阴道假丝酵母菌病患者,用2%～4%碳酸氢钠溶液冲洗阴道。

②阴道局部用药

a.滴虫性阴道炎:将甲硝唑200mg每晚塞入阴道1次。

b.外阴阴道假丝酵母菌病:用咪康唑栓剂、制霉菌素栓剂或片剂放于阴道内,用法同上。

c.老年性阴道炎:将甲硝唑200mg阴道入药,每天1次;炎症严重者,使用雌激素局部给药,常用己烯雌酚0.125mg或0.25mg,每晚放入阴道1次。

局部用药时,7～10日为一疗程。月经期停用。

③全身用药

a.滴虫性阴道炎:常与局部用药联合,选用甲硝唑400mg,每日2～3次口服,连服7日。对初患者,单次口服甲硝唑2g,可收到同样效果。性伴侣同时全身用药治疗。部分患者在服用甲硝唑后,会出现胃肠道反应,偶见头痛、白细胞减少,此时应立即停药并报告医师。甲硝唑可透过胎盘到达胎儿体内,亦可从乳汁中排泄,故孕20周前或哺乳期妇女慎用。

b.外阴阴道假丝酵母菌病：若局部用药效果差或病情顽固，可口服伊曲康唑、氟康唑等药物。有肝病史者及孕妇禁用。

c.老年性阴道炎：在排除肿瘤后，可口服少量雌激素，如尼尔雌醇，首次 4mg，以后每 2～4 周 1 次，每次 2mg，维持 2～3 个月，以增强阴道黏膜防御力。雌激素能增加子宫内膜癌的发病率，故应避免长期大量使用。

3.健康指导

(1)卫生及感染防护：注意个人卫生，保持外阴清洁、干燥；避免骚抓外阴，勤换内裤，穿透气性好的棉质内裤；用药前注意洗净双手及会阴，将外阴清洗专用盆、毛巾、内裤等煮沸消毒 5～10 分钟，避免交叉感染及重复感染；治疗期间避免饮酒和吃辛辣食物，避免性生活；避免到游泳池、浴池等公共场所，以减少交叉感染的机会。

(2)术后用药及随访：向患者解释阴道炎的病因、传播途径，增强其自我保健意识。告知患者用酸性药液冲洗阴道后再用药的原则，以及各种剂型的阴道用药方法，强调在月经期间暂停坐浴、阴道冲洗及阴道用药。向患者强调治愈标准及随访的重要性，告知患者滴虫性阴道炎常于月经后复发，故应每次月经干净后复查白带，若经连续 3 次检查均阴性，方可称为治愈。告知患者在治疗期间禁止性生活，病情顽固者，应与性伴侣同时治疗。

三、子宫颈炎

子宫颈炎症是妇科最常见的疾病，包括宫颈阴道部炎症和宫颈管黏膜炎症，有急性和慢性两种，临床以慢性子宫颈炎为多见。本节仅叙述慢性子宫颈炎。宫颈易受分娩、宫腔操作的损伤，且宫颈管单层柱状上皮抗感染能力较差，宫颈管黏膜皱襞多，一旦发生感染，很难将病原体完全清除。因此，临床多见宫颈黏膜炎。

(一)病因病理

子宫颈炎症常因分娩、流产或手术等各种原因损伤宫颈后，病原体从损伤处侵入而引起感染。病原体主要为葡萄球菌、链球菌等，目前，沙眼衣原体及淋病奈瑟菌感染引起的慢性宫颈炎日益增多。此外，卫生不良或雌激素缺乏，局部抵抗力差，也易引起慢性子宫颈炎。

慢性子宫颈炎主要有以下几种病理表现。

1.宫颈糜烂

是指因炎症刺激，宫颈表面的鳞状上皮脱落，由宫颈管柱状上皮覆盖，因柱状上皮菲薄，皮下血管显露而使宫颈外口呈红色区。根据糜烂深浅程度分为 3 型：①单纯型：糜烂面平滑；②颗粒型：组织增生使糜烂面呈颗粒状；③乳头型：糜烂面组织显著增生高低不平，呈乳头状突起。根据糜烂面积大小不同可分为 3 度：①轻度（Ⅰ度）：糜烂面积小于整个宫颈面积的 1/3；②中度（Ⅱ度）：糜烂面积占整个宫颈面积的 1/3～2/3；⑨重度（Ⅲ度）：糜烂面积占整个宫颈面积的 2/3 以上。

2.宫颈肥大

因长期炎症刺激，宫颈组织充血、水肿，腺体和间质增生，宫颈质地变硬，呈不同程度肥大，表面多光滑。

3.宫颈息肉

因炎症刺激，宫颈管局部黏膜增生，向宫颈外口突出，形成带蒂的赘生物。息肉色鲜红、舌形、质软而脆，易出血，蒂细长，极少恶变，但易复发。

4.宫颈腺体囊肿

在宫颈糜烂愈合过程中，腺管口被新生鳞状上皮覆盖或被增生结缔组织压迫，腺体内的分泌物不能流出，在宫颈表面形成大小不等的突起小囊泡，呈青白色，内含透明黏液。

（二）护理评估

1.健康史

询问患者平时月经量及颜色，有无痛经，是否不孕，有无分娩、流产或手术损伤宫颈后的感染史，有无性传播疾病发生。

2.身体状况

患者的主要症状是白带增多，依据病原体的种类、炎症的程度不同，白带的性状可呈乳白色黏液状，也可呈淡黄色脓性或血性。当炎症沿宫骶韧带扩散到盆腔时，患者可有腰骶部疼痛，盆腔部下坠痛等表现。宫颈黏稠脓性分泌物不利于精子通过，可造成不孕。妇科检查可见宫颈呈不同程度糜烂、肥大、息肉、裂伤、外翻及宫颈腺囊肿等。

3.心理-社会状况

由于病程较长，治疗效果往往不明显或不理想，患者常对治疗缺乏信心。部分患者常因担心癌变而焦虑、抑郁、失眠等。

4.辅助检查

常规需做宫颈刮片细胞学检查，必要时做宫颈活检，以排除宫颈癌。

5.处理要点

对于子宫颈炎症，治疗前先行宫颈刮片、碘试验或宫颈组织切片检查，排除早期宫颈癌。炎症急性期可针对病原体及时采用足量抗生素治疗。国内目前仍以物理治疗作为最常用的治疗方法，包括激光治疗、冷冻治疗、红外线凝结疗法及微波疗法等。宫颈息肉可行息肉摘除术并送病检。宫颈腺体囊肿以微波或电灼破坏囊壁。

（三）护理诊断

1.组织完整性受损

与炎症及分泌物刺激有关。

2.焦虑

与局部不适、病程较长及担心恶变有关。

（四）护理目标

（1）经过治疗，病变组织修复，症状消失。

（2）患者焦虑减轻或消失，主动配合治疗。

（五）护理措施

1.心理护理

耐心了解患者的心理感受，向患者及家属解释疾病的危害及防治的必要性，讲解疾病过程及防治措施,帮患者树立治疗信心,使其积极配合治疗。

2.治疗配合

向患者解释治疗的方法和必要性,协助做宫颈刮片细胞学检查,以排除宫颈癌。根据医嘱配合医生进行治疗。

(1)药物治疗:局部药物治疗适用于糜烂面小、炎症浸润较浅的病例。可选用中药宫颈粉涂擦于宫颈上或用栓剂塞于阴道后穹窿。用药应于月经干净后进行,每月连用5~7天,3个月为一个疗程。宫颈黏膜炎可应用广谱抗生素。

(2)物理治疗:物理疗法是宫颈糜烂最常用的治疗方法,其原理是将糜烂面单层柱状上皮破坏,使其坏死脱落,由新生的鳞状上皮覆盖。创面愈合需3~4周,病变较深者需6~8周。物理治疗应于月经干净后3~7日内进行。急性生殖器炎症者,禁忌物理治疗。

配合治疗时,应告知患者物理治疗的注意事项:①术后每天清洗外阴2次,保持外阴清洁,2个月内禁止性交和盆浴;②在宫颈创面痂皮脱落前,阴道可有大量黄水流出;③术后1~2周脱痂时可见少量血水或少许流血,此为正常,不需就诊,但出血量多者需及时就诊;④一般于术后两次月经干净后3~7天复查,未痊愈者可择期再作第二次治疗。

3.健康指导

指导患者定期做妇科检查,早期发现宫颈炎,并予以积极治疗,阻断癌前病变;同时,做好月经期、妊娠期、分娩期、产褥期及人流后的卫生保健,保持良好的卫生习惯。

(六)护理评价

(1)经过治疗,病变组织是否修复,症状是否消失。

(2)患者焦虑是否减轻或消失,有无主动配合治疗。

四、盆腔炎

盆腔炎性疾病(PID)是指女性上生殖道及其周围组织的一组感染性疾病,主要包括子宫内膜炎、输卵管炎、输卵管卵巢脓肿(TOA)、盆腔腹膜炎。炎症可局限于一个部位,也可同时累及几个部位,最常见的是输卵管炎。PID大多发生在性活跃期、有月经的妇女,初潮前、绝经后或未婚者很少发生PID。若发生PID也往往是邻近器官炎症的扩散。

(一)病因及发病机制

1.急性盆腔炎

产后或流产后感染、宫腔内手术操作后感染、性生活不洁或过频、经期卫生不良、邻近器官炎症蔓延等。

2.慢性盆腔炎

常为急性盆腔炎未经彻底治疗或患者体质较差病程迁延所致,但亦可无急性盆腔炎病史。

(二)临床表现

1.急性盆腔炎

(1)症状:下腹痛伴发热,严重者可出现高热、寒战。

(2)体征:患者体温升高,心率加快,下腹有压痛、反跳痛,宫颈充血有举痛,双侧附件压痛明显，呈急性病容。

2.慢性盆腔炎

(1)症状：全身症状多不明显，有时出现低热、乏力。有些患者可有神经衰弱症状，如精神不振、周身不适、失眠等。局部组织主要是下腹部坠痛、腰骶部酸痛，且在月经前后加重；月经量增多，可伴有不孕。

(2)体征：子宫及双侧附件有轻度压痛，子宫一侧或双侧有增厚。

(三)辅助检查

实验室检查；B型超声检查；X线检查；分泌物涂片检查；心电图等。

(四)诊断

1.急性盆腔炎

有急性感染病史；下腹隐痛、肌肉紧张，有压痛、反跳痛，阴道出现大量脓性分泌物，伴心率加快、低热，病情严重时可有高热、头痛、寒战、食欲缺乏，大量的黄色白带、有异味，小腹胀痛，压痛，腰部酸痛等；有腹膜炎时出现恶心、呕吐、腹胀、腹泻等；有脓肿形成时，可有下腹包块及局部压迫刺激症状，包块位于前方可有排尿困难、尿频、尿痛等，包块位于后方可致腹泻。

2.慢性盆腔炎

全身症状为有时低热、易疲劳，部分患者由于病程长而出现神经衰弱症状，如失眠、精神不振、周身不适等，下腹部坠胀、疼痛及腰骶部酸痛，常在劳累、性交后、月经前后加剧。由于慢性炎症而导致盆腔淤血，月经往往过多，卵巢功能损害时会出现月经失调，输卵管粘连会导致不孕症。

(五)治疗

于PID发作48小时内开始联合应用广谱抗生素，一次性彻底治愈。

1.门诊治疗

若患者一般状况好，症状轻，能耐受口服抗生素，并有随访条件，可在门诊给予口服或肌内注射抗生素治疗。

2.住院治疗

若患者一般情况差，病情严重，伴有发热、恶心、呕吐；或伴有盆腔腹膜炎、输卵管卵巢囊肿；或经门诊治疗无效；或不能耐受口服抗生素；或诊断不清者均应住院给予抗生素药物治疗为主的综合治疗。

3.中药治疗

主要为活血化瘀、清热解毒药物，例如：银翘解毒汤、安宫牛黄丸或紫血丹等。

4.其他治疗

合并盆腔脓性包块，且抗生素治疗无效者，可行超声引导下包块穿刺引流术。

(六)护理评估

1.病史评估

评估患者本次发病的诱因，有无急性感染病史，有无发热，有无尿频、尿痛、腹泻等；评估病程长短，月经情况，有无不孕等情况；了解目前的治疗及用药；评估既往病史、家族史、过敏史、手术史、输血史等。

2.身体评估

评估意识状态、神志、精神状况、生命体征、营养及饮食情况、BMI、排泄型态、睡眠型态，有无大小便困难，是否采取强迫体位。

3.风险评估

患者入院2小时内进行各项风险评估，包括患者压疮危险因素评估、患者跌倒/坠床危险因素评估、日常生活能力评定。

4.心理社会评估

了解患者的文化程度、工作性质、患者家庭状况以及家属对患者的理解和支持情况。评估个人卫生、生活习惯，有无烟酒嗜好，对疾病认知以及自我保健知识掌握程度。

（七）护理措施

1.一般护理

(1)皮肤、黏膜护理：高热患者，皮肤长期处于潮湿状态，全身抵抗力也下降，易发生压疮、感染，应及时更换潮湿的衣裤、床单，保持床单平整，定时翻身；高热患者的唾液分泌减少，口腔黏膜干燥，口腔内食物残渣易发酵，细菌易生长繁殖，应嘱患者多饮水，多漱口，必要时给予口腔护理；行冰袋降温时，选择合理部位（如腋下、额头，腹股沟等），禁忌用于枕后、耳郭、心前区、腹部、足底等处，并定时更换冷敷部位，避免冻伤，酒精擦浴浓度不宜过高，以25%～35%为宜，注意酒精过敏者禁用，避免对皮肤造成损伤。盆腔炎症患者有时会伴阴道大量脓性分泌物，长期刺激外阴皮肤会出现皮疹、破溃，应密切观察会阴部皮肤情况，告知患者保持清洁，每日更换内裤，污染的内裤单独清洗，避免交叉、重复感染。

(2)饮食：高热期间应选择高营养易消化的流食，如豆浆、藕粉、果泥、菜汤等；体温下降或病情好转时，可进食半流食或普食，如面条、粥，配以高蛋白、高热量、高维生素易消化的菜肴，如精瘦肉、豆制品、蛋黄及各种新鲜蔬菜等。

(3)生活护理：保持室内清洁舒适、通风良好，合理降低室温，有利于降低患者体温；高热、大汗时注意保暖；必要时遵医嘱给予口腔护理，预防口腔疾病；长期高热者，机体处于高代谢状态，食欲不佳，活动耐力下降，更应加强生活护理，如协助患者起床如厕等；将呼叫器置于患者手边，实施预防跌倒、坠床护理措施；保持会阴部清洁，遵医嘱给予会阴擦（冲）洗，及时更换清洁、干燥的病号服、床单位及中单等。

2.病情观察

(1)生命体征：密切观察体温的变化，有预见性地给予护理干预，体温过高时给予物理降温；监测患者的出入量，预防脱水。

(2)疼痛：观察患者疼痛的性质、程度，及早发现病情变化给予积极处理。

(3)皮肤、黏膜：观察口腔黏膜情况，预防口腔炎症；观察高危部位皮肤情况，预防压疮。

(4)并发症：警惕因长期高热导致严重脱水、高热惊厥甚至循环衰竭、酸中毒等情况的发生；预防感染控制不佳造成的全身感染，如菌血症、败血症等。

3.用药护理

(1)头霉素类或头孢菌素类药物：头霉素类，如头孢西丁钠2g，静脉滴注，每6小时1次；或头孢替坦二钠2g，静脉滴注，每12小时1次。常加用多西环素100mg，每12小时1次，静脉或口服。头孢菌素类，如头孢呋辛钠、头孢唑肟钠、头孢曲松钠，头孢噻肟纳也可选用。临床症状改善至少 24 小时后转为口服药物治疗，多西环素 100mg，每 12 小时 1 次，连用14 日。对不能耐受多西环素者，可用阿奇霉素替代，每次 500mg，每日 1 次，连用 3 日。对输卵管卵巢脓肿的患者，可加用克林霉素或甲硝唑，从而更有效地对抗厌氧菌。

(2)克林霉素与氨基糖苷类药物联合方案：克林霉素 900mg，每 8 小时 1 次，静脉滴注；庆大霉素先给予负荷量(2mg/kg)，然后给予维持量(1.5mg/kg)，每 8 小时1次，静脉滴注。临床症状、体征改善后继续静脉应用 24～48 小时，克林霉素改为口服，每次 450mg，每日 4 次，连用 14 日；或多西环素 100mg，口服，每 12 小时 1 次，连服 14 日。

4.专科指导

预防炎症扩散，禁止阴道冲洗，尽量避免阴道检查。严格执行无菌操作，防止医源性感染。

5.心理护理

盆腔炎患者一般病程较长，患者心理较为复杂，多有焦虑情绪，应做好心理疏导，减轻患者心理压力。注意倾听患者主诉，耐心解答患者疑问，消除患者顾虑，有针对性地实施有效的心理护理，使其积极配合治疗。患者多会担心发生盆腔炎性疾病后遗症，影响家庭生活和夫妻感情，护士应获取患者的信任，告知患者疾病及预防知识，使患者树立治疗疾病的信心，保持乐观情绪。

6.健康教育

(1)饮食：健康合理的饮食调理有利于患者免疫力以及体质的增强。患者应加强营养，多饮水，避免进食生冷、辛辣等刺激性食物，定时定量进食。发热时选择高营养易消化的流食，如豆浆、藕粉、果泥、菜汤等，体温下降或病情好转时，可进半流食或普食，如面条、粥，配以高蛋白、高热量、高维生素易消化的菜肴，如精瘦肉、豆制品、蛋黄及各种新鲜蔬菜等。

(2)休息活动：急性期采取半卧位卧床休息使感染局限。得到控制后应加强锻炼，增加机体抵抗力，预防慢性盆腔炎急性发作。

(3)用药指导：指导患者连续彻底用药，及时治疗盆腔炎性疾病，防止后遗症发生。

(4)宣讲疾病相关知识：①讲解盆腔炎发病原因及预防复发的相关知识。②急性期应避免性生活及阴道操作；指导患者保持外阴清洁、养成良好的经期及性生活卫生习惯。③对沙眼衣原体感染高危妇女进行筛查和治疗可减少盆腔炎性疾病的发病率。虽然细菌性阴道炎与盆腔炎性疾病相关，但检测和治疗细菌性阴道炎能否降低盆腔炎性疾病发病率，至今尚不清楚。④及时治疗下生殖道感染。

第二节　生殖内分泌疾病的护理

一、功能失调性子宫出血

功能失调性子宫出血，简称功血，是一种常见的妇科疾病，是由于调节生殖的神经内分泌机制失常引起的异常子宫出血，全身及生殖器官无明显器质性病变。常表现为月经周期不规律、经量过多、经期延长或不规则出血。

功能失调性子宫出血可分为无排卵性功血及排卵性功血两大类，前者最为多见，占80%～90%。无排卵性功血主要发生于青春期和绝经过渡期，也可发生在生育年龄。排卵性功血多发生在生育年龄的妇女，有时也出现在围绝经期。

（一）病因

1.无排卵性功血的病因

无排卵性功血的原因是下丘脑-垂体-性腺轴调控异常，促性腺激素或卵巢激素的释放或相互调节失常或者卵巢局部调节异常导致卵巢不排卵和子宫异常出血。性功能发育不成熟、全身性疾病和外界许多因素诸如精神过度紧张、恐惧、忧伤，环境和气候骤变等，均可导致上述异常。另外，营养不良、贫血及代谢紊乱也可影响激素的合成、转运和对靶器官的效应，从而导致月经失调。

2.排卵性功血的病因

排卵性功血常因黄体功能异常引起。分为黄体功能不全和黄体萎缩不全两种。

（1）黄体功能不全：月经周期中有卵泡发育及排卵，但黄体期孕激素分泌不足或黄体过早衰竭，导致子宫内膜分泌反应不良，引起功血。

（2）黄体萎缩不全：在月经周期中，患者有排卵，黄体发育良好，但未能及时全面萎缩而黄体功能持续过久，导致子宫内膜持续受孕激素影响，不能如期完整脱落，表现为子宫内膜不规则脱落。

（二）发病机制

1.无排卵型功血的发病机制

正常月经的周期、持续时间和出血量表现出明显的规律性和自限性，而无排卵性月经周期中因卵巢无排卵、无黄体生成，卵巢分泌雌激素而无孕激素分泌，子宫内膜在单一雌激素持久作用下增生过长，但间质、血管和腺体发育不同步，组织脆弱，易破溃脱落出血，且失去局部出血自限机制，导致出血不止。各年龄期的发病机制有所不同。

（1）青春期功血：由于下丘脑-垂体-卵巢轴的调节功能尚不稳定及成熟，下丘脑-垂体对雌激素的正负反馈反应缺陷，卵泡制激素（FSH）呈低水平，黄体生成素（LH）无高峰形成，虽有成批卵泡发育，但达不到成熟和排卵。虽然有一定水平的雌激素，但是无规律性变化，从而导致无排卵性功血。

（2）围绝经期功血：与青春期不同，由于绝经前卵巢功能减退，卵巢储备明显减少，卵泡对促性腺激素的敏感性降低，垂体FSH水平升高，表现为卵泡发育成熟异常、不排卵或黄体不健。雌、孕激素比例失常或缺少孕激素，均可引起此病。

（3）育龄期功血：生育年龄也可发生无排卵功血，可因体内外多种因素的影响或其他内分泌异常而引起，如肥胖、多囊卵巢、高泌乳素血症，精神刺激或流产等引起持续或暂时性无排卵功血。

2.排卵型功血的发病机制

神经内分泌调节功能紊乱、LH峰值不高、LH不足、LH/FSH比率异常造成性腺轴功能紊乱等，均可使卵泡发育不良，排卵后黄体发育不全，以致子宫内膜分泌反应不足，引起排卵性功血。此外，如初潮、分娩后及绝经前，也可能出现下丘脑-垂体-卵巢轴功能紊乱，导致黄体功能不足的发生。

（三）护理评估

1.健康史

(1)询问患者年龄、月经史、婚育史、避孕措施、既往史、有无慢性疾病(如肝病、血液病、高血压、代谢性疾病等)。

(2)了解患者发病前有无精神紧张、情绪打击、过度劳累及环境改变等引起月经紊乱的诱发因素。

(3)回顾发病经过如发病时间，目前流血情况，流血前有无停经史及诊治经历、所用激素名称、剂量、效果和诊断性刮宫的病理结果等。

(4)区分异常子宫出血的几种类型：①月经过多：患者的月经周期规则，但经量过多(>80mL)或经期延长(>7日)。②月经频发：患者的月经周期规则，但短于21日。③不规则出血：患者的月经周期不规则，在两次月经周期之间任何时候发生子宫出血。④月经频多：患者的月经周期不规则，血量过多。

2.身体状况

(1)月经紊乱

①无排卵型功血：子宫不规则性出血是无排卵性功血的主要临床症状。可能为停经一段时间后发生出血，出血为无规律性，周期紊乱，经期长短不一，出血量或多或少，有的呈现大量出血，持续2～3周或更长时间，不易自止；也有的表现为类似正常月经的周期性出血，有的仅表现经量增多、经期延长。大量出血时，可造成严重贫血。子宫可稍大，质较软，宫颈口松。

②排卵型功血：黄体功能不足者，主要表现为月经周期缩短，经期和经量尚正常。患者不易受孕或受孕后早期流产。黄体萎缩不全者，表现为月经周期时间正常，但经期延长，出血量增多，淋漓不净可长达十余日。

(2)贫血：因出血多或出血时间长，患者出现头晕、乏力、面色苍白等贫血征象。

(3)体格检查：包括全身检查和妇科检查，排除全身性疾病及生殖器官器质性病变。

3.心理-社会状况

患者尤其是年轻患者常因害羞或其他顾虑而不及时就诊，随着病程延长并发感染或止血效果不佳，大量出血更容易使患者产生恐惧和焦虑，影响其身心健康和工作学习。围绝经期者常常担心疾病严重程度，疑有肿瘤而焦虑不安、恐惧。

4.辅助检查

(1)诊断性刮宫：诊断性刮宫简称诊刮，目的是止血及明确子宫内膜病理诊断。于月经前1～2天或月经来潮6小时内诊刮，子宫内膜呈增生性改变提示无排卵性功能，子宫内膜分泌不良提示黄体功能不足；在月经期第5～6日进行诊刮，增生期与分泌期内膜共存提示子宫内膜不规则脱落；不规则流血者可随时进行刮宫。诊刮时应注意宫腔大小、形态、宫壁是否光滑，刮出物的性质和量。

(2)子宫镜检查：直接观察子宫内膜情况，表面是否光滑，有无组织突起及充血。在子宫镜直视下选择病变区进行活检，可诊断宫腔内病变，如子宫内膜息肉、子宫黏膜下肌瘤、子宫内膜癌等。

(3)基础体温测定：基础体温测定是测定排卵的简易可行方法。无排卵性功血者表现为基础体温呈单相曲线。排卵性功血者则表现为基础体温呈双相，但排卵后体温上升缓慢者或上升幅度偏低，升高时间仅维持9～10日即下降者，提示黄体发育不良。若黄体萎缩不全致子宫内膜脱落不全者，则表现为基础体温呈双相，但下降缓慢。

(4)宫颈黏液结晶检查：经前出现羊齿植物叶状结晶提示无排卵。

(5)阴道脱落细胞涂片检查：无排卵性功血表现为中、高度雌激素影响，无周期性变化。

(6)激素测定：为确定有无排卵，可测定血清孕酮或尿孕二酮，若为卵泡期水平提示无排卵，为排除其他内分泌疾病，可测定血催乳激素水平及甲状腺功能。

5.处理要点

(1)无排卵型功血：治疗原则是首先止血，然后根据病因进行相应治疗，具体方案根据患者年龄和发病情况的不同区别对待。

①一般治疗：由于失血，患者体质多较差伴贫血，应加强营养，注意改善全身状况。补充铁剂，纠正贫血，失血严重时应予以输血。流血时间长者应用抗生素预防感染，适量应用凝血药物减少出血。

②止血

a.刮宫：已婚妇女可采用刮宫止血，将子宫内膜全部刮除，达到立即止血的目的，还可以了解宫腔情况，将刮除物送病理检查，可进一步排除其他疾病。刮宫是已婚者止血的首选方法，未婚者一般不用。

b.性激素止血：使用性激素止血极为有效。一般在24～48小时内止血，若超过96小时，出血不止时要考虑其他器质性疾病。通过性激素作用，使内膜生长修复或使其全部脱落后修复而止血。常见性激素止血有以下几种。

孕激素止血：适用于体内已有一定水平雌激素的患者。补充孕激素使增生期子宫内膜转化为分泌期，停药后内膜脱落，出现撤药性出血。由于此种内膜脱落较彻底，故又称“药物性刮宫”。可用药物炔诺酮5～7.5mg或甲羟孕酮8～10mg，每6小时一次，用药4～6次后，流血明显减少，血止后逐渐减量，每3天约减原用量的1/3，直至维持量每天炔诺酮2.5mg或甲羟孕酮4～6mg，维持到血止后15～20天停药，停药后3～7天发生撤药性出血。

雌激素治疗：适用于内源性雌激素不足者，主要用于青春期功血，补充后促使内膜修复，达到止血目的。剂量按出血量的多少来决定，一般用己烯雌酚1～2mg或妊马雌酮1.25mg，每6小时一次，血止或明显减少后，每3天减量不超过原用量的1/3，减至维持量每天己烯雌酚1mg或妊马雌酮1.25mg，持续用药至出血停止后20天。服药至第11日加用孕激素(甲羟孕酮每日8～10mg)，停药后3～7天发生撤药性出血。

雄激素治疗：有拮抗雌激素的作用，能减轻盆腔充血，减少出血量，但单独用药效果不佳，多与孕激素和雌激素联合应用。常用丙酸睾酮25～50mg，每日一次肌内注射，连用3～5天。

联合用药：可克服单一用药的不足，止血效果优于单一药物。青春期功血在孕激素止血基础上可加用小剂量雌激素，围绝经期功血在孕激素止血基础上配伍雌激素和雄激素。

c.其他止血药：酚磺乙胺（止血敏）、氨基已酸、氨甲苯酸（对羧基苄氨）等可用作辅助治疗。

③调整月经周期：使用性激素人为地控制出血并形成周期是治疗中的一项过渡措施，其目的是暂时抑制患者本身的下丘脑-垂体-卵巢轴不正常调节，恢复正常的分泌调节，另一方面直接作用于生殖器官，使子宫内膜发生周期性变化。一般连续用药3个周期。在此过程中务必积极纠正贫血，加强营养，以改善体质。常用方案有以下几种：

a.雌、孕激素序贯法：即人工周期，通过模拟自然月经周期中卵巢的内分泌变化，将雌、孕激素序贯应用，使子宫内膜发生相应变化，引起周期性脱落。适应于青春期功血或育龄期功血内源性雌激素水平较低者。于出血第5天起使用妊马雌酮1.25mg或已烯雌酚1mg，每晚1次，连服20天，服药至第11日，每日加用甲羟孕酮10mg口服。停药后3～7天出血。于出血第5天重复用药，连续使用3个周期。停药后，多数患者能恢复自发排卵。

b.雌、孕激素合并应用法：适用于育龄期功血内源性雌激素水平较高者。雌激素使子宫内膜再生修复，孕激素用以限制雌激素引起的内膜增生程度。可用口服避孕药Ⅰ号全量或半量，于出血第5天起，每日1片，连服21天，停药后出现出血，血量较少，连用3个周期。

c.后半周期疗法：适用于围绝经期功血。于月经周期后半期服用甲羟孕酮8～10mg/d，连服10天，3个周期为1个疗程或同时每日加甲睾酮10mg含化或最后3～5天每日肌内注射丙酸睾酮50mg，以减少月经量。

④促进排卵：适用于青春期功血和育龄期功血，尤其适合不孕患者。

⑤手术治疗：仅适用于药物治疗无效、无生育要求、子宫内膜不典型增生或疑有恶变者，可行全子宫切除术，子宫内膜切除术适用于对全子宫切除术有禁忌的妇女。

(2)排卵型功血

①黄体功能不足

a.促进卵泡发育：由于卵泡发育不良可引起黄体功能不足，所以可用促排卵的方法进行治疗，以利于正常黄体的形成。于月经周期第5日开始，每日口服氯米芬50mg，共5日。

b.黄体功能刺激疗法：HCG有促进及支持黄体的功能。于基础体温上升后开始，隔日肌内注射HCG 1000～2000IU，共5次，可使血浆孕酮明显上升，随之恢复正常月经周期。

c.黄体功能替代疗法：一般选用天然黄体酮制剂。自排卵后开始肌内注射黄体酮10mg/d，共10天，用以补充黄体分泌孕酮的不足。

②黄体萎缩不全

a.孕激素：自下次月经前10～14天开始，口服甲羟孕酮8mg/d；有生育要求者肌内注射黄体酮20mg或口服天然微粒化孕酮，其作用是调节下丘脑-垂体-卵巢轴的负反馈功能，使黄体及时萎缩，促使内膜及时完整脱落。

b.HCG：用法同黄体功能不足，HCG有促进黄体功能的作用。

（四）常见的护理诊断

1.疲乏

与子宫异常出血导致的继发性贫血有关。

2.有感染的危险

与子宫不规则出血、出血量多导致严重贫血，机体抵抗力下降有关。

（五）护理目标

(1)患者能够完成日常活动。

(2)患者住院期间无感染发生。

（六）护理措施

1.补充营养

患者体质往往较差，应加强营养，改善全身情况，可补充铁剂、维生素C和蛋白质。成人体内大约每100mL血液中含50mg铁，行经期妇女，每天约从食物中吸收铁0.7～2.0mg，经量多者应额外补充铁。向患者推荐食用含铁较多的食物，如猪肝、豆角、蛋黄、胡萝卜、葡萄干等。

按照患者的饮食习惯，为患者制订适合于个人的饮食计划，保证患者获得足够的营养。

2.维持正常血容量

观察并记录患者的生命体征、出入量，叮嘱患者保留出血期间使用的会阴垫及内裤，以便更准确地估计出血量。出血量较多者，督促其卧床休息，避免过度疲劳和剧烈活动。贫血严重者，遵医嘱做好配血、输血、止血措施，执行治疗方案，维持患者正常血容量。

3.预防感染

严密观察与感染有关的征象，如体温、脉搏、子宫体压痛等，监测白细胞计数和分类，同时做好会阴护理，保持局部清洁。如有感染征象，及时与医师联系并遵医嘱给予抗生素治疗。

4.遵医嘱使用性激素

(1)按时按量服用性激素，不得随意停服和漏服，以免性激素使用不当引起子宫出血。

(2)激素药物要在止血停止后才能减量，每3天减量一次，每次减量不得超过原剂量的1/3，直至维持量。

(3)维持药量的服用时间，通常应结合停药后发生撤退性出血时间与患者上一次行经时间考虑。

(4)指导患者在治疗期间严格遵医嘱正确用药，如出现不规则阴道流血，应及时就诊。

5.加强心理护理

(1)鼓励患者表达内心感受，耐心倾听患者的诉说，了解患者的疑虑。

(2)向患者解释病情并提供相关信息，帮助患者澄清问题，解除思想顾虑，摆脱焦虑。也可交替使用放松方法，如看电视、听广播、看书等分散患者的注意力。

（六）护理评价

(1)患者贫血是否纠正，能否完成日常活动。

(2)患者是否按规定正确服用性激素，服药期间出现的药物不良反应程度是否较轻。

(3)患者有无发生感染，体温、血白细胞和血红蛋白是否都正常。

二、闭经

闭经是妇科常见的一种症状。按其发生原因分为生理性闭经和病理性闭经。妊娠期、哺乳期、绝经后的闭经均属于生理性闭经。病理性闭经分为原发性和继发性两类，前者指年满

16周岁，尚无月经来潮者；后者指既往曾有过正常月经，现因某种病理性原因停经6个月或按自身月经周期计算停经3个周期以上者。

（一）病因和分类

1.子宫性闭经

闭经的原因在子宫，以下情况可引起子宫性闭经：先天性无阴道及（或）子宫缺如或发育不良；睾丸女性化（男性假两性畸形）；过度的刮宫或严重感染如结核等造成子宫内膜损伤或粘连；哺乳时间过长使子宫内膜萎缩；子宫切除术后或子宫腔内放射治疗后等。

2.卵巢性闭经

闭经的原因在卵巢。先天性卵巢缺如或性腺发育不良（Tumer 氏综合征），约占原发闭经者的12%～20%；继发闭经可因卵巢功能早衰、卵巢功能肿瘤、多囊卵巢综合征、卵巢切除或组织破坏等引起。

3.垂体性闭经

主要病变在垂体。发生在青春期前的垂体肿瘤可导致原发闭经。继发闭经主要因垂体受损引起功能不全，较常见于产后大出血伴休克、严重的产后感染或弥散性血管内凝血（DIC）时，致垂体前叶缺血坏死，随之出现功能减退、闭经，亦称席汉氏综合征。

垂体肿瘤可发生于蝶鞍内或蝶鞍外，可因机械性压迫或因肿瘤本身的异常功能导致闭经、性机能减退及其他有关症状，如视野障碍、头痛、泌乳和肢端肥大症等。

4.下丘脑性闭经

下丘脑性闭经是最常见的一类闭经，主要由以下原因引起：

（1）下丘脑受中枢神经系统控制，过度精神紧张、忧虑、恐惧、生活环境改变，均可引起中枢神经系统与丘脑下部功能失调，出现闭经。特别是年轻妇女，卵巢功能尚不健全，更易出现月经紊乱。

（2）剧烈运动、体重下降和神经性厌食均可诱发闭经。因初潮发生和月经维持有赖于一定比例（17%～20%）的机体脂肪，中枢神经对体重下降极为敏感。

（3）长期服用某些药物如利血平、氯丙嗪、眠尔通及避孕药等，也可引起闭经。

5.其他内分泌腺异常

肾上腺、甲状腺及胰腺等功能紊乱时也可影响月经。例如，肾上腺皮质功能亢进或减退、甲状腺功能亢进或减退以及糖尿病等，都能通过丘脑下部影响垂体功能而引起闭经。

（二）护理评估

1.健康史

回顾患者婴幼儿期生长发育过程，有无先天性缺陷或其他疾病。询问家族中有无相同疾病者。详细询问月经史，包括初潮年龄、第二性征发育情况、月经周期、经期、经量、有无痛经，了解闭经前的月经情况。已婚妇女询问其生育史及产后并发症。此外特别注意询问闭经期限及伴随症状，发病前有无引起闭经的诱因如精神因素、环境改变、体重增减、剧烈运动、各种疾病及用药影响等。

2.身体状况

注意观察患者精神状态、营养、全身发育状况，测量身高、体重、智力情况、躯干和四肢的比例，五官生长特征，检查有无多毛，患者第二性征发育情况，如音调、乳房发育、阴毛及腋毛情况、骨盆是否具有女性体态，并挤双乳观察有无乳汁分泌。妇科检查注意内外生殖器的发育，有无缺陷、畸形和肿瘤，腹股沟区有无肿块。

3.心理-社会状况

患者担心闭经对自己的健康、性生活和生育能力有影响。病程过长及反复治疗效果不佳时会加重患者和家属的心理压力。患者情绪低落，对治疗和护理丧失信心，反过来又会加重闭经。

4.辅助检查

(1)子宫功能检查：主要了解子宫、子宫内膜状态及功能。

①诊断性刮宫：适用于已婚妇女。用以了解宫腔深度和宽度，宫颈管或宫腔有无粘连。刮取子宫内膜做病理学检查，可了解子宫内膜对卵巢激素的反应，刮出物同时做结核菌培养，还可以确定有无子宫内膜结核。

②子宫输卵管碘油造影：了解宫腔形态、大小及输卵管情况，用以诊断有无生殖系统发育不良、畸形、结核及宫腔粘连等病变。

③子宫镜检查：在宫腔镜直视下观察子宫腔及内膜有无宫腔粘连或可疑结核病变，并常规取材送病理学检查。

④药物撤退试验：常用孕激素试验和雌、孕激素序贯试验。①孕激素试验用以评估内源性雌激素水平。服用或肌内注射孕激素(黄体酮或甲羟孕酮)5日，停药3～7日后出现撤药性出血(阳性反应)，提示子宫内膜已受一定水平的雌激素影响；如无撤药性出血(阴性反应)，说明患者体内雌激素水平低下，对孕激素无反应，应进一步做雌、孕激素序贯试验。②雌、孕激素序贯试验。每晚睡前使用妊马雌酮1.25mg或已烯雌酚1mg，每晚1次，连服20天，服药至第11日，每日加用甲羟孕酮10mg口服。停药后3～7日发生撤药性出血为阳性，提示子宫内膜功能正常，可排除子宫性闭经，闭经是由于患者体内雌激素水平低落所致，应进一步寻找原因。若无撤药性出血为阴性，可再重复试验一次。若两次试验均为阴性，提示子宫内膜有缺陷或被破坏，可诊断为子宫性闭经。

(2)卵巢功能检查

①基础体温测定：基础体温在正常月经周期中显示双相型，即月经周期后半期的基础体温较前半期上升0.3～0.6℃，提示卵巢功能正常，有排卵或黄体形成。

②阴道脱落细胞检查：涂片见有正常周期性变化，提示闭经原因在子宫。涂片中见中、底层细胞，表层细胞极少或无，无周期性变化，伴FSH升高，提示病变在卵巢。涂片表现不同程度雌激素低落，且持续轻度影响，伴FSH、LH均低，提示为垂体或以上中枢功能低下引起的闭经。

③宫颈黏液结晶检查：羊齿状结晶越明显、越粗，提示雌激素作用越显著。若涂片上见成排的椭圆体，提示在雌激素作用的基础上已受孕激素影响。

④血甾体激素测定：做雌二醇、孕酮及睾酮的放射免疫测定。若雌、孕激素浓度低，提示卵巢功能不正常或衰竭；若睾酮值高，提示有多囊卵巢综合征、卵巢男性化肿瘤或睾丸女性化等疾病的可能。

⑤B型超声监测：从周期第10日开始用B型超声动态监测卵泡发育及排卵情况。卵泡直径达18～20mm时为成熟卵泡，估计约在72小时内排卵。

⑥卵巢兴奋试验：又称尿促性素(HMG)刺激试验。用HMG连续肌内注射4日，了解卵巢是否产生雌激素。若卵巢对垂体激素无反应，提示病变在卵巢：若卵巢有反应，则病变在垂体或垂体以上。

(3)垂体功能检查：雌激素试验阳性提示患者体内雌激素水平低落，为确定原发病因在卵巢、垂体或下丘脑，需做以下检查：

①血PRL、FSH、LH放射免疫测定：PRL＞25μg/L时，称高催乳激素血症；PRL升高时，应进一步做头颅X线摄片或CT检查，以排除垂体肿瘤；FSH＞40IU/L，提示卵巢功能衰竭；LH＞25IU/L，怀疑多囊卵巢：FSH、LH均＜5IU/L，提示垂体功能减退，病变可能在垂体或下丘脑。

②垂体兴奋试验：又称GnRH刺激试验，用以了解垂体功能减退起因于垂体或下丘脑。静脉注射LHRH 15～60分钟后，LH较注射前高2～4倍，说明垂体功能正常，病变在下丘脑；若经多次重复试验，LH值仍无升高或增高不显著，提示引起闭经的病变在垂体。

③影像学检查：疑有垂体肿瘤时，应作蝶鞍X线摄片，阴性时需再做CT或MRI检查。疑有子宫畸形、多囊卵巢、肾上腺皮质增生或肿瘤时，可做B型超声检查。

(4)其他检查：疑有先天性畸形者，应做染色体核型分析及分带检查。考虑闭经与甲状腺功能异常有关者，应测定血T_3、T_4、TSH；闭经与肾上腺功能有关时，可做尿17-酮、17-羟类固醇或血皮质醇测定。

5.处理要点

(1)对症治疗：加强身体锻炼，合理安排生活、工作。避免精神紧张，消除不良刺激；增加营养，去除慢性病灶，消除患者顾虑，增强信心。哺乳期过长使子宫萎缩者，应立即停止哺乳。对引起闭经的器质性病变，应予治疗。

(2)病因治疗：宫腔粘连、先天畸形、卵巢及垂体肿瘤等采用相应手术治疗。

(3)调整月经周期：对先天性卵巢发育不全、卵巢功能早衰者可用性激素作替代治疗。常用雌、孕激素序贯疗法、雌、孕激素合并疗法，起到模仿自然月经周期和恢复排卵的作用。

(4)诱发排卵：在调整月经周期后，进行诱发排卵。方法很多，常用氯米芬、HCG和溴隐停，大多数促排卵药物的效果与体内雌激素水平有关。

(三)常见的护理诊断

1.功能障碍性悲哀

与长期闭经及治疗效果不明显有关。

2.焦虑

与担心疾病对健康、性生活、生育的影响有关。

(四)护理目标

(1)患者能够接受闭经的事实，客观地评价自己。

(2)患者能够主动诉说病情及担心。

(3)患者能够主动、积极地配合诊治。

(五)护理措施

(1)加强心理护理,建立良好的护患关系,鼓励患者表达自己的感情。向患者提供诊疗信息,帮助其澄清一些错误观念,解除患者的心理压力。鼓励患者与同伴、亲人交往,参与力所能及的社会活动,保持心情舒畅,正确对待疾病。

(2)指导合理用药,说明性激素的作用、不良反应、剂量、具体用药方法、时间等问题。

(3)鼓励患者加强锻炼,供给足够的营养,保持标准体重,增强体质。

(六)护理评价

(1)患者能否主动配合治疗。

(2)治疗期间,患者能否与病友交流病情和治疗感受。

三、痛经

凡在月经前或月经期出现下腹疼痛、坠胀、腰酸或其他不适,程度较重,影响生活和工作者,称为痛经。痛经分为原发性痛经和继发性痛经。原发性痛经是指生殖器官无器质性病变的痛经;继发性痛经是指由于生殖器官器质性病变引起的痛经。

(一)概述

1.病因

原发性痛经以青少年常见,确切病因不清,可能与经期子宫内膜释放前列腺素含量过高引起子宫平滑肌收缩产生痉挛性疼痛有关。另外,精神紧张、创伤等精神、神经因素使痛阈降低,也可致痛经发生。

2.治疗要点

对症治疗,以止痛、解痉、镇静为主,并加强心理治疗。

(二)护理评估

1.健康史

询问患者的年龄、月经史、婚孕史及既往史,疼痛的发生时间、特点、部位及程度,诱发的相关因素、伴随症状等。

2.身体评估

(1)临床表现:月经前或月经期开始后的周期性下腹疼痛为主要症状。在月经前数小时或月经来潮时,出现下腹部痉挛性疼痛、胀痛,疼痛可延至腰骶、背部或大腿内侧,行经第1天最剧烈,持续2～3天逐渐有所缓解,常伴有四肢冰冷、头痛、恶心、呕吐、腹泻等症状,严重者还可发生晕厥。

(2)心理、社会评估:反复发生的痛经常常使患者惧怕月经来潮,甚至会出现烦躁、易怒、忧郁、情绪不稳定等。

3.辅助检查

(1)妇科检查:无异常发现。

(2)B超检查、腹腔镜检查、子宫腔镜检查及子宫碘油造影:用于排除子宫内膜异位症、子宫肌瘤、盆腔炎等器质性病变引发的继发性闭经。

(三)护理诊断/合作性问题

1.疼痛

与月经期子宫收缩,子宫缺血、缺氧有关。

2.恐惧

与长期痛经造成的精神紧张有关。

(四)护理措施

1.一般护理

讲解月经期的保健知识,嘱患者适当休息,注意保暖,月经前期及月经期少吃生冷和辛辣等刺激性强的食物,注意经期卫生。

2.治疗配合

疼痛发作时,热敷下腹部或多食热汤、热饮有助于减轻症状。严重者可服用前列腺素合成酶抑制剂,如吲哚美辛、阿司匹林等对症处理。痛经一般发生在有排卵的月经周期,口服避孕药物抑制排卵也可以缓解痛经症状。

3.心理护理

消除患者对月经的紧张、恐惧心理,解除思想顾虑,放松心情。

4.健康教育

平时多参加体育锻炼,尤其是体质虚弱者,应改善营养状态,注意保暖及充足睡眠。

四、围绝经期综合征

围绝经期是指妇女绝经前后的一段时间,包括从接近绝经出现与绝经有关的内分泌、生物学和临床特征起至最后一次月经后的1年。绝经是指月经完全停止1年以上,只能回顾性地确定。绝经综合征是指妇女绝经前后出现性激素波动或减少所致的一系列躯体及精神心理症状。我国城市女性的平均绝经年龄为49.5岁,农村女性为47.5岁。

(一)概述

1.病因

卵巢功能衰退,丧失排卵及内分泌功能,血中雌激素、孕激素降低,导致月经紊乱及绝经;雌激素水平降低,解除了对下丘脑、垂体的负反馈,使下丘脑、垂体功能亢进,导致内分泌功能失调,出现代谢障碍及自主神经功能失调的一系列症状;雌激素水平低下,还干扰中枢神经介质的合成与代谢,出现行为、情绪及心理异常等表现。绝经综合征的发病、症状严重程度与遗传、种族、个体人格特征及职业、文化水平等因素有关。

2.治疗要点

绝经综合征的治疗主要是心理治疗,必要时给予镇静、性激素替代治疗。

(二)护理评估

1.病史评估

对>40岁的妇女,若月经增多或不规则阴道流血,必须详细询问并记录病史,包括月经史、生育史,肝病、高血压及内分泌腺疾病史等。

2.身体评估

(1)评估有无卵巢功能减退及雌激素不足引起的症状。

(2)评估因家庭和社会环境因素变化而诱发的一系列症状。

(3)评估个性特点与精神因素引起的症状：妇女在绝经期以前曾有过精神状态不稳定，绝经后则往往较易发生失眠、多虑、抑郁、易激动等。

(4)评估检查结果

3.心理-社会状况评估

评估患者及家属对疾病的认知程度，对围绝经期相关知识的掌握情况，对检查及治疗的配合情况；评估社会及家庭支持系统是否建立完善等。

(三)护理措施

1.一般护理

(1)起居护理：合理安排好日常生活及工作，做到生活有规律，劳逸结合。经常进行适当的体育锻炼，尤其是活动少、工作时间多坐者，更要进行适当的户外活动，防止发胖。要有充分的休息和睡眠，居住环境做到整洁、安静、舒适、保持空气流通。

(2)生活护理：注意个人卫生，经常沐浴，注意清洁外阴，尤其在大便后，肛门周围要用温水清洗，避免尿路感染和阴道炎的发生。

2.病情观察

(1)观察患者阵发性潮热、出汗、头痛、头晕、心悸、胸闷、恶心等症状的程度。可根据天气变化增减衣物，避免衣物潮湿。

(2)观察患者情绪变化的程度，如是否易激动、多虑、抑郁，有无失眠等精神神经症状，做好心理调节和疏导，必要时可就诊于心理门诊。

(3)观察患者有无尿频、尿失禁等症状，关注患者阴道发干、性交痛的自觉症状。可进行盆底肌训练，锻炼盆底功能，必要时遵医嘱使用激素类药物缓解症状。

(4)关注患者血压变化，是否出现血压波动、假性心绞痛等症状。必要时遵医嘱口服控制血压的药物。

(5)观察患者是否出现骨质疏松症、腰酸背痛、腿抽筋、肌肉关节疼痛等。注意活动适度和钙剂的补充。

3.用药护理

(1)性激素治疗：帮助患者了解用药目的及药物用法、适应证、禁忌证、用药时可能出现的反应等，长期使用性激素的患者需定期随访。

①雌激素补充治疗：效果最好，补充雌激素的剂量和时间依据个体情况而定，要取得患者的良好配合。主要应用尼尔雌醇，每次 1～2mg，每 2 周 1 次，口服；也可应用雌激素贴剂。雌激素的疗效与剂量相关，大剂量使用雌激素时，可引起阴道流血、乳房胀痛及阴道分泌物增多等不良反应。长期使用雌激素时，应与孕激素合用，可降低子宫内膜癌的发生率。

②孕激素治疗：适用于围绝经期妇女，以及不能或不愿应用雌激素的围绝经期妇女。

主要应用安宫黄体酮，每日 2～6mg，口服。其不良反应有子宫不规律性出血、乳胀、绝经样症状及性欲降低，因此用量应尽可能地减少。

③雄激素治疗：补充雄激素可改善患者长期失眠、抑郁致使身体虚弱的状况，常与雌激素联合应用。大量应用雄激素时可出现体重增加、多毛及痤疮，口服用药时可能影响肝功能。

(2)非激素类药物治疗

①镇静剂：适用于失眠较重的患者，可改善精神及体力状态。可选用地西泮片 2.5～10mg，艾司唑仑片 1～2mg，苯巴比妥片 30～60mg 等。但不宜长期服用，以免产生药物依赖性。

②α-肾上腺受体激动剂：可有效缓解患者潮热、出汗症状。常用的有 a.盐酸可乐定：0.1～0.2mg，每日 2 次，口服。其不良反应有头晕、口干。b.甲基多巴：每次 250mg，每日 2 次，口服。主要有恶心、呕吐等胃肠道不良反应。

4.专科指导

对于围绝经期妇女可到更年期门诊进行咨询，接受指导和护理。

(1)帮助患者了解围绝经期是正常生理过程。

(2)消除患者无谓的恐惧和焦虑，帮助其解决各种心理矛盾、情绪障碍、心理冲突、思维方法等问题，使其以乐观积极的态度对待老年的到来。

(3)耐心解答患者提出的问题，使护患合作、相互信任，共同发挥防治作用。

(4)主要针对女性生殖道、乳腺肿瘤进行防癌检查。

(5)对围绝经期妇女的性要求和性生活等方面给予关心和指导。

(6)积极防治围绝经期妇女常见病、多发病，如糖尿病、高血压、冠心病、肿瘤和骨质疏松症。

(7)防治围绝经期妇女常见、多发的妇科病，如阴道炎症、绝经后出血、子宫脱垂、尿失禁等。

(8)宣传雌激素补充疗法的有关知识。

5.心理护理

告知患者围绝经期是一种生理现象，可出现如精神心理、神经内分泌、生物节律、生理代谢、性功能、认知、思维、感觉、运动、应激和智能等方面的某些变化；同时也要让患者知道，围绝经期也会出现以雌激素缺乏和衰老为特征的某些病理性变化，如心理障碍、糖尿病、肥胖、高血压、心血管疾病、肿瘤、骨质疏松症、阿尔茨海默病等。嘱患者保持心情舒畅，注意控制情绪；生活要有规律，遇事不要着急、紧张，不要胡思乱想；对人生要抱着积极态度，不沮丧、不消极。家人也要了解围绝经期妇女可能出现的症状，给予同情、安慰和鼓励，全社会均应关心和爱护围绝经妇女，帮助她们顺利度过围绝经期。

6.健康教育

(1)饮食：一般不做严格限制，根据食欲情况和消化功能而定，但要保证充分的营养，尤其是蛋白质，如鱼、瘦肉、豆制品、禽类等；避免油腻、高脂肪、高糖食物，如肥肉、猪油、甜点心.糖果等；高胆固醇食物宜控制，如蛋黄、动物内脏、鳗鱼、肉皮、猪蹄等；宜多食新鲜蔬菜及含糖较少的水果，多食香菇、蘑菇、黑木耳、海带等；忌服烈性酒及刺激性调味品。

(2)活动：鼓励患者参加活动锻炼，以持之以恒、循序渐进、动静结合为运动原则。规律的运动，如散步、骑自行车等可以促进血液循环，维持肌肉良好的张力，延缓老化的速度。饭后应休息 1～2 小时后活动；运动前应做好充分的准备活动，防止突然剧烈活动造成的心慌、气促、晕倒等现象；运动后，应进行整理活动，使身体逐渐恢复到正常状态，有利于全身脏器的调整，也可预防对身体不利的因素发生。

(3)用药指导：适当摄取钙质和维生素 D，可减轻因雌激素降低所致的骨质疏松；积极防治围绝经期妇女常见病，如糖尿病、高血压、冠心病、肿瘤和骨质疏松症等；指导患者遵医嘱服药，不得自行停药或变更剂量；长期使用性激素类药物的患者应定期复查，以观察用药效果和症状缓解程度。

(4)疾病相关知识宣教：围绝经期妇女应定期做健康检查，以防治雌激素缺乏和衰老性疾病，如绝经期综合征、心血管疾病、骨质疏松症、肿瘤、阿尔茨海默病。在全面体检的基础上，遵照个体化原则制订适当的激素替代治疗方案以保证治疗的全面性。除一般性体检外，还应进行妇科相关疾病筛查包括外阴、阴道及子宫颈炎症和肿瘤、子宫和卵巢肿瘤、盆腔炎症、乳腺良性疾病和肿瘤等。

第三节 子宫内膜异位症的护理

子宫内膜组织(腺体和间质)出现在子宫体以外的部位时称为子宫内膜异位症，简称内异症。

一、病因及发病机制

异位子宫内膜来源至今尚未完全阐明。目前比较一致的意见是用多因子的发病理论来解释其发病机制。

(1)种植学说：经血逆流、医源性种植、淋巴及静脉播散。

(2)体腔上皮生化学说。

(3)诱导学说子宫内膜发生异位后，能否形成内异症可能还与遗传因素、免疫因素、炎症和在位内膜的特性有关。

二、临床表现

子宫内膜异位症的临床表现因人和病变部位的不同而多种多样，症状特质与月经周期密切相关。约 25%的患者无任何症状。

(一)症状

1.痛经和慢性盆腔痛

疼痛是本病的主要症状，继发性痛经、进行性加重是子宫内膜异位症的典型症状。也有腹痛时间与月经不同步，少数患者长期下腹痛，形成慢性盆腔痛，于经期加剧。

2.性交痛

约 30%患者可出现性交痛。多见于直肠子宫陷凹有异位病灶或因局部粘连使子宫后倾固定者。性交时碰撞或子宫收缩上提而引起疼痛，一般表现为深部性交痛，月经来潮前性交痛最明显。

3.月经异常

15％～30％患者有经量增多、经期延长或月经淋漓不尽。

4.不孕

子宫内膜异位症患者常伴有不孕，不孕率高达50％，其中20％患者有中度以上病变。

5.急腹痛

卵巢子宫内膜异位囊肿出现小的破裂会造成一过性的下腹部或盆腔深部疼痛。如出现大破裂时，可引起突发性剧烈腹痛，伴恶心、呕吐和肛门坠胀。

6.其他特殊症状

盆腔外任何部位有异位内膜种植生长时均可在局部出现周期性疼痛、出血和肿块。

(1)肠道子宫内膜异位症：腹痛、腹泻、便秘或周期性少量便血，严重者可因肿块压迫肠腔而出现肠梗阻症状。

(2)膀胱子宫内膜异位症：常在经期出现尿痛、尿频和血尿，但多被痛经症状所掩盖而被忽视。

(3)输尿管子宫内膜异位症：引起输尿管狭窄、阻塞，出现腰痛和血尿，甚至形成肾盂积水和继发性肾萎缩。

(4)呼吸道子宫内膜异位症：出现经期咯血及气胸。

(5)瘢痕子宫内膜异位症：瘢痕处出现疼痛性结节，于经期增大，疼痛加重。

(二)体征

随着病变部位、范围及病变程度而有所不同。

(三)临床分期

子宫内膜异位症的分期方法甚多，现多采用1985年美国生育学会(AFS)提出的“修正子宫内膜异位症分期法”。此分期法用于评估疾病严重程度及选择治疗方案，在比较和评价不同疗法的疗效等方面有一定作用。

三、辅助检查

(一)妇科检查

除双合诊检查外，进行三合诊检查。评估子宫位置、活动度及是否有压痛、肿物等。

(二)腹腔镜检查

是目前诊断内异症的最佳方法。

(三)实验室检查

1.血清CA_{125}(卵巢癌相关抗原)值测定

中、重度子宫内膜异位症患者血清CA_{125}值可能会升高，但多低于100IU/L。对于血清CA_{125}值升高者，监测血清CA_{125}水平主要用于反映异位内膜病变的活动情况，即用于疗效和是否复发的监测，治疗有效时CA_{125}降低，复发时又增高。

2.抗子宫内膜抗体

是子宫内膜异位症的标志抗体，但测定方法较繁琐，敏感性不高。子宫内膜异位症患者60%以上抗子宫内膜抗体呈阳性。

(四)影像学检查

1.B型超声检查

阴道或腹部B型超声检查是鉴别卵巢子宫内膜异位囊肿和直肠阴道膈内异位症的重要方法，其诊断敏感性和特异性均在96%以上。

2.盆腔CT、磁共振成像(MRI)

对盆腔子宫内膜异位症的诊断价值与B型超声相同，但费用较昂贵。

四、治疗

可采用药物和(或)手术治疗(保守性或根治性手术)。除根治性手术外，尚无一种理想的根治方法。无论是药物治疗，还是保守性手术治疗，均有相当高的复发率。

(一)期待治疗

包括定期随访及对症处理，如病变引起轻微经期腹痛，给予非甾体类抗炎药(吲哚美辛、奈普生、布洛芬等)。

(二)药物治疗

1.假孕治疗

应用口服避孕药、孕激素类药。

2.假绝经治疗

应用促性腺激素释放激素激动剂(GnRH-a)、孕三烯酮、达那唑。

3.其他疗法

应用孕激素受体水平拮抗剂。

(三)手术治疗

腹腔镜是本病的首选治疗方法。

1.保留生育功能的手术

适用于年轻患者和有生育要求的患者。术后复发率约40%。术后尽早妊娠或加用药物治疗有助于降低复发率。

2.保留卵巢功能的手术

指去除盆腔内病灶，切除子宫，保留至少一侧或部分卵巢的手术，又称为半根治手术。适用于Ⅲ、Ⅳ期，症状明显且无生育要求的45岁以下患者。手术后复发率约5%。

3.根治性手术

包括去势手术及全子宫、双附件切除术。

(1)去势手术：适用于近绝经期、症状明显而子宫和宫颈正常的患者。

(2)全子宫、双附件及子宫内膜异位病灶切除术：适用于重症患者，特别是盆腔粘连严重和45岁以上的患者。

4.缓解疼痛的手术

(四)联合治疗

即手术+药物或药物+手术+药物治疗。手术前给予3～6个月的药物治疗,使异位病灶缩小、软化,有利于缩小手术范围和简化手术操作。对手术不彻底或术后疼痛不缓解者,术后给予6个月的药物治疗,推迟复发。

五、护理评估

(一)病史评估

评估月经史、孕育史、家族史及手术史,特别是疼痛或痛经的发展与月经、剖宫产、人工流产术等的关系。

(二)全身症状评估

评估周期性出血、疼痛、肿块及任何部位内异症出现的症状。

(三)风险评估

患者入院2小时内进行各项风险评估,包括患者压疮危险因素评估、患者跌倒/坠床危险因素评估、日常生活能力评定、入院护理评估。

(四)心理状态评估

评估患者焦虑、抑郁程度,疾病的认知程度,有无生育要求,对手术治疗的接受程度等。

六、护理措施

(一)术前护理

1.一般护理

(1)按妇科手术护理常规进行护理。

(2)开腹手术的患者,术前为患者准备沙袋、腹带。

2.病情观察

观察患者疼痛的部位及程度,必要时遵医嘱给予镇痛药缓解症状。

3.用药护理

部分患者手术涉及肠道时,遵医嘱指导患者服用肠道抗生素。

4.心理护理

耐心倾听并解答患者的疑问,向患者讲解手术目的、注意事项等,使患者消除紧张、焦虑情绪,能积极配合治疗,以良好的心态接受手术,提高患者术后适应心理。

5.健康教育

(1)饮食:手术前可进食高蛋白、高维生素、富含铁的食物。如手术需涉及肠道时,应于术前3日给予少渣饮食。

(2)活动:指导患者注意休息,适当活动,保持情绪稳定,以减轻不适。

(二)术后护理

1.一般护理

按妇科手术护理常规进行护理。

2.病情观察

(1)严密心电监护监测,观察血压、脉搏、呼吸及伤口渗血情况。

(2)观察阴道流血的颜色、性质、量,发现异常及时通知医生。

3.用药护理

(1)假孕治疗

①口服避孕药:常用孕激素和炔雌醇复合制剂,每日 1 片,连续应用至少 6 个月。可使异位内膜萎缩,不良反应相对较轻,常见的有恶心、乳房胀痛、体重增加、情绪改变和点滴样出血等。

②孕激素类:常用醋酸甲孕酮,30mg/d,连续 6 个月。最初引起子宫内膜组织的蜕膜化,继而导致内膜萎缩和闭经。不良反应有阴道不规则出血、恶心、乳房胀痛、液体潴留、体重增加等。停药后月经可恢复。

(2)假绝经治疗

①促性腺激素释放激素激动剂(GnRH-a):a.亮丙瑞林(抑那通),3.75mg,于月经第 1 日行皮下注射,以后每隔 28 日注射 1 次,共 3～6 次。b.戈舍瑞林(诺雷德),3.6mg,用法同前。c.曲普瑞林(达菲林),3.75mg,肌内注射,用法同前。这类药物的不良反应主要是有绝经症状和骨质疏松。停药后大部分症状可以在短期内消失,并恢复排卵,但骨质丢失需要 1 年甚至更长时间才能恢复。

②孕三烯酮:每周口服 2 次,每次 2.5mg,于月经第 1 日开始服药,6 个月为 1 疗程。对肝功能影响较小且可逆。孕妇忌服。

③达那唑:适用于轻度及中度子宫内膜异位症痛经明显的患者。于月经第 1 日开始口服 200mg,每日 2～3 次,持续服药 6 个月。不良反应有多毛、痤疮、声音变粗(不可逆)、头痛、潮热、体重增加、性欲减退、皮脂增加、肝功能损害等。

(3)其他疗法:应用孕激素受体水平拮抗剂一米非司酮,每日口服 25～100mg,造成闭经使病灶萎缩。不良反应轻,无雌激素样影响,亦无骨质丢失危险。

4.健康教育

(1)饮食:术后在排气前须禁食,根据排气情况逐渐进食流食、半流食、普食。注意在卧床期间不能饮牛奶、豆浆、萝卜汤及含糖的饮料,不能进食产气食物,以防止胀气的发生。

(2)活动:腰麻术后 6 小时可以取侧卧位休息,双下肢做主动的屈伸活动。全麻术后患者,返回病房 2 小时后若无不适可翻身垫枕。术后鼓励患者早期活动,有利于增加肺活量、减少肺部并发症、改善血液循环、促进伤口愈合、预防深静脉血栓、预防肠粘连、减少尿潴留发生。

(3)用药指导:手术治疗后,部分患者仍需使用药物治疗,以达到良好的治疗效果。告知患者在用药期间需严格按照医嘱的剂量、时间进行用药,不得自行减量或停药。部分治疗子宫内膜异位症药物对肝功能有损害,因此,用药前及用药期间应定期检查肝功能。必要时遵医嘱酌情减量或停药。

(4)疾病相关知识宣教:由于该病的病因尚不完全清楚,预防困难,但应注意以下几点可以起到一定的预防作用。①防止经血逆流:及时发现并治疗引起经血逆流的疾病,如先天性生殖道畸形、狭窄、闭锁和继发性宫颈粘连、阴道狭窄等。②药物避孕:口服药物避孕者其子宫内膜异位症发病风险降低，因此对有高发家族史者、容易带器妊娠者可口服药物避孕。③月经期避免性交及妇科检查；尽量避免多次宫腔手术操作；宫颈部手术应在月经干净后的3～7天内进行。④由于妊娠可以延缓此病的发生和发展，应鼓励育龄妇女及时婚育。

(5)出院指导：①注意调整自己的情绪，保持乐观开朗的心态，使机体免疫系统的功能正常。②注意保暖，避免感冒着凉。③做好计划生育，尽量少做、不做人工流产术和刮宫术。④月经期避免性生活，禁止激烈的体育运动及重体力劳动。⑤行全子宫切除术者，术后3个月内禁止性生活、盆浴，术后6周复查；行单纯卵巢或附件切除术者，术后1个月内禁止性生活、盆浴，术后4周复查。复查时应避开月经期。

5.延续护理

(1)做好电话及门诊的随访，以便全面评估患者的治疗效果。

(2)采用药物治疗的患者，需在门诊定期随访。监测内容包括患者症状的变化、月经的改变、有无身体改变等情况，如有异常及时到医院处理。

第四节　正常分娩的护理

一、影响分娩的因素

妊娠满28周以后，胎儿及其附属物由母体排出的过程称为分娩。妊娠满28周至不满37周间的分娩称为早产。妊娠满37周至不满42周间的分娩称为足月产；妊娠满42周以后的分娩称过期产。影响分娩的因素包括产力、产道、胎儿及产妇的精神心理因素，这4项因素均正常且相互适应，胎儿才能顺利经阴道自然娩出，即正常分娩。

(一)产力

产力是指将胎儿及其附属物从子宫内逼出的力量，包括子宫收缩力(主力)及腹肌、膈肌、肛提肌的收缩力(辅力)。

1.子宫收缩力

子宫收缩力简称宫缩，是临产后的主要力量，贯穿于整个产程。正常宫缩具有以下特点。

(1)节律性：子宫有节律性、阵发性、不随意收缩的特点。每次收缩由弱到强(进行期)，达高峰维持一定时间(极期)后又逐渐减弱(退行期)，最后消失进入间歇期，子宫肌肉完全松弛，间歇期后又开始出现下一次宫缩，如此反复交替，直至分娩结束，故临床上也称为阵缩。

在产程初期时，宫缩持续时间约30秒，间歇时间约5～6分钟。随着产程进展，子宫收缩力逐渐增强，宫缩持续时间逐渐延长，间歇时间逐渐缩短，在宫口开全后，宫缩达最全，收缩时间可达1分钟或更长，间歇时间可缩短至1～2分钟。

(2)对称性和极性：正常宫缩从两侧子宫角部同时发起，先向宫底部集中，再向子宫下段扩散，称为子宫收缩的对称性。极性是指宫缩由子宫上部向下传递，以子宫底部最强，子宫下段最弱。

(3)缩复作用:宫缩时子宫肌纤维缩短变宽,间歇时肌纤维松弛,但不能完全恢复到原来的长度,经反复收缩,肌纤维越来越短,称为缩复作用。缩复作用可使宫腔上部容积越来越小,迫使胎先露不断下降、宫颈管逐渐缩短直至消失。

2.腹肌、膈肌、肛提肌的收缩力

腹肌、膈肌、肛提肌的收缩力运用于第二、三产程,是胎儿娩出的重要辅力。宫口开全后,宫缩推动胎先露下降至阴道,压迫盆底软组织及直肠,引起反射性排便感,产妇主动屏气用力,使腹肌和膈肌有力地收缩,腹压增高,协助胎儿、胎盘娩出。肛提肌的收缩有助于胎先露内旋转和仰伸的完成。

(二)产道

产道是胎儿娩出的通道,分为骨产道与软产道。

1.骨产道

骨产道即真骨盆,是胎儿娩出的通道。

2.软产道

软产道是由子宫下段、子宫颈、阴道、盆底软组织所构成的一弯曲通道。

(1)子宫下段的形成:子宫下段是由子宫峡部形成。妊娠 12 周后子宫峡部逐渐扩张成为宫腔的一部分,妊娠末期逐渐拉长形成子宫下段。尤其在临产后规律宫缩使子宫下段进一步拉长达 7～10cm。由于子宫肌纤维的缩复作用,使子宫上段越来越厚,下段被动扩张越来越薄,在上下段交界处形成一明显环状隆起,称生理性缩复环。此环在产妇的腹壁上并不显见。

(2)子宫颈的变化:临产前宫颈管长约 2cm,临产后由于子宫收缩牵拉宫颈内口的肌纤维、宫内压的升高、前羊膜囊的锲状支撑、胎先露下降,使宫颈管逐渐变短最后消失而展平。随着分娩的进展,宫颈外口逐渐扩张,直至宫口开全(10cm),方能通过足月胎儿头。初产妇子宫颈管消失后宫颈口扩张;经产妇子宫颈管消失与宫颈口扩张同时进行。

(3)阴道、盆底与会阴的变化:子宫颈口开全后胎先露已下降至阴道,阴道黏膜皱襞展平被迫扩张,胎先露继续下降压迫盆底软组织,软产道被胎先露扩张形成一个向前弯曲的长筒,前壁短,后壁长。盆底肌在胎先露压迫下向下及两侧扩展。会阴体变薄变长,以利于胎儿通过,但极易破裂,分娩时应注意保护。当肛提肌高度扩张并向两侧伸展时,肛门亦随之明显扩张。

(三)胎儿

胎儿能否顺利娩出,除了产力、产道因素外,还取决于胎儿的大小、胎位及有无畸形。胎儿发育过大或胎头径线较大或颅骨较硬,胎头不易变形,即使骨盆正常,也可引起相对头盆不对称,而导致难产。

1.胎头

胎头是胎体最大的部分,也是胎儿通过产道最困难的部分。胎头由顶骨、额骨、颞骨各 2 块及枕骨 1 块组成。骨与骨间有缝隙称为颅缝,两顶骨间为矢状缝,项骨与额骨间为冠状缝,枕骨与顶骨间为人字缝,颞骨与顶骨间为颞缝,两额骨间为额缝。胎头前方颅缝汇合处菱形空隙称前囟(大囟门),胎头后方三角形空隙称后囟(小囟门)。在分娩过程中,颅缝轻度重叠使头颅变形,体积缩小,有利于胎头娩出。

2.胎头径线

胎头径线主要有4条：

(1)双顶径：为两顶骨隆突间的距离，足月胎儿平均值为9.3cm，是胎头最大横径，B超测量此径可判断胎儿大小。

(2)枕下前囟径：为前囟中央至枕骨隆突下的距离，足月胎儿平均值为9.5cm，胎头俯屈后以此径通过产道。

(3)枕额径：为鼻根眉间至枕骨隆突的距离，足月胎儿平均值为11.3cm，胎头常以此径衔接。

(4)枕颏径：为颏骨下方中央至后囟顶部的距离，足月胎儿平均值为13.3cm。

(四)精神心理因素

分娩是一个正常的生理过程，但对产妇却是一种持久而强烈的应激源。有相当数量的初产妇对分娩有不同程度的害怕或恐惧，怕疼痛、怕出血、怕发生难产、怕胎儿性别不理想、怕有生命危险等，致使临产后情绪紧张，产生焦虑不安等心理状态。这种紧张、焦虑情绪会引起机体发生异常变化而影响分娩。

总之，在分娩过程中，产力、产道、胎儿、精神心理4个因素是相互联系、相互影响的。一般来说，骨盆和胎儿大小是相对不变的，产力、胎儿位置、精神心理因素是可变的。因此，助产和护理人员应加强观察、保护产力，及时发现并矫正异常胎位，恰当疏导产妇心理障碍，促进分娩顺利进行，保障母儿安全。

二、枕先露的分娩机制

分娩机制是指胎先露通过产道时，为适应骨盆各平面的形态和大小，被动地进行一系列适应性转动，以其最小径线通过产道的全过程。因临床上枕先露占95.55%～97.55%，又以枕左前位为最常见，故以枕左前位为例说明分娩机制。

(一)衔接

胎头双顶径进入骨盆入口平面，胎头颅骨最低点接近或达到坐骨棘水平，称为衔接。胎头取半俯屈状态以枕额径进入骨盆入口，胎头矢状缝落在骨盆入口右斜径上，胎头枕骨在骨盆左前方。经产妇多在分娩开始后胎头衔接，初产妇多数在预产期前2～3周内胎头衔接。若初产妇分娩已经开始而胎头仍未衔接，应警惕有无头盆不称。

(二)下降

胎头沿骨盆轴前进的动作，称为下降。下降动作呈间歇性，宫缩时胎头下降，宫缩间歇时胎头稍有回缩。下降贯穿于分娩的全过程，临床上常以胎先露下降程度，作为产程进展的判断标准之一。

(三)俯屈

在下降过程中，胎头遇盆底阻力而发生俯屈，变衔接时的枕额径为枕下前囟径，使胎头以最小径线继续下降通过产道。

(四)内旋转

胎头俯屈下降时，枕部位置最低，达到骨盆底时，肛提肌收缩将胎头枕部推向母体骨盆前方，向前旋转 45°，囟门转到耻骨弓下方，此动作称为内旋转，于第一产程末完成。

（五）仰伸

胎头下降达阴道外口时，胎头枕骨下部以耻骨弓为支点，在产力作用下发生仰伸，使胎头的顶、额、鼻、口、颏相继娩出。

（六）复位及外旋转

胎头娩出后，胎头枕部向左旋转 45°，胎头与胎肩恢复正常关系，称为复位；胎肩继续下降，前（右）肩继续向左旋转 45°，称为外旋转。

（七）胎肩及胎儿娩出

外旋转完成后，前（右）肩先从耻骨弓下娩出；胎体稍侧屈，后（左）肩从会阴前缘娩出；此后胎体和四肢相继娩出，胎儿娩出过程全部完成。

三、先兆临产、临产与产程

（一）先兆临产

1.假临产

临产前 1～2 周常有不规则的子宫收缩，称为“假临产”。其特点是宫缩持续时间短且不恒定，间歇时间长而不规则，强度不增强，不伴随宫颈管消失和宫口扩张，常在夜间出现，白天消失，给予镇静剂可以抑制宫缩。

2.胎儿下降感

由于胎先露下降入盆，使子宫底下降，初孕妇有胎儿下降感，感觉上腹部较前舒适，进食增多，呼吸轻快。

3.见红

分娩发动前 24～48 小时内，因子宫颈内口附近的胎膜与该处的子宫壁分离，毛细血管破裂有少量出血，与子宫颈黏液相混经阴道排出，称为见红，见红是分娩即将开始比较可靠的征象。

（二）临产诊断

临产开始的标志是有规律且逐渐增强的子宫收缩，持续 30 秒或以上，间歇 5～6 分钟，同时伴进行性宫颈管消失、宫口扩张和胎先露下降。

（三）产程分期

分娩全过程是从规律性子宫收缩开始至胎儿、胎盘娩出为止，简称总产程。临床上通常分为三个产程。

1.第一产程（子宫颈扩张期）

从规律的子宫收缩开始至宫口开全（10cm），初产妇需 11～12 小时，经产妇需 6～8 小时。

2.第二产程（胎儿娩出期）

从宫口开全至胎儿娩出。初产妇需 1～2 小时，经产妇需数分钟至 1 小时。

3.第三产程（胎盘娩出期）

从胎儿娩出至胎盘娩出，需 5～15 分钟，不超过 30 分钟。

四、分娩期的护理

(一)第一产程产妇的护理

1.第一产程临床经过

(1)规律性宫缩:分娩刚开始时,子宫收缩力较弱,持续时间约 30 秒,间歇时间约 5～6 分钟。随着产程进展,子宫收缩力逐渐增强,宫缩持续时间逐渐延长,间歇时间逐渐缩短,在宫口接近开全或开全后,宫缩持续时间可达 1 分钟或以上,间歇时间缩短至 1～2 分钟,且强度不断增强。

(2)子宫颈口扩张:不断增强的宫缩迫使子宫颈口扩张与胎先露下降。宫颈口扩张有一定规律,以初产妇最明显,宫口扩张的规律是先慢后快,可分为潜伏期和活跃期。

①潜伏期:从规律性宫缩开始至宫口扩张 3cm,初产妇约需 8 小时,最大时限不超过 16 小时。此期特点为宫口扩张慢,胎先露下降不明显。

②活跃期:从宫口扩张 3cm 至宫口开全,初产妇约需 4 小时,最大时限不超过 8 小时。此期特点为宫口扩张迅速,胎先露下降明显。

(3)胎先露下降:伴随宫缩和宫颈口扩张,胎先露逐渐下降。临床上常以坐骨棘为胎先露下降的判断标志。胎头颅骨最低点平坐骨棘时,用“0”表示;在坐骨棘上 1cm 时,用“－1”表示;在坐骨棘下 1cm 时,用“＋1”表示,依次类推。

(4)破膜:随着产程进展,宫颈口逐渐扩张,胎先露不断下降,胎头与母体骨盆衔接后将羊水分隔为前后两部分,位于胎头前方的羊水被称为“前羊水”,位于胎先露上方的羊水被称为“后羊水”。前羊水量不多,约 100mL,有助于扩张宫口。当前羊水囊内压力增加到一定程度时胎膜自然破裂,破膜多发生在宫口近开全时。

为细致观察产程进展,及时记录检查结果,及早处理异常情况,目前临床上多绘制产程图。产程图的横坐标为临产经历的时间(h),纵坐标左侧为宫口扩张程度(cm),右侧为胎先露下降程度(cm),通过绘制的产程图,可以直观了解产程进展情况。

(5)疼痛:分娩期的宫缩会给每个产妇带来不同程度的疼痛,主要为宫缩时对子宫下段及宫口扩张、牵扯所致。尤其在进入活跃期后,宫缩增强,分娩痛会更加明显,疼痛部位主要集中在下腹部及腰骶部,疼痛性质可分为胀痛、钝痛、锐痛、刺痛等。因产妇个体敏感性和耐受性的差异,可以有不同的表现,如呻吟、哭泣、尖叫等。

2.第一产程临床护理

(1)护理评估

①健康史:根据产前检查了解产妇一般情况,包括年龄、身高、体重、预产期、营养状况、婚育史等,对既往有不良孕产史者要着重了解原因。重点了解本次妊娠情况,有无阴道流血或流水、妊娠高血压疾病等。记录规律宫缩开始的时间,了解宫缩的强度与频率、骨盆大小、胎先露、胎方位及胎心音等。

②身体状况:观察生命体征,了解产妇心肺有无异常、皮肤有无水肿;了解宫缩持续时间、间歇时间及强度与频率;了解宫口扩张及胎先露下降情况;了解是否破膜,并描述羊水颜色及

性状；了解胎心率变化。正确评估孕妇对疼痛的耐受性，有利于无痛分娩技术的实施。

③心理-社会状况：入院使产妇生活环境暂时改变，产妇会感到陌生、不适应；医护人员的服务态度和质量、分娩能否顺利、新生儿的性别及健康状况、家庭经济状况等，都易使孕妇产生焦虑、紧张情绪；加之不能按时进食和充分休息，以及精力和体力过度消耗，这些都会影响宫缩和产程进展。注意评估产妇面临问题时的态度及应对方式，家庭和社会的支持程度，产妇紧张和焦虑的程度，能否听从医护人员解释、指导、安排及配合分娩护理。

④辅助检查：用胎儿监护仪了解胎心率的变化与宫缩和胎动的关系，可判断胎儿在宫内安危状态。

(2)护理诊断

①急性疼痛：与子宫收缩、宫口扩张有关。

②焦虑：与缺乏分娩相关的知识有关。

③潜在并发症：产力异常、胎儿窘迫。

(3)护理目标：①产妇疼痛程度减轻。②产妇能描述正常分娩过程，并能主动配合分娩。③产力异常、胎儿窘迫未发生或被及时发现并有效处理。

(4)护理措施

①减轻疼痛，促进舒适：协助产妇办理入院手续，提供良好的环境，待产室内保持安静、无噪音，减少不良刺激。向产妇及家属耐心讲解分娩的生理经过，增强产妇对自然分娩的信心：加强与产妇沟通，建立良好的护患关系，及时向产妇告知分娩过程中的相关信息，促使产妇在分娩过程中密切配合，顺利完成分娩。护理人员及产妇家属要守护在产妇身边，指导产妇在宫缩时深呼吸，并将双手掌置于腹部由上向下推按，可缓解疼痛。若产妇腰骶部疼痛时，可用拳头按压腰骶部以减轻疼痛。在宫缩间歇期指导产妇放松休息，若无异常情况可在待产室内活动，聆听音乐或谈话，转移注意力，减轻产妇疼痛的感觉。

②分娩知识宣教与生活护理

a.清洁卫生：协助产妇沐浴、更衣，保持外阴清洁、干燥。

b.补充能量：鼓励产妇在宫缩间歇期少食多餐，进高热量、易消化、清淡饮食，注意补充足够水分，保持水、电解质平衡。

c.活动与休息：临产后胎膜未破、宫缩不强者，鼓励产妇在室内适当活动，以促进宫缩，利于宫口扩张和胎先露下降。提供良好的休息环境，劝导产妇在宫缩间歇期睡眠或休息，取左侧卧位有利于胎心率恢复和保存体力。

d.排尿与排便：鼓励产妇 2～4 小时排尿 1 次，并及时排出粪便，以免影响宫缩及胎头下降。

③观察产程进展，预防并发症

a.观察宫缩：护理人员将一手掌置于产妇腹壁宫底处，感觉宫缩时宫体隆起变硬，间歇时宫体松弛变软的状况及时间，定时连续观察并记录宫缩持续时间、强度、间歇时间。也可用胎儿监护仪描记宫缩曲线。

b.听胎心：用胎心听筒于宫缩间歇期在产妇腹壁听取胎心音。潜伏期每隔 1～2 小时听胎心 1 次，活跃期每隔 15～30 分钟听胎心 1 次，每次听 1 分钟并记录。正常情况下子宫收缩时胎心率变慢，宫缩后胎心率迅速恢复。若宫缩后胎心率不能恢复或胎心率＜120 次/分或＞160 次/分，均提示胎儿宫内窘迫，应给予及时处理。有条件可用胎儿监护仪监测胎心。

c.观察宫口扩张与胎先露下降：临产后必须在严格消毒下行阴道检查，次数不宜过多。

d.记录破膜时间：一旦破膜，应立即听胎心音，观察羊水的性状、颜色和量，并记录破膜时间。若为头先露，羊水呈黄绿色混有胎粪，提示胎儿窘迫，应给予及时处理。破膜超过 12 小时未结束分娩者，应遵医嘱给予抗生素预防感染。

e.体温、血压、脉搏、呼吸：每隔 4～6 小时测量 1 次并记录。异常者遵医嘱增加测量次数。体温 37.5℃以上、脉搏超过 100 次/分、血压升高等应及时报告医生给予相应处理。

④健康指导：指导产妇保持轻松愉快的心情，积极配合医护人员的处理与护理，做好新生儿出生的准备。

⑤护理评价：a.产妇分娩疼痛是否减轻。b.产妇能否描述正常分娩过程，能否主动参与和配合分娩与护理。c.产力异常和胎儿窘迫是发生，是否被及时出现。

（二）第二产程产妇的护理

1.第二产程临床经过

(1)宫缩增强：宫口开全后，宫缩频率及强度进一步增强，持续时间约 1 分钟或以上，间歇时间 1～2 分钟，此时胎膜多已自然破裂。若仍未破膜，常影响胎先露下降，应行人工破膜。

(2)胎儿下降与娩出：随着宫口开全与宫缩加强，胎头已降至骨盆出口压迫盆底组织，产妇有排便感，不自主地向下屏气。会阴逐渐膨隆变薄，肛门括约肌松弛且张开。

①拨露：胎头于宫缩时显露于阴道口，宫缩间歇时又缩回于阴道内，称胎头拨露。

②着冠：经过几次拨露，胎头外露部分不断增大，直至胎头双顶径越过骨盆出口横径，在宫缩间歇时也不再缩回，称胎头着冠。此时会阴极度扩张，胎头枕骨抵达耻骨弓下，并以此为支点，出现胎头仰伸、复位及外旋转等动作完成胎头娩出，随后前肩、后肩相继娩出，胎身很快娩出，后羊水随之涌出，宫底降至平脐。

经产妇由于产程进展较快，上述表现不易分清。有时仅需几次宫缩，几分钟即可完成胎儿娩出，故在分娩的经过中拨露与着冠的过程不易分清。

(3)疼痛与排便感：宫口开全后，胎先露已下降至阴道，由于对盆底组织的压迫及会阴的扩张，产妇常会感到会阴痛，并向大腿内侧放射。

2.第二产程临床护理

(1)护理评估

①健康史：了解产妇的生命体征有无异常、产程进展情况、胎儿宫内情况，同时了解第一产程的经过及处理与护理。

②身体状况：了解宫口开全的时间、宫缩持续时间、间歇时间，胎心率及羊水的性状与颜色，询问产妇有无排便感，观察胎头拨露进展情况，评估会阴条件，根据胎儿大小，判断是否需行会阴切开术。

③心理-社会状况：产妇常因体力消耗过大而感到恐惧和无助，因腹痛和急于结束分娩而焦虑不安，家属也常产生紧张不安的情绪。

④辅助检查：用胎儿监护仪评估胎心率的变化，及时发现异常情况并及时处理。

(2)护理诊断

①焦虑：与缺乏顺利分娩的信心及担忧胎儿健康有关。

②知识缺乏：缺乏正确使用腹压的知识。

③有受伤的危险：与软产道损伤、胎儿窘迫、新生儿窒息或产伤等有关。

(3)护理目标：①产妇情绪稳定，有信心配合医护人员完成分娩。②产妇能正确运用腹压，积极配合分娩过程。③胎儿窘迫、新生儿窒息是否发生或是否及时发现并及时有效处理。产妇软产道切口是否延长裂深，新生儿是否有产伤。

(4)护理措施

①陪伴分娩，消除焦虑：初产妇宫口开全后，经产妇宫口开大4cm后转入分娩室。将产妇安置在产床上，护理人员守护在产妇身边(产妇的丈夫也可陪伴)，及时提供产程进展信息。给予产妇安慰和鼓励，同时给予喂水、擦汗等护理，以缓解紧张和恐惧的心理。

②指导产妇正确运用腹压：指导产妇取膀胱截石位，双脚蹬踏在产床上，双手握持把手，在宫缩来临时深吸气屏住，然后向下用长力屏气(如排大便样)以增加腹压。宫缩间歇时，产妇全身肌肉放松休息，均匀呼吸。等下次宫缩出现时，再重复屏气运用腹压，以加速产程进展。

③协助分娩，预防并发症

a.观察产程进展：护理人员一手置于产妇腹壁感觉宫缩，了解宫缩的强度与频率，观察拨露时胎头下降情况，还应勤听胎心，一般宫缩间歇期每5～10分钟听1次胎心，每次听1分钟，直至胎儿娩出。有条件者可用胎儿监护仪监测胎心率。若出现胎心异常、第二产程延长等异常情况，应立即行阴道检查，采取相应措施，尽快结束分娩。

b.做好接产准备

产妇准备：对产妇外阴采用外阴冲洗法消毒3遍。消毒范围：前起阴阜后至肛门及周围，两侧至大腿内侧上1/3。操作方法：首先给产妇臀下放置便盆，用第一把无菌卵圆钳夹消毒纱布1块蘸取软皂液擦洗外阴部，顺序：小阴唇、大阴唇、阴阜、大腿内上1/3、会阴、肛周、肛门。右手持第二把无菌卵圆钳夹消毒纱布1块或较大棉球1个，左手拿无菌冲洗罐内装温开水800mL，冲洗外阴部的皂液，顺序：由上至下，由外向内。注意用纱布或棉球阻挡阴道口，防止液体进入阴道。右手持第三把无菌卵圆钳夹消毒纱布1块或较大棉球1个，左手拿另一个无菌冲洗罐，内装1∶1000的苯扎溴铵溶液500mL，冲洗消毒外阴部。最后移去便盆，臀下垫消毒巾。如需行会阴切开术者，则用0.5%活力碘或0.5%聚维酮碘行会阴擦洗，再消毒一遍。

接生人员准备：按外科刷手法刷手，准备接生。

c.接产：接产方法有仰卧位接生法、坐位或半坐位接生法、水下接生法。通常采用仰卧位接生法。

评估会阴条件：胎头拨露时，如发现产妇会阴部过紧或阴道已有裂伤出血，估计分娩时会阴撕裂不可避免或母儿有病理情况急需结束分娩，应行会阴侧切术。

接产步骤：接产者站在产妇右侧，当胎头拨露会阴体较紧张时，开始保护会阴，其目的是避免肛门外括约肌的损伤，控制胎儿娩出速度，协助胎儿完成分娩机制的动作，促使胎儿安全娩出。会阴切开后也需保护。

当胎头着冠时，右手继续保护会阴，嘱产妇张口哈气消除腹压，左手协助胎头仰伸，使胎头缓慢娩出。当胎头娩出后，右手继续保护会阴，左手拇指从胎儿鼻根向下挤压，挤出口鼻腔内的黏液和羊水，不要急于娩出胎肩。当再次出现宫缩，左手协助胎头复位及外旋转，使胎儿双肩径与骨盆出口前后径一致。接产者左手向下轻压儿颈，使前肩从耻骨弓下先娩出，再轻托儿颈向上，使后肩从保护会阴的右手上方娩出。胎儿双肩娩出后，保护会阴的右手可以离开会阴。然后用双手扶住胎肩两侧，协助胎体及下肢以侧位娩出，后羊水涌出。胎儿娩出后，将一弯盘置于阴道口下方，接取阴道流血，记录胎儿娩出时间和出血量。

脐带绕颈的处理：当胎头娩出后，若发现脐带绕颈1周是较松，可用左手将脐带从胎头滑下或随前肩娩出而上推脐带；若脐带绕颈较紧或绕2周或以上，可用2把血管钳夹住颈部一段脐带，在2钳之中剪断脐带，注意勿伤及胎颈。松解脐带后，再协助胎儿娩出。

④健康指导：指导产妇积极与医护人员配合，注意及时补充营养，防止体力衰竭，促进母儿安全。

(5)护理评价：①产妇情绪是否稳定、分娩过程是否积极配合。②产妇是否能正确使用腹压。③胎儿窘迫、新生儿窒息是否发生，若发生是否及时有效处理。④新生儿是否有产伤；产妇会阴是否有裂伤或会阴切开伤口是否延长裂深。

（三）第三产程产妇的护理

1.第三产程临床经过

(1)子宫收缩：胎儿娩出后，产妇感到轻松，宫底降至脐平，宫缩暂停几分钟后重新出现。

(2)胎盘剥离与娩出：胎儿娩出后，由于子宫的缩复作用，宫腔容积明显缩小，胎盘不能相应缩小与子宫壁发生错位而剥离，剥离面出血形成胎盘后血肿。随血肿增大，胎盘剥离面亦不断扩大，直至胎盘完全与子宫壁分离而娩出。

①胎盘剥离征象：子宫变硬由球形变为狭长形，宫底升高达脐上；阴道少量出血；阴道口外露的脐带自行下降延长；接产者用左手掌尺侧缘轻压产妇耻骨联合上方，将宫体向上推，而外露的脐带不再回缩。

②胎盘剥离及娩出方式：胎盘剥离及娩出方式有两种。

a.胎儿面娩出式：胎盘首先中央剥离形成胎盘后血肿，而后向周边剥离。其特点是先见胎儿面娩出，后见少量阴道流血，临床多见，约占3/4。

b.母体面娩出式：胎盘从边缘开始剥离，血液沿剥离面流出，而后向中心剥离。其特点是先见较多量阴道流血，后见胎盘母体面娩出，临床少见，约占1/4。

2.第三产程临床护理

(1)护理评估

①健康史：同第一、二产程，并了解产妇第一、二产程的临床经过。

②身体状况

a.母亲身体状况

胎儿娩出后，评估宫缩、有无胎盘剥离征象、阴道流血量、颜色；胎盘娩出后，评估胎盘胎膜是否完整、有无胎盘小叶缺损或胎膜残留、胎盘边缘有无断裂血管，判断是否有副胎盘。评估会阴伤口情况，有无切口延长裂深。分娩结束后，产妇留在产床上观察2小时，重点评估子宫收缩情况、阴道流血量与性状、血压等。

b.新生儿身体状况

新生儿 Apgar 评分：以心率、呼吸、肌张力、喉反射、皮肤颜色 5 项体征为依据评分，可判断新生儿有无窒息及窒息的程度，如表 3-1 所示。

一般情况：评估身长、体重，体表有无畸形。

表 3-1　新生儿 Apgar 评分

体征	应得分数		
	0 分	1 分	2 分
每分钟心率	0	<100 次	≥100 次
呼吸	0	浅慢且不规则	佳
肌张力	松弛	四肢稍屈曲	四肢活动好
喉反射	无反射	有些动作	咳嗽、恶心
皮肤颜色	苍白	青紫	红润

③心理-社会状况：评估产妇及家属对新生儿性别、健康、外貌是否满意，能否接受新生儿，有无进入父母角色。

④辅助检查：根据产妇及新生儿情况选择必要的检查。

(2)诊断及合作性问题

①潜在并发症：新生儿窒息，与呼吸道阻塞有关；产后出血，与子宫收缩乏力有关。

②有父母角色冲突的危险：与新生儿性别不理想、产后疲劳、会阴伤口疼痛有关。

(3)目标

①新生儿无窒息、产妇子宫收缩良好，没有发生产后出血、休克。

②产妇及家属接受新生儿，有亲子间互动。

(4)护理措施

①正确处理第三产程，预防并发症

a.正确处理新生儿，预防新生儿窒息

清理呼吸道：清理呼吸道是处理新生儿的首要任务。在新生儿第一声啼哭之前，立即用吸痰管或洗耳球轻轻吸出新生儿口鼻腔黏液及羊水，保持呼吸道通畅。

新生儿 Apgar 评分：新生儿出生后 1 分钟内，进行评分并注意保暖。满分 10 分，8～10 分为正常；4～7 分为轻度窒息，经清理呼吸道即可恢复；0～3 分为重度窒息，需紧急抢救，抢救过程中 5 分钟时再次评分，可了解新生儿的预后。

处理脐带：临床采用二次断脐法。结扎脐带的物品有气门芯、粗棉线、脐带夹、血管钳等。

双重棉线结扎法：新生儿娩出后，用两把血管钳在距脐轮 10～15cm 处夹住脐带，于两钳之间剪断脐带。先用 75%乙醇棉签消毒脐带根部及脐轮周围，再用无菌粗棉线在距脐轮 0.5cm处结扎第 1 道，再在结扎线上 0.5cm 处结扎第 2 道。注意要扎紧，防止脐出血，又要避免用力过度勒断脐带。在第二道结扎线上 0.5cm 处再次剪断脐带，用无菌纱布包裹脐带断端挤出残余血。再用 2.5%碘酒或 20%高锰酸钾过饱和溶液消毒脐带断面，用无菌纱布覆盖好，再用脐绷带包扎。

气门芯法：消毒脐带根部后用一血管钳套上气门芯，距脐轮 0.5cm 处钳夹脐带，在血管钳上方 0.5cm 处剪去脐带，牵拉气门芯上短线，套于止血钳下的脐带断端上，松开止血钳消毒包扎。

一般护理：擦干新生儿身上的羊水和血迹，检查新生儿体表有无畸形，在新生儿左手腕系上标有母亲姓名、新生儿性别、体重、出生时间的手腕带。在新生儿记录单上摁上新生儿足印和母亲拇指印，并将新生儿穿好衣服包裹于襁褓保暖，其外系上标有母亲姓名、床号、住院号、新生儿性别、体重、出生时间的小标牌。用抗生素眼药水滴眼以防结膜炎，并注意新生儿保暖。

b.正确助娩胎盘，预防产后出血

助娩胎盘：接产者熟练掌握胎盘剥离征象，切忌在胎盘未完全剥离前牵拉脐带或按揉子宫；当确认胎盘已完全剥离时，应立即协助胎盘娩出。方法：右手牵拉脐带，左手在产妇腹壁握持宫底并轻轻按揉，嘱产妇屏气用力加腹压，当胎盘娩出至阴道口时，接产者双手捧住胎盘，朝一个方向旋转并缓慢向外牵拉，协助胎盘胎膜完整娩出。若在胎膜娩出过程中发现胎膜有部分撕裂，可用血管钳夹住断裂上端的胎膜，继续牵拉，直至胎膜完全娩出。胎盘胎膜娩出后，左手继续按揉宫底以刺激子宫收缩、减少出血，右手用弯盘接住阴道流血以统计出血量。

检查胎盘胎膜：先将胎盘铺平，检查胎膜是否完整，然后将胎膜撕开检查胎盘母体面有无小叶缺损，并测量其大小与厚度；再检查胎盘边缘有无断裂血管，以便及时发现副胎盘。最后将脐带提起，测量其长度。

检查软产道：胎盘娩出后，应仔细检查会阴、小阴唇内侧、尿道口周围、阴道及宫颈有无裂伤、会阴切口有无延长裂深并立即缝合。

预防产后出血：当胎儿双肩娩出后立即给予产妇肌内注射缩宫素 10U，可加强宫缩促进胎盘剥离，减少子宫出血。

产后 2 小时观察及护理：第三产程结束以后，产妇继续留在产床上观察护理 2 小时，重点观测血压、子宫收缩情况、宫底高度、阴道流血量及膀胱充盈程度。

提供舒适，促进亲子互动：移去产妇臀下污染敷料，重新消毒外阴并换上消毒会阴垫。为产妇擦汗更衣，注意保暖，并及时喂给产妇温热红糖水或清淡、易消化流质饮食，嘱咐产妇闭目休息。如新生儿无异常，产后 30 分钟可将新生儿抱给产妇进行第 1 次哺乳。帮助产妇擦洗乳头，协助新生儿皮肤接触和乳头早吸吮，帮助产妇进入母亲角色，促进亲子互动。

②健康指导：指导留在产房内观察 2 小时的产妇闭目养神，配合医护人员完成护理内容，并做好新生儿第 1 次哺乳的心理准备。

(5)护理评价

①有无新生儿发生窒息，产后出血量是否超过 500mL，外周组织灌注是否正常。

②产妇及家属是否接受新生儿，母子间是否有目光交流、皮肤接触以及早吸吮。

第四章　儿科护理

第一节　急性上呼吸道感染的护理

急性上呼吸道感染（AURI）简称上感，俗称“感冒”，是小儿最常见的疾病，主要侵犯鼻、鼻咽和咽部。如果炎症局限，可按炎症部位命名，诊断为“急性鼻炎”“急性咽炎”“急性扁桃体炎”等。

一、病因

各种病毒和细菌均可引起，以病毒多见，占90%以上，主要有呼吸道合胞病毒、腺病毒、流感病毒、鼻病毒、柯萨奇病毒、埃可病毒、冠状病毒等。病毒感染后，可继发细菌感染，常见的细菌有溶血性链球菌、肺炎链球菌、流感嗜血杆菌。支原体亦可引起。

二、临床表现

症状轻重不一，与年龄、病原体和机体抵抗力有关。

（一）一般类型上感

多发于冬春季节，年长儿症状较轻，以呼吸道局部表现为主；婴幼儿则较重，以发热等全身症状为突出表现。局部症状主要是流涕、鼻塞喷嚏、咽部不适、轻咳与不同程度的发热。全身症状有畏寒、高热、头痛、纳差、乏力，婴幼儿可伴有呕吐、腹泻、腹痛、烦躁，甚至高热惊厥。体检可见咽部充血，扁桃体肿大，颌下淋巴结肿大、触痛。部分患儿出现不同形态皮疹。肺部体征阴性。

（二）特殊类型上感

1.疱疹性咽峡炎

由柯萨奇A组病毒引起，好发于夏秋季，急起高热，咽痛，咽充血，咽腭弓、悬雍垂、软腭等处有疱疹，周围有红晕，疱疹破溃后形成小溃疡。病程1周左右。

2.咽-结合膜热

病原体为腺病毒，春夏季发病多，可在集体儿童机构中流行。表现为发热，咽痛，一侧或双侧眼结合膜炎及颈部或耳后淋巴结肿大。病程1～2周。

（三）并发症

急性上呼吸道炎症可并发中耳炎、鼻窦炎、咽后壁脓肿、颈淋巴结炎、喉炎、气管支气管炎、肺炎、病毒性心肌炎、病毒性脑炎等。年长儿若患溶血性链球菌性上感可引起急性肾炎、风湿热等疾病。

三、辅助检查

病毒感染者白细胞计数偏低或在正常范围内；细菌感染者白细胞计数及中性粒细胞比例明显增多。

四、治疗要点

以支持疗法及对症治疗为主。注意预防并发症。抗病毒药物常用利巴韦林，抗病毒的中药治疗有一定效果。原则上不用抗菌药物，但如病情较重、有继发细菌感染或发生并发症者，可选用抗菌药物。如确为链球菌感染或既往有肾炎或风湿热病史者，可用青霉素，疗程宜10～14 天。

五、护理

（一）一般护理

1.护理评估

（1）评估患儿神志与精神状况；生命体征，如体温、呼吸状况、脉搏快慢、节律、有无血压降低或升高等；营养及饮食情况；液体摄入量、尿量、近期体质量变化；睡眠情况（有无呼吸困难的发生）。

（2）评估患儿的呼吸情况，记录性质、频率、形态、深度，有无鼻翼煽动、三凹征、端坐呼吸等，听诊患儿的呼吸音，监测患儿生命体征。必要时监测、记录患儿的动脉血气分析值。

（3）评估患儿本次发病的诱因、咳嗽、咳痰的情况；观察患儿有无发绀，监测体位改变对患儿缺氧的影响。有无其他伴随症状，如胸痛、呼吸困难。

（4）询问患儿目前服用药物的名称、剂量及用法，评估患儿有无药物不良反应，询问患儿有无明确药物过敏史。

（5）评估患儿心理、精神因素，有无焦虑、恐惧。评估患儿及其家属心理-社会状况。

（6）评估患儿及其家属对疾病知识的了解程度、对治疗及护理的配合程度、经济状况等。

（7）评估采用北京大学第一医院患儿压疮 Braden 评分表判断患儿发生压疮的危险程度。

2.保持室内空气新鲜

开窗通风，保持高湿度和适宜温度，保证患儿充足的休息。与其他患儿分开居住，避免交叉感染。告诉患儿此为爱心病房，待病情稳定就可与其他小朋友一起玩耍。

3.病情观察

（1）观察体温变化：在降温 30 分钟后复测体温，一般腋温降至 37.5℃时可逐渐撤除物理降温，同时应注意观察有无体温骤降、大量出汗、体弱无力等虚脱表现。如有应及时通知医师并给予保温。还应注意孩子夜间的体温变化，避免体温骤然升高引起惊厥。

（2）观察病情变化：如患儿出现烦躁不安、剧烈咳嗽、呼吸困难、高热持续不退或退而复升、淋巴结肿大、耳痛或外耳道流脓等，均为并发症的早期表现，应及时通知医师。

(3)观察口腔黏膜及皮肤：观察有无皮疹，以便能早期发现麻疹、猩红热、百日咳及流行性脑脊髓膜炎等急性传染病。在疑有咽后壁脓肿时，应及时报告医师，同时要注意防止脓肿破溃后脓液流入气管引起窒息。

(二)专科护理

(1)各种治疗及护理操作集中时间完成，保证患儿充足的休息。

(2)维持呼吸道通畅，及时清除口鼻分泌物，痰液黏稠者给予雾化，必要时给予吸痰。

(3)用药护理：①用降温药过程中保证患儿水分摄入。②用雾化吸入药物后指导患儿有效咳嗽、排痰。③滴鼻药宜于饭前15分钟或睡前给予，滴药后使患儿头向后仰，以免药物进入咽喉被吞下，为避免鼻黏膜损伤不应连续用药超过3天。

(4)化验及检查护理指导：由于患儿对静脉采血等检查存在恐惧与反感心理，应给予安慰开导，告诉患儿做勇敢的孩子，以奖励小花的方式给予表扬和鼓励。

(5)专科指导

①鼻塞：鼻塞严重时应先清除鼻腔分泌物后用0.5%麻黄碱液滴鼻，每天2～3次，每次1～2滴，对因鼻塞而妨碍吸吮的婴儿，宜在哺乳前15分钟滴鼻，使鼻腔通畅，保证吸吮。在呼吸道感染时，鼻腔、气管分泌物很多，会造成呼吸不畅，鼻孔内如果干痂太多，可以用棉签蘸凉开水，慢慢湿润后轻轻掏出来，如果小儿有俯卧睡眠习惯，此时应保持侧卧，以免引起呼吸困难。在护理小儿过程中，多注意观察他的精神、面色、呼吸次数、体温的变化。

②咽痛：适时可给予润喉含片或雾化吸入。

③高热：体温超过38.5℃以上时，给予合理的物理降温，如头部冷湿敷、枕冰袋，在颈部、腋下及腹股沟处放置冰袋或用乙醇擦浴，冷盐水灌肠或按医嘱给予解热药，预防高热惊厥。出汗后及时给患儿用温水擦净汗液。注意保证患儿摄入充足的水分。及时更换汗湿衣服。

(6)心理护理：①首先护理人员应与患儿建立良好关系。②在护理过程中尽量使用简短、通俗易懂的言语，并且语气应保持温和，脸部保持微笑，多用肢体动作来表达患儿无法理解的言语。③护理实施过程中可多用肢体接触来给予患儿安抚，比如轻抚患儿头部、小手及脸部等，消除患儿内心对治疗、医院环境等各方面的恐惧情绪，从而让小儿更配合治疗。④缓解家属担忧的心理，护理人员做好对家属的心理沟通，沟通内容应主要围绕治疗的基本现状、治愈情况等，应多以正面积极的态度宣传治疗成功案例，并且为患儿家属讲解康复过程及如何最大力度配合治疗、促进患儿早日康复，解除家属思想包袱，以达到患儿家属配合支持治疗的目的。

六、健康教育

(一)饮食

宜清淡，营养丰富，少食多餐，给予易消化的高蛋白、高热量、高维生素的流质或半流质饮食。多喝水，增加机体新陈代谢速度，以促进呼吸道异物的排出。

(二)休息与活动

提高自身免疫力是防护措施的第一步，平时加强儿童的身体锻炼，增强体质。

(三)外出活动

穿衣要适当，关注天气的变化，避免过热；沙尘天气尽量减少户外停留时间；在沙尘天气中进行户外活动应戴口罩，活动后及时漱口和清洗鼻腔和口腔（双手捧清水至鼻，将水轻轻吸入鼻腔或者口腔，然后把水擤出，反复数次），减少细菌感染的风险。避免去人多的地方，以免造成交叉感染。

（四）用药

白细胞及血小板减少，一般发生在治疗完后 2～3 周，随后可自然回升至用药前水平。

（五）化验及检查注意事项

1.外周血检查

先与患儿耐心沟通交流，静脉穿刺操作时，动作要轻、准、稳，以免损伤血管。

2.病原学检查

教会患儿咳痰方法或指导患儿配合留取保本，保证标本合格并及时送检。

3.胸部 X 线检查

必要时及时行胸部 X 线检查。

（六）疾病相关知识

（1）急性上呼吸道感染常见病因为病毒或细菌感染，为避免反复病情发作应提高患儿免疫力，避免去人多、人挤、环境差的地方。

（2）与其他患儿分开居住，避免交叉感染。告诉患儿此为爱心病房，待病情稳定就可与其他小朋友一起玩耍。

向家属介绍预防上呼吸道感染的知识：增加营养，加强体格锻炼，避免受凉；在上呼吸道感染的流行季节避免到人多的公共场所，有流行趋势时给易感儿服用板蓝根等中药汤剂预防。反复发生上呼吸道感染的小儿应积极治疗原发病，改善机体健康状况。

（3）告知家属雾化的意义及注意事项：可比特可使平滑肌松弛并减轻支气管炎症。使支气管平滑肌扩张，并使气道内分泌物减少。松弛气道平滑肌，降低气道阻力，增强纤毛清除黏液的能力，抑制气道神经降低血管通透性减轻气道黏膜水肿，从而缓解喘憋。能迅速有效地解除气道痉挛。普米克对呼吸道局部抗炎作用具有抗过敏作用，并可收缩气道血管，减少黏膜水肿及黏液分泌可以达到平喘、改善通气的效果缓解喘息的症状。因此先做复方异丙托溴铵（可比特）雾化扩张支气管，再做普米克对局部抗炎平喘达到改善通气消除炎症的效果。应用后用清水漱口防止咽部真菌感染。

（七）出院指导

（1）夜间孩子的体温容易骤然升高，一定要加强体温监测，防止高热惊厥。

（2）饮食应选择清淡、易消化的食物，如米粥、面条等。

（3）平时应适当增加户外活动，提高机体免疫力。

（4）父母要注意天气变化，及时帮宝宝增减衣服，沙尘天气尽量不要外出。

（5）居室应保持适宜的湿度和温度，经常通风换气。

（6）感冒流行时，应尽量少带婴幼儿去公共场所。应尽量避免婴幼儿与感冒患儿一起玩耍，防止交叉感染。

第二节 急性感染性喉炎的护理

急性感染性喉炎为喉部黏膜急性弥散性炎症。以犬吠样咳嗽、声嘶、喉鸣、吸气性呼吸困难为临床特征。以冬、春季为多,新生儿极少发病。

一、病因

常为急性上呼吸道病毒或细菌感染的一部分,亦可并发于麻疹流行性感冒或其他急性传染病。由于小儿喉腔狭窄、软骨柔软、黏膜血管丰富、黏膜下组织疏松,炎症时易充血、水肿而出现喉梗阻。

二、临床表现

起病急、症状重。可有发热、犬吠样咳嗽、声嘶、吸气性喉鸣和三凹征。严重时可出现发绀,烦躁不安,面色苍白,心率加快,甚至因窒息死亡。一般白天症状轻,夜间入睡后症状加重。喉梗阻若不及时抢救,可因吸气困难而窒息致死。按吸气性呼吸困难的轻重,将喉梗阻分为4度:Ⅰ度:患者仅于活动后出现吸气性喉鸣和呼吸困难,肺呼吸音清晰,心率无改变;Ⅱ度:患者于安静时亦出现喉鸣和吸气性呼吸困难,肺部听诊可闻喉传导音或管状呼吸音,心率增快;Ⅲ度:除上述喉梗阻症状外,患者因缺氧而出现烦躁不安,口唇及指趾发绀,头面出汗,肺部呼吸音明显降低,心音低钝,心率快;Ⅳ度:患者渐显衰竭、昏睡状态,由于无力呼吸,三凹征可不明显,面色苍白发灰,肺部听诊时呼吸音几乎消失,仅有气管传导音,心音钝弱,心律不齐。

三、治疗

(一)保持呼吸道通畅

吸氧;可用1%~3%麻黄素和肾上腺皮质激素超声雾化吸入,有利于黏膜水肿消退。

(二)控制感染

一般给予全身抗生素治疗。有气急、呼吸困难时,应及时静脉输入足量广谱抗生素,常用者为青霉素类、大环内酯类、氨基糖甙类或头孢菌素类等。

(三)肾上腺皮质激素

能及时减轻喉头水肿,缓解喉梗阻,应与抗生素合用。常用泼尼松每日1~2mg/kg,分次口服。重症可用地塞米松静脉推注,每次2~5mg,继之每日1mg/kg静脉滴注,共2~3天,至症状缓解。

(四)对症治疗

烦躁不安者宜用镇静剂,异丙嗪有镇静和减轻喉头水肿的作用。氯丙嗪则使喉头肌松弛,加重呼吸困难,不宜使用。

(五)气管切开术

经上述处理如有严重缺氧征象或有Ⅲ度喉梗阻者,应及时作气管切开。

四、护理评估

(一)健康史

询问患儿近期有无上呼吸道感染、传染病接触史、过敏史;有无受凉、劳累等诱因。

(二)身体状况

起病急,症状重,可有发热、犬吠样咳嗽、声音嘶哑、吸气性喉鸣和三凹征。哭闹及烦躁常使喉鸣及气道梗阻加重,出现发绀、面色苍白、心率加快等缺氧症状。一般白天症状轻,夜间入睡后因喉部肌肉松弛,分泌物阻塞而症状加重。喉梗阻者若抢救不及时,可窒息死亡。体检咽部充血,喉镜检查可见喉部、声带有不同程度的充血、水肿。

按吸气性呼吸困难的轻重程度,将喉梗阻分为 4 度。

Ⅰ度:安静时无症状,仅于活动或哭闹后出现吸气性喉鸣和呼吸困难;听诊肺部呼吸音及心率均无改变。

Ⅱ度:安静时出现有喉鸣和吸气性呼吸困难;肺部听诊可闻及喉传导音或管状呼吸音,心率加快。

Ⅲ度:除上述喉梗阻症状外,患儿因缺氧而出现烦躁不安、口唇及指(趾)发绀,双眼圆睁,惊恐万状,头面部出汗;肺部呼吸音明显降低,心率快,心音低钝。

Ⅳ度:患儿呈衰竭状态,昏睡状态或昏迷,面色苍白发灰,由于呼吸无力,三凹征可不明显;肺部听诊呼吸音几乎消失,仅有气管传导音,心律不齐,心音低钝、弱。

(三)心理-社会状况

评估患儿家长对急性喉炎相关知识的了解程度。家长有无因患儿出现声音嘶哑、吸气性呼吸困难等而表现出内疚、悔恨等心理。评估在患儿发生喉梗阻时,患儿及家长是否因担心呼吸困难危及生命而出现焦虑、恐惧情绪。

五、常见护理诊断/问题

(一)低效性呼吸型态

与喉头水肿有关。

(二)体温过高

与喉部感染有关。

(三)恐惧

与呼吸困难和窒息有关。

(四)知识缺乏

家长缺乏护理患儿的知识。

六、预期目标

(1)患儿不适感减轻。

(2)患儿体温维持正常。

(3)患儿气道保持通畅;年长儿能顺利排痰,婴幼儿可有效咳嗽。

七、护理措施

(一)维持有效呼吸

室内空气宜清新,注意通风,温湿度适宜,以减少对喉部的刺激,减轻呼吸困难。置患儿于舒适体位,保持安静,合理安排各项操作,减少对患儿刺激。予雾化吸入以迅速消除喉头水肿,恢复气道通畅。有缺氧症状者给予氧气吸入。遵医嘱给予抗生素、糖皮质激素及镇静剂。若出现急性喉梗阻症状,立即通知医生,给予喉头喷雾或雾化吸入糖皮质激素,必要时协助医生行气管切开术。

(二)维持体温正常

保持安静,注意休息,尽量减少活动以减低氧的消耗。监测体温变化,高热时给予温水擦浴等物理降温或遵医嘱用降温药物。补充水分和营养,给予流质或半流质易消化饮食。耐心喂养,避免呛咳。

(三)心理护理

护士可通过暗示、诱导等方法使患儿情绪逐渐趋于稳定;允许家长陪护;病情稳定后,通过讲故事、做游戏等活动转移其注意力。

(四)健康教育

护士应告知家长由于空气干燥,患儿夜间或睡眠中病情突然加重时,可使患儿立即吸入温暖、湿润的空气,减轻喉部水肿;建议家长在患儿喉炎急性发作缓解后,在室内使用加湿器。

八、护理评价

经过治疗及护理,患儿不适感能否缓解;患儿体温是否能维持正常;患儿能否保持气道通畅;年长儿是否能顺利排痰,婴幼儿能否有效咳嗽。

第三节　支气管哮喘的护理

支气管哮喘,简称哮喘,是由嗜酸性粒细胞、肥大细胞和T淋巴细胞等多种炎性细胞参与的气道慢性炎症,使易感者对各种激发因子具有气道高反应性。气道高反应性是哮喘的基本特征,气管慢性(变应性)炎症是哮喘的基本病变,可引起气道缩窄,表现为反复发作的喘息、呼吸困难、胸闷或咳嗽等症状。

一、病因

哮喘的病因复杂,是一种多基因遗传病,其中过敏体质(特发反应性体质)与本病关系密切,多数患儿以往有婴儿湿疹、过敏性鼻炎、食物或药物过敏史,不少患儿有家族史。但是,哮喘的形成和反复发病往往又是环境因素(如:接触或吸入螨、蟑螂、霉菌、皮毛、花粉等过敏源;

呼吸道感染和寒冷刺激等)综合作用的结果。

二、临床表现

婴幼儿哮喘多为呼吸道病毒感染诱发,起病较缓慢;年长儿大多在接触过敏源后发作,呈急性过程。哮喘发作常在清晨或夜间较重,一般可自行缓解或用平喘药物后缓解。

(一)症状

哮喘发作时常先为刺激性干咳,有时咳大量白黏痰,伴以呼气性呼吸困难和哮鸣音,出现烦躁不安或被迫坐位,咳喘剧烈时还可出现腹痛。

(二)体格检查

发作时胸廓饱满,呈吸气状,叩诊过度反响,听诊全肺遍布哮鸣音;重症病儿呼吸困难加剧时,呼吸音可明显减弱,哮鸣音也随之消失。发作间期可无任何症状和体征,有些在用力时可听到哮鸣音。病久反复发作者,可出现桶状胸,常伴营养障碍和生长发育落后。

(三)哮喘持续状态

如哮喘急剧严重发作,经合理应用拟交感神经药物仍不能在 24 小时内缓解者,称作哮喘持续状态,属危重急症,应积极抢救,否则可因呼吸衰竭而死亡。

三、实验室检查

(1)外周血嗜酸粒细胞增高(＞300×10^6/L)。

(2)X 线检查可见肺过度充气,透明度增高,肺纹理可能增多;并发支气管肺炎或肺不张时,可见沿支气管分布的小片状阴影。

(3)肺功能测定显示残气容量增加或伴换气流率和潮气量降低。每天检测呼吸峰流速值(PEF)及其一天的变异率,是判断亚临床型哮喘的良好指标。

(4)用可疑的抗原作皮肤试验有助于明确过敏源,皮肤挑刺法的结果较为可靠。

四、防治

哮喘的治疗原则为去除病因、控制发作和预防复发。应根据病情轻重、病程阶段因人而异地选择适当的防治方案。

(一)去除病因

应避免接触过敏源,积极治疗和清除感染病灶,去除各种诱发因素。

(二)控制发作

主要是解痉和抗炎治疗。

1.拟肾上腺类药物

目前常用的β2 受体激动剂药物为:①沙丁胺醇(舒喘灵):0.5%舒喘灵溶液,每次 0.01～0.03mL/kg,最大量 1mL,用 2～3mL 生理盐水稀释,每 4～6 小时雾化吸入。其气雾剂每揿一下可吸入 100μg,每次 1～2 揿,每日 3～4 次。②特布他林(喘康速、舒喘宁):如博利康尼片剂,每片 2.5mg,1～2 岁每次 1/4～1/3 片;3～5 岁每次 1/3～2/3 片;6～14 岁每次 2/3～1 片;

每日 3 次。也可用博利康尼雾化液雾化吸入。③其他：如美喘清、氨哮素等。该类药物最好选用吸入方式，但要避免过量应用。连续使用 β2 受体激动剂可产生耐药，但停药 1～2 周可完全恢复。

2.茶碱类药物

小儿剂量为每次 4～5mg/kg；缓释茶碱，每次 8～10mg/kg，12 小时 1 次。氨茶碱的有效浓度与中毒浓度很接近，应作血浓度检测，最佳血药浓度为 10～15μg/mL。

3.抗胆碱药物

异丙阿托品气雾剂每次 1～2 揿，每日 3～4 次。

4.肾上腺皮质激素

尽可能采用吸入疗法，如吸入普米克都保于粉剂或气雾剂等。应严格掌握口服用药的适应证：一般只用于重症或持续发作或其他平喘药物难以控制的反复发作患者。需长期用药者，应将维持量改为每日或隔日清晨顿服。

5.抗生素

疑有细菌感染时宜同时选用适当的抗生素。

（三）哮喘持续状态的处理

1.吸氧

氧气浓度以 40% 为宜，相当于 4～5L/min，使 PaO_2 保持在 9.3～12.0kPa（70～90mmHg）。

2.补液、纠正酸中毒

可用 1/5 张的含钠液纠正脱水；用碳酸氢钠纠正酸中毒，改善 β 受体对儿茶酚胺的反应性。

3.糖皮质激素类静脉滴注

应早期、较大剂量应用。氢化可的松每次 5～10mg/kg，每 6 小时静脉滴注 1 次；地塞米松每次 0.25～0.75mg/kg，奏效较前者慢。

4.支气管扩张剂

①沙丁胺醇雾化剂吸入，每 1～2 小时吸入 1 次；②氨茶碱静脉滴注，每次 4～5mg/kg，30 分钟滴完；③如上述治疗不奏效者，可给予沙丁胺醇静脉注射，学龄前儿童每次 5μg/kg，学龄前期小儿用量减半。

5.异丙肾上腺素

以上治疗无效或无药可用时，可试用异丙肾上腺素以每分钟 0.1μg/kg 静脉滴注，每 15～20 分钟加倍，直到 PaO_2 及通气功能改善或心率达 180～200 次/分时停用，症状好转后可维持用药 24 小时左右，剂量不变。

6.镇静剂

可用水合氯醛灌肠，慎用或禁用其他镇静剂。

7.机械呼吸

指征为：①严重的持续性呼吸困难；②呼吸音减弱，遂以哮鸣音消失；③呼吸肌过度疲劳而使胸廓活动受限；④意识障碍，甚至昏迷；⑤吸入 40% 氧气而发绀仍无改善、$PaCO_2$≥8.6kPa

(65mmHg)。

(四)预防复发

1.免疫治疗

①脱敏疗法:用于对不可能避免的抗原(如尘埃、尘螨、花粉等)过敏,而一般治疗又未能控制复发者。根据皮肤试验结果,将引起阳性反应的过敏源浸液作皮下注射,浓度由低到高,剂量逐渐递增,每周注射 1 次,持续 2 年。若发作有季节性,则于发作前 1 月开始上述脱敏治疗,也是每周注射 1 次,15～20 次为 1 疗程。据报道螨脱敏治疗大多有效,偶有发热、局部一过性红肿痒痛、荨麻疹、哮喘发作等不良反应。②免疫调节治疗:可采用中医辨证论治或给胸腺肽等免疫调节剂提高机体免疫力,降低其过敏性。

2.色甘酸钠

宜在好发季节的前 1 个月开始用药,每次吸入 10～20mg,每日 3～4 次,经 4～6 周无效者可停用。一般对运动诱发的哮喘效果较好,对激素依赖性哮喘者,应用本品可望减少激素用量。

3.酮替酚(甲哌噻庚酮)

作用与色甘酸钠相似,小于 3 岁者每次 0.5mg,每日 2 次;大于 3 岁者每次 1mg,每日 1～2 次,口服 6 周无效可停用。

4.激素吸入疗法

能使哮喘得以缓解的患儿应继续吸入维持量糖皮质激素,至少 6 个月～2 年或更长时间。

5.自我管理教育

将防治知识教给患儿及家属,调动他们的抗病积极性,鼓励病儿参加日常活动和体育锻炼以增强体质。

五、护理评估

(一)健康史

急性发作入院者需仔细询问本次哮喘发作的时间、次数、持续时间;咳嗽和咳痰情况;有无喘息、呼吸困难,是否被迫坐起或呈端坐呼吸;是否烦躁不安、大汗淋漓等。评估发病前有无变应原接触史或感染史。家中是否养宠物;家具和玩具的类型;运动后是否有呼吸短促及喘鸣现象。了解过去发作的情形与严重程度及既往用药情况。慢性门诊随访患儿主要评估用药情况,哮喘控制状况。既往是否有湿疹、过敏史及家族史。

(二)身体状况

婴幼儿哮喘起病较缓慢,多为呼吸道感染后诱发的喘息;年长儿则多呈急性过程,大多在接触变应原后发作。患儿在发作间歇期可无任何症状和体征。发作前常有流泪、鼻痒、流涕、打喷嚏和刺激性干咳等症状。急性发作期典型表现为:咳嗽、喘息、气促和胸闷,伴呼气性呼吸困难和哮吼声,常在夜间和(或)清晨发作或加剧。严重者出现烦躁不安、强迫坐位或端坐呼吸、恐惧不安、大汗淋漓、面色青灰。体检可见桶状胸、三凹征,听诊过清音,两肺满布哮鸣音。

若哮喘发作经合理应用常规缓解药物治疗后仍不能在 24 小时内缓解者,称为哮喘持续状态（哮喘危重状态）。重症患儿呼吸困难加剧时，呼吸音明显减弱，哮鸣音亦消失，称“闭锁肺”，是哮喘最危险的体征。

（三）辅助检查

1.肺功能检查

主要用于 5 岁以上儿童，是确诊哮喘，亦是评估哮喘病情严重程度和控制水平的重要依据之一。主要检测第一秒用力呼气量（FEV_1）、第一秒用力呼气量占用力肺活量比值（FEV_1/FVC%）、最大呼气中期流速（MMEF）、呼气峰值流速（PEF），哮喘患儿以上指标均下降。

2.过敏状态检测

2016 年《儿童支气管哮喘诊断与防治指南》指出：吸入变应原致敏是儿童发展为持续性哮喘的主要危险因素，儿童早期食物致敏可增加吸入变应原致敏的危险性。对于所有反复喘息怀疑哮喘的儿童，均推荐进行变应原皮肤点刺试验或血清以了解患儿的过敏状态，协助哮喘诊断。外周血嗜酸性粒细胞分类计数对过敏状态的评估有一定价值。

3.胸部 X 线检查

急性发作时双肺透亮度增加，呈过度充气状态；合并感染时，肺纹理增加及小片状阴影。通过 X 线检查还可排除肺结核、支气管异物等。

（四）心理-社会状况

了解患儿及家长对疾病相关知识的认识程度。患儿及家长有无因患儿反复哮喘而产生焦虑、抑郁或恐惧情绪。评估家长文化知识水平、家庭居住环境、经济状况；评估家庭功能及其对哮喘儿童的管理水平。

六、常见护理诊断/问题

（一）低效性呼吸型态

与支气管痉挛、气道阻力增加有关。

（二）清理呼吸道无效

与呼吸道分泌物多且黏稠有关。

（三）潜在并发症

呼吸衰竭。

（四）焦虑

与哮喘反复发作有关。

（五）知识缺乏

缺乏哮喘相关的防护知识。

七、预期目标

（1）维持气道通畅。

（2）未发生呼吸性酸中毒。

（3）患儿能够掌握哮喘治疗及护理的相关知识。

(4)患儿能保持平静状态,焦虑得到缓解。

八、护理措施

处于慢性持续期或临床缓解期的哮喘儿童主要以促进患儿家庭功能正常,提高家庭管理水平为主。对急性发作期的哮喘儿童主要以改善通气、缓解症状为主。

(一)维持有效呼吸

1.遵医嘱正确使用糖皮质激素和支气管扩张剂

吸入治疗是首选的药物治疗方法。使用吸入型药物时应注意:①根据患儿年龄选择合适的吸入装置,指导患儿正确掌握吸入技术,确保临床疗效;②使用时嘱家长或患儿充分摇匀药物,在按压喷药于咽喉部的同时深吸气,闭口屏气10秒钟,然后用鼻呼气,使药物吸入细小支气管而发挥最佳疗效;③吸入型糖皮质激素(ICS)的局部不良反应包括声音嘶哑、咽部不适及口腔念珠菌感染。嘱患儿吸药后清水漱口或加用储雾罐、选用干粉吸入剂等方法来降低其发生率;④切忌盲目增加喷吸药物次数,如使用吸入型速效B_2受体激动剂,通常一天内不应超过3～4次。过量使用,可引起心律失常,甚至猝死;⑤糖皮质激素宜在饭后服用,用药后应注意观察其疗效及不良反应。

2.吸氧

根据病情给予鼻导管或面罩吸氧,氧浓度以40%为宜,根据血气分析调整氧流量,使PaO_2保持在9.3～12.0kPa(70～90mmHg)。

3.保证休息

发作期应绝对卧床,取坐位或半卧位。教会并鼓励患儿做深而慢的呼吸运动。

(二)保持呼吸道通畅

(1)保持病室空气清新,温湿度适宜,避免有害气体、花草、地毯、皮毛、烟及尘土飞扬等诱因。

(2)评估患儿咳嗽情况、痰液性状和量,对咳痰困难、痰液黏稠者,可遵医嘱用祛痰药及雾化吸入。指导患儿进行有效咳嗽、协助叩背,促进痰液的排出。对痰液过多而无力咳出者应及时吸痰。

(3)保证能量和水分供给

哮喘急性发作时,患儿常伴有脱水、痰液黏稠,形成痰栓阻塞小支气管而加重呼吸困难,应鼓励患儿多喝水,重症患儿应静脉补液,纠正水、电解质和酸碱平衡紊乱。

(三)密切观察病情变化

哮喘急性发作时应密切监测患儿的生命体征及呼吸型态的改变,同时给予患儿连续的心电监护,做好记录,防止并发症的发生。若出现呼吸困难加剧、呼气性呻吟、脉搏细速、血压下降,并伴有嗜睡、昏睡等意识障碍常提示呼吸衰竭的可能,应立即报告医生并协助医生进行抢救。若严重哮喘经有效支气管扩张剂治疗后持续24小时(或以上)仍不缓解者,应警惕有哮喘持续状态的可能。应做好抢救准备,遵医嘱用药,必要时行机械通气。

(四)心理护理

支气管哮喘是一种与心理因素密切相关的疾病。哮喘患儿往往有烦躁不安、焦虑、恐惧等表现。应保证病室安静、舒适、清洁，避免刺激，尽可能集中进行护理操作，以利于患儿休息。哮喘发作时，陪伴并安慰患儿使其保持安静，尽量满足患儿一些合理要求，缓解其紧张、恐惧心理。采取不同的方式与患儿及其家长进行交流、沟通，了解其心理状态，并根据个体情况提供相应的心理护理，消除患儿及家长的焦虑情绪。

（五）健康教育

虽然目前哮喘尚不能根治，但通过有效的哮喘防治教育与长期合理的管理，建立医-患-护之间的良好伙伴关系，是达到哮喘控制目标最基本的环节。需反复叮嘱随身携带支气管扩张剂，指导吸入技术及储雾罐的使用方法，教会家长和年长儿童紧急情况下的自救措施。

九、护理评价

经过治疗及护理，患儿能否改善通气、保持气道通畅；是否能够遵医嘱正确使用糖皮质激素和支气管扩张剂；患儿及家长能否说出诱发哮喘发作的常见过敏原。

第四节　肺炎的护理

肺炎是由不同病原体或其他因素引起的肺部炎症。以发热、咳嗽、气促、呼吸困难以及肺部固定细湿啰音为特征。肺炎是儿童尤其是婴幼儿时期的常见疾病。婴幼儿肺炎是我国住院小儿死亡的第一原因，已被我国卫生部列为小儿重点防治的四病之一。本病一年四季均可发病，以冬春季及气温骤变时多见，常在上呼吸道感染，急性气管、支气管炎后发病，也可为原发感染。

一、分类

目前，小儿肺炎的分类尚未统一，常用的方法为：①按病理分类，分为大叶性肺炎、小叶性肺炎（支气管肺炎）、间质性肺炎等；②按病因分类，分为细菌性肺炎、病毒性肺炎、真菌性肺炎、支原体肺炎、衣原体肺炎、原虫性肺炎及非感染病因引起的肺炎如吸入性肺炎等；③按病程分类，急性肺炎（病程＜1 个月）、迁延性肺炎（病程 1～3 个月）、慢性肺炎（病程＞3 个月）；④按病情分类，轻症肺炎（呼吸系统症状为主，无全身中毒症状）、重症肺炎（除呼吸系统受累外，其他系统亦受累，且全身中毒症状明显）。

临床上如果病因明确，按病因分类，以便指导治疗，如病因不明，则按病理分类。

二、病因及发病机制

引起肺炎的病原体在发达国家主要是病毒，常见有呼吸道合胞病毒、腺病毒、副流感病毒等，而在发展中国家则以细菌为主，常见有肺炎链球菌、流感嗜血杆菌和葡萄球菌等。近年来肺炎支原体肺炎、衣原体肺炎在逐渐增多。部分患儿为混合感染。冷暖失调、居住环境不良、维生素 D 缺乏性佝偻病、营养不良、先天性心脏病及免疫力低下等为诱发因素。

病原体一般由呼吸道侵入，也可经血行入肺，引起肺组织充血、水肿、炎性细胞浸润。炎症使支气管黏膜水肿、管腔狭窄，肺泡壁因充血水肿而增厚，肺泡腔内充满炎性渗出物，导致通气与换气功能障碍。通气不足引起 PaO_2 降低及 $PaCO_2$ 增高，换气障碍则引起低氧血症。为代偿缺氧，患儿呼吸与心率增快，出现鼻翼扇动和三凹征。重症患儿，由于缺氧和二氧化碳潴留及毒血症等，导致循环系统、消化系统、中枢神经系统的一系列并发症、混合性中毒及器官功能障碍。

三、临床表现

（一）轻症肺炎

仅以呼吸系统症状为主，主要症状为发热、咳嗽、气促。①发热：热型不一，多为不规则热型，体温往往高达 39℃左右，小婴儿及重症营养不良儿可不发热，甚至体温不升。②咳嗽：较频，初为刺激性干咳，以后转为湿性有痰的咳嗽。新生儿、早产儿则表现为口吐白沫。③气促：常发生在发热、咳嗽之后，呼吸加快，并有鼻翼扇动，重者可有三凹征、唇周发绀。④肺部体征：早期不明显或仅呼吸音粗糙，以后可闻及固定的中、细湿啰音，以背部两肺下方及脊柱两旁较多，于深吸气末更明显。叩诊正常，若病灶融合扩大则出现相应的肺实变体征（叩诊呈浊音，听诊呼吸音减低或管状呼吸音）。

（二）重症肺炎

呼吸系统症状加重，高热持续不退，有明显的中毒及缺氧症状。还可累及循环、神经和消化等系统，出现相应的临床表现。

1.循环系统

循环系统常见心肌炎和心力衰竭。前者表现面色苍白、心动过速、心音低钝、心律不齐；心电图显示，ST 段下移和 T 波低平、倒置。心力衰竭时有：①安静时心率突然加快，婴儿期＞180 次/分，幼儿期＞160 次/分；②呼吸突然加快＞60 次/分；③肝脏迅速增大；④突然极度烦躁不安，面色发灰或苍白，明显发绀；⑤心音低钝、奔马律，颈静脉怒张；⑥尿量减少或无尿，颜面眼睑及下肢浮肿。

2.神经系统

轻度缺氧表现烦躁或嗜睡；严重可引起脑水肿、颅内压增高及中毒性脑病，出现昏睡、昏迷、反复惊厥、前囟膨隆，可有脑膜刺激征、呼吸不规则等。

3.消化系统

常有腹胀、吐泻、食少，重症可引起中毒性肠麻痹，肠鸣音消失。腹胀严重时，迫使膈肌上升压迫肺脏，更加重呼吸困难。

（三）并发症

早期合理治疗者并发症少见。若延误诊治或病原体致病力强，特别是金黄色葡萄球菌感染者可引起并发症。在肺炎治疗过程中，中毒症状或呼吸困难突然加重或体温持续不退或退而复升均应考虑出现脓胸、脓气胸、肺大泡等并发症。

四、辅助检查

(一)血常规检查

细菌感染时白细胞总数增多,中性粒细胞增多,但年幼、体弱、重症肺炎者,白细胞总数可正常或反而降低;病毒感染时白细胞数多正常或偏低,分类以淋巴细胞为主。

(二)病原学检查

可作病毒分离和细菌培养以明确病原体。血冷凝集试验在50%~70%的支原体肺炎患儿中可呈阳性。

(三)X线检查

两肺中、下野有散在的大小不等的斑片状阴影,当病灶融合扩大时,则可见大片状阴影。

五、治疗要点

主要是控制感染、对症治疗、防治并发症。根据不同病原体选择有效抗生素控制感染,使用原则为早期、联合、足量、足疗程,重症宜经静脉给药,用药时间应持续至体温正常后5~7天,临床症状消失后3天。病毒感染可选用利巴韦林等抗病毒药物。中毒症状明显或严重喘别、脑水肿、感染性休克、呼吸衰竭者应用糖皮质激素,常用地塞米松,疗程3~5天。对症治疗主要是止咳、平喘、改善低氧血症及纠正水电解质与酸碱平衡紊乱,同时,积极防治心力衰竭、中毒性脑病、中毒性肠麻痹等并发症,发生脓胸、脓气胸者应及时穿刺引流。

六、护理评估

(一)病史

询问患儿既往有无反复呼吸道感染现象,了解发病前有无原发疾病,如麻疹、百日咳、营养不良、维生素D缺乏性佝偻病等。出生时是否有早产及窒息史,家庭成员是否患呼吸道感染性疾病,以及患儿的生长发育情况。

(二)身体状况

1.支气管肺炎

大多起病较急。主要表现为发热、咳嗽和气促。咳嗽较频,呼吸频率加快,可有鼻翼扇动、点头呼吸、三凹征、唇周发绀等表现。典型病例肺部可听到较固定的中、细湿啰音。新生儿、小婴儿常不易闻及湿啰音。新生儿表现为口吐白沫。

重症肺炎常有全身中毒症状及循环、神经、消化系统受累的临床表现。

(1)循环系统受累时常见心肌炎、心力衰竭。心肌炎表现为面色苍白、心动过速、心音低钝、心律不齐及心电图改变;心力衰竭表现为突然呼吸困难加重,呼吸>60次/分,极度烦躁不安,面色苍白或发绀;心率增快,婴儿>180次/分,幼儿>160次/分,心音低钝、奔马律;肝迅速增大,在肋下3cm或短时间内增大程度>1.5cm,颈静脉怒张;尿少或无尿,颜面或双下肢水肿等。

(2)神经系统受累时表现为精神萎靡、烦躁、嗜睡。严重者出现意识障碍、惊厥、前囟膨隆、脑膜刺激征、呼吸不规则、瞳孔对光反射迟钝或消失等中毒性脑病表现。

(3)消化系统则表现为腹胀、纳差、呕吐、腹泻等。中毒性肠麻痹时腹胀、肠鸣音减弱或消失。消化道出血时吐咖啡色物、便血等。

(4)若延误诊断或病原体致病力强者,可引起脓胸、脓气胸、肺脓肿、肺大泡、化脓性心包炎等并发症。

胸部X线检查支气管肺炎早期肺纹理增粗,以后出现大小不等的斑片状阴影,可融合成片,以双肺下野、中内带及心膈角居多。

2.几种不同病原体所致肺炎的特点

(1)呼吸道合胞病毒肺炎:是呼吸道合胞病毒感染所致,多见于2岁以内婴儿,6个月以下发病率最高。起病急骤,喘憋为主,很快出现呼气性呼吸困难及缺氧症状,肺部可闻及喘鸣音及细湿啰音。若病情严重,全身中毒症状和呼吸困难明显亦称喘憋性肺炎。胸部X线检查常见小片阴影、肺纹理增多及肺气肿。呼吸道合胞病毒可以引起婴幼儿下呼吸道感染的另一种临床类型即毛细支气管炎,有喘憋临床表现,但中毒症状不严重。胸部X线以肺间质病变为主,常有肺气肿和支气管周围炎。

(2)腺病毒肺炎:由腺病毒引起,在我国以3、7血清型较为多见。本病以6个月至2岁婴幼儿多见,病情重,病程迁延,可留有严重的肺功能损害。急起稽留高热,全身中毒症状出现早,咳嗽较剧,可出现喘憋、呼吸困难、发绀等。肺部体征出现较晚,常在高热4～5天后才开始出现少许水泡音,随后出现因病变融合所致的肺实变体征。X线肺部改变的出现较肺部体征早,可见大小不等的片状阴影或融合成大病灶,并多见肺气肿;病灶吸收较缓慢,需数周至数月。

(3)葡萄球菌肺炎:包括金黄色葡萄球菌及白色葡萄球菌所致的肺炎,多见于新生儿及婴幼儿。金黄色葡萄球菌能产生多种毒素与酶,引起肺部广泛性出血、坏死、多发性小脓肿,可引起迁徙化脓性病变。临床上起病急,进展迅速,多呈弛张性高热,中毒症状明显。肺部体征出现较早,双侧肺有中、细湿啰音,容易并发脓胸、脓气胸等。胸部X线表现依病变不同,可出现小片浸润影、小脓肿、肺大泡或胸腔积液等变化。

(4)肺炎支原体肺炎:病原体为肺炎支原体,常有发热,热程1～3周,刺激性干咳较为突出,咳出黏稠痰,甚至带血丝。肺部体征常不明显,少数可听到干、湿啰音。部分患儿出现全身多系统的临床表现。胸部X线检查大体分为四种改变:①肺门阴影增浓较为突出;②支气管肺炎改变;③间质性肺炎改变;④均一的实变影。

(三)心理社会状况

了解患儿既往有无住院的经历。患儿家长因患儿住院时间较长、家庭正常生活秩序被打乱,不了解肺炎的有关知识而产生焦虑和不安的心理,表现为急躁、不知所措。应评估患儿及家长的心理状态,对疾病的病因和预防知识的了解程度、家庭环境及家庭经济情况。患儿因发热、缺氧等身体不适,环境陌生及与父母分离而产生焦虑和恐惧,表现为哭闹、易激惹或少动寡言、情绪抑郁。

(四)辅助检查

1.病原学检查

取鼻咽拭子或气管分泌物标本作病毒或肺炎支原体的分离鉴定。取气管吸出物、胸腔积液、脓液及血液作细菌培养。用免疫学方法进行细菌抗原检测。冷凝集试验、双份血清抗体的测定及检测血清中特异性抗体等均有助于病原学诊断。

2.外周血白细胞检查

病毒性肺炎白细胞计数大多正常或降低；细菌性肺炎白细胞计数及中性粒细胞数常增高，并有核左移，胞浆中可见中毒颗粒。

七、护理诊断

（一）气体交换受损

与肺部炎症有关。

（二）清理呼吸道无效

与呼吸道分泌物过多、痰液黏稠、无力排痰有关。

（三）体温过高

与感染有关。

（四）潜在并发症

1.心力衰竭

与肺动脉高压及中毒性心肌炎有关。

2.中毒性脑病

与缺氧和二氧化碳潴留有关。

3.中毒性肠麻痹

与毒血症及严重缺氧有关。

八、护理目标

(1)患儿气促、发绀症状消失，呼吸平稳。

(2)患儿能顺利有效的咳出痰液，咳嗽强度减弱，痛苦减轻。

(3)体温及其他生命体征恢复正常。

(4)住院期间患儿没有发生或及早发现并发症。

九、护理措施

（一）改善呼吸功能

1.保持环境舒适

保持空气新鲜，病室每天上午、下午各通气 1 次，紫外线消毒 1 次。室温维持在 18～22℃，湿度以 55%～60%为宜，利于呼吸道的湿化，有助于分泌物的排出。不同病原体肺炎患儿应分室居住，以防交叉感染。

2.保证患儿休息

取半卧位或将床头抬高 30°～60°，尽量避免哭闹，以减少氧的消耗。为了减轻肺淤血和防止肺不张，可以经常帮助患儿翻身、更换体位或抱起患儿。

3.给氧

出现呼吸困难、喘憋、口唇发绀、面色苍白等情况立即遵医嘱给氧。一般可用鼻导管法，氧流量为 0.5～1L/min(即滤过瓶中气泡每分钟出现 100～200 个)，氧浓度为 40%；注意及时清理鼻腔分泌物，氧气应湿化，以免损伤气道纤毛上皮细胞和使痰液变黏稠；新生儿或鼻腔分泌物多者，可用面罩、鼻塞、头罩或氧帐；缺氧明显者可用面罩法给氧，氧流量为 2～4L/min，氧浓度为 50%～60%；若出现呼吸衰竭，则使用人工呼吸器。

4.遵医嘱正确使用抗生素

以消除肺部炎症，促进气体交换。用药时间应持续至体温正常后 5～7 天或临床症状基本消失后 3 天。支原体肺炎至少用药 2～3 周。葡萄球菌肺炎一般于体温正常后继续用药 2 周，总疗程 6 周左右。

(二)保持呼吸道通畅

1.及时清除口鼻分泌物

重症患儿每 2 小时翻身 1 次；为患儿拍背，促使痰液排出。方法：五指并拢、掌指关节略屈，由下向上、由外向内，轻拍背部，边拍边鼓励年长儿咳嗽，以促使肺泡及呼吸道的分泌物借助重力和振动易于排出；病情许可的情况下可进行体位引流。

2.痰液黏稠不易咳出者

遵医嘱给予超声雾化吸入，每天 2 次，每次 20 分钟；必要时吸痰，注意勿损伤黏膜，吸痰不能过频和过慢(过频可刺激黏液增多，过慢可妨碍呼吸，使缺氧加重)，吸痰不宜在哺乳后 1 小时内进行，以免引起呕吐；吸痰时患儿多因刺激而咳嗽、烦躁，吸痰后宜立即吸氧。

3.按医嘱给药

痰多者给予祛痰剂，如复方甘草合剂等；对严重喘憋者给予支气管解痉剂，如沙丁胺醇等；中毒症状明显、喘憋严重者可用地塞米松每次 2～5mg，每天 2～3 次，疗程 3～5 天。

4.供给足够营养和水分

给予易消化、营养丰富的流质、半流质饮食，少食多餐，避免过饱影响呼吸；喂食时应耐心，防止呛咳引起窒息；重症不能进食者，给予静脉营养。给患儿多饮水，保证液体的摄入量，以湿润呼吸道黏膜，防止痰液黏稠不易咳出，也可以防止因发热引起脱水。

(三)维持体温正常

监测体温变化并警惕高热惊厥的发生。对高热者及时予以降温措施，并保持口腔及皮肤清洁。

(四)密切观察病情，及时发现问题并协助医师共同处理

(1)如果患儿出现烦躁不安、面色苍白、气喘加剧，并有心率增快、肝在短时间内急剧增大等心力衰竭的表现时，应及时报告医生，并减慢输液速度，准备强心、利尿药物，以便及时应用；若患儿口咳粉红色泡沫痰为肺水肿的表现，可给患儿吸入经 20%～30%乙醇湿化的氧气，乙醇能降低肺泡的表面张力，使泡沫破裂消散，以改善气体交换，迅速减轻缺氧症状，每次吸入不宜超过 20 分钟。

(2)密切观察神志、瞳孔的变化及肌张力等，若有烦躁或嗜睡、惊厥、昏迷、呼吸不规则、肌张力增高等颅内高压表现时，应立即报告医生，并与医生共同抢救。

(3)观察有无腹胀,肠鸣音是否减弱或消失,是否有便血,及时发现中毒性肠麻痹。

(4)观察脓胸或脓气胸的表现:如患儿病情突然加重,出现剧烈咳嗽、烦躁不安、呼吸困难、胸痛、面色青紫等表现时,提示并发了脓胸或脓气胸,应及时报告医生,并配合进行胸腔穿刺或胸腔闭式引流。

十、健康教育

(1)向患儿家长介绍肺炎的有关知识,如发病原因、主要表现及转归等,介绍患儿的病情,解释治疗用药的作用和疗程;操作时应向患儿解释操作过程和使用仪器,缓解患儿及家长的紧张、焦虑情绪。

(2)合理安排患儿作息,强调让患儿安静休息对疾病康复的重要性;解释更换体位的意义,教会家长拍背协助排痰的方法。

(3)指导家长正确用药,讲解治疗肺炎常用药物的名称、剂量、用法及不良反应,用药后的观察,强调在服用抗生素时要遵医嘱准时给患儿用药。

(4)指导家长合理喂养,加强体格锻炼,以改善呼吸功能;对易患呼吸道感染的患儿,在寒冷季节或气候骤变外出时,应注意保暖,避免着凉;定期进行健康检查,按时预防接种;教育患儿咳嗽时用手帕或纸捂嘴,不随地吐痰,防止病原菌污染空气而传染给他人。积极治疗佝偻病、贫血、营养不良、先天性心脏病及各种急性传染病等。

第五节 气管异物的护理

气管异物是指异物因误吸滑入气管和支气管,产生以咳嗽和呼吸困难为主要表现的临床急症,多见于5岁以下儿童。

一、病因

(1)婴儿牙齿没有发育完好,不能完全咬碎硬食物,食物易吸入气管和支气管。

(2)婴幼儿在进食或口含物品时,因说话、哭、笑、跌倒等原因不慎将异物吸入气管和支气管。常见异物有花生、黄豆、果核、笔帽、纽扣、硬币等,少数为全麻或昏迷患者误吸呕吐物所致。

(3)进食果冻、螺蛳等食物时,由于吸食过猛导致食物吸入气管和支气管。

二、临床表现

(一)异物进入期

异物经过声门进入气管、支气管时,立即引起剧烈呛咳、喘憋、面色青紫和不同程度的呼吸困难,随异物深入,症状可缓解。

（二）安静期

异物停留在气管或支气管内，经过一段时间可无症状或仅有轻微咳嗽及喘鸣，若异物较小，停留在小支气管内时，可无任何症状。

（三）刺激与炎症期

阵发性、痉挛性咳嗽是气管、支气管异物的一个典型症状。异物刺激局部黏膜产生炎症反应，并可合并细菌感染引起咳喘、痰多等症状。

（四）并发症期

常见支气管肺炎、肺不张、肺气肿、肺脓肿。

三、实验室检查

（一）胸部X线检查

胸部X线检查是常用的检查方法，但除金属异物外，多数异物不能直接在X线胸片中显示具体位置。

（二）CT检查

通过三维重建的仿真支气管镜可以显示出异物所在的部位及大小，对于难以诊断和形态特异的异物的手术具有指导意义。

（三）支气管镜检查

如疑有气管、支气管异物时，应做支气管镜检查。

四、治疗要点

治疗原则：及时取出异物，控制感染，保持呼吸道通畅。

（一）拍背法

让小儿趴在救护者膝盖上，头朝下，托其胸，拍其背部4下，使小儿咳出异物。

（二）催吐法

用手指伸进口腔，刺激舌根催吐，适用于较靠近喉部的气管异物。

（三）迫挤胃部法

救护者抱住患儿腰部，用双手示指、中指、无名指顶压其上腹部，用力向后上方挤压，压后放松，重复而有节奏地进行，以形成冲击气流，把异物冲出。此法为美国海默来克医生所发明，故称“海默来克手法”。

五、护理评估

（一）健康史

了解患儿有无玩耍及吸入碎小食物、纽扣等，有无突然发作呛咳、喘憋及呼吸困难、面色青紫等。

（二）身体状况

身体状况以突然呛咳为主要症状，继之有喘憋、呼吸困难、发绀。若异物堵塞一侧支气管，可闻及该侧肺部呼吸音低。

（三）心理-社会状况

本病病情较危急，可发生窒息死亡，常需气管插管甚至气管切开治疗。患儿表现为呼吸困难、烦躁不安、发绀等。家长表现为焦虑、自责、忧虑、抱怨等心理反应。

六、护理诊断

（一）有窒息的危险

与气管、支气管内异物有关。

（二）气体交换受损

与异物阻塞气管、支气管有关。

（三）有感染的危险

与异物刺激气管、支气管黏膜，影响分泌物排出有关。

（四）知识缺乏

缺乏气管、支气管异物的预防知识，对其危害性认识不足。

七、护理措施

（1）减少患儿哭闹，以免异物变位发生急性喉梗阻，出现窒息危及生命。

（2）做好手术宣教，使患儿家长了解气管异物的治疗方法，减轻家长的焦虑情绪。

（3）术前准备：①准备氧气、气管切开包、负压吸引器、急救药品等；②密切观察患儿病情，如有烦躁不安、呼吸困难加重、三凹征明显、口唇发紫、出大汗等情况应及时通知医生；③支气管镜下取出异物是唯一有效的治疗方法。支气管镜检查术采用全麻，应告知患儿及其家长注意事项和要求（检查前需禁食 6～8 小时或禁奶 4 小时）。

（4）术后护理：了解手术经过，包括时间、异物取出情况等；观察有无喉头水肿、纵隔气肿、皮下气肿引起的呼吸困难。支气管镜下取出异物后，患儿需在 4 小时后方可进食。

第六节　急性呼吸衰竭的护理

急性呼吸衰竭（ARF）简称呼衰，为小儿时期常见急症之一，系指累及呼吸中枢或呼吸器官的各种疾病，导致肺氧合障碍和（或）肺通气不足，影响气体交换，引起低氧血症或（和）高碳酸血症，并由此产生一系列生理功能和代谢紊乱的临床综合征。

一、病因与发病机制

小儿急性呼吸衰竭以呼吸系统疾病为主，中枢神经系统疾病次之。新生儿以呼吸窘迫综合征、颅内出血、窒息、上呼吸道梗阻和感染多见；婴幼儿以急性喉炎、支气管肺炎、异物吸入和脑炎为主；儿童以哮喘持续状态、多发性神经根炎、支气管肺炎和脑炎常见。

急性呼吸衰竭分为中枢性和周围性两大类。中枢性呼衰因呼吸中枢的病变,呼吸运动发生障碍,通气量明显减少。周围性呼衰由呼吸器官或呼吸肌病变所致,可同时发生通气与换气功能障碍。急性呼吸衰竭时机体的基本改变为缺氧、二氧化碳潴留和呼吸性酸中毒,脑细胞渗透性发生改变,出现脑水肿。呼吸中枢受损,通气量减少,其结果又加重呼吸性酸中毒和缺氧,则形成恶性循环。严重的呼吸性酸中毒则影响心肌收缩力,心博出量减少,血压下降,肾血流量减少,肾小球滤过率降低,导致肾功能不全,产生代谢性酸中毒,使呼吸性酸中毒难以代偿,酸中毒程度加重,血红蛋白与氧结合能力减低,血氧饱和度逐渐下降,形成又一个恶性循环。

二、临床表现

除原发病的症状外,主要为呼吸系统症状以及低氧血症和高碳酸血症的症状。

(一)呼吸系统症状

1.呼吸困难

气道阻塞性疾病常见呼吸频率加快及鼻翼煽动,辅助呼吸肌活动加强。呼吸中枢受累常表现呼吸节律紊乱,呈潮式呼吸、叹息样呼吸、抽泣样呼吸及下颌呼吸等。

2.呼吸抑制

可由神经系统疾患及镇静、安眠药中毒所致。有呼吸中枢抑制、颅神经损害和呼吸肌麻痹等表现。

(二)低氧血症

1.发绀

以唇、口周、甲床等处明显。PaO_2<40mmHg(5.3kPa),SaO_2<0.75 时出现发绀。但在严重贫血、血红蛋白低于 50g/L 时可不出现发绀。

2.心血管功能紊乱

急性缺氧早期,血压上升,心率增快,心排血量增加。以后则因心率减慢,心律不齐,心排血量减少,致血压下降而出现休克。

3.神经精神症状

早期有烦躁、易激动、视力模糊,继而神志淡漠、嗜睡、意识障碍,严重者可有颅内压增高、脑疝的表现。

4.消化系统症状

消化道出血,常与脑病、休克并存。肝脏严重缺氧时,可发生小叶中心坏死,转氨酶升高、肝功能改变等。

5.肾功能障碍

少尿或无尿,尿中出现蛋白、红细胞、白细胞及管型,严重者可出现肾衰竭。

(三)高碳酸血症

$PaCO_2$ 增高时,常有出汗、烦躁不安和意识障碍等;当 $PaCO_2$ 继续增高则出现惊厥、昏迷、视盘水肿等。

三、实验室检查

(1)呼吸衰竭早期及轻症者,PaO_2 降低、$PaCO_2$ 正常(Ⅰ型呼衰,即低氧血症呼衰);晚期及重症者,PaO_2 降低、$PaCO_2$ 增高(Ⅱ型呼衰,即高碳酸血症呼衰)。在海平面、休息状态、呼吸室内空气的情况下,$PaO_2 \leqslant 6.65kPa(50mmHg)$,$PaCO_2 \geqslant 6.65kPa(50mmHg)$,$SaO_2 \leqslant 0.85$,可诊断为呼吸衰竭。

(2)根据病因做相应的检查如胸部X片,头颅CT等。

四、治疗原则

基本原则是治疗原发病及防治感染;纠正酸碱失衡及水、电解质紊乱;改善呼吸功能;维持各系统的功能;及时进行辅助呼吸。

(一)病因治疗

根据病史、体检及实验室检查结果,及时处理。选用敏感的抗生素防治感染。

(二)氧疗

保持呼吸道通畅,解除支气管痉挛,根据病情选用适当的给氧方式,以提高氧分压,缓解组织缺氧,减轻心肌负荷。

(三)维持水、电解质平衡,纠正酸碱平衡紊乱

电解质补充应根据血清电解质检查结果调整,可静脉补充能量、水、电解质,以防止脱水和电解质失衡。呼吸衰竭时以呼吸性酸中毒最常见,以改善通气为主。若同时伴有代谢性酸中毒,则应在改善通气的同时适当补充碱性药物。

(四)支持疗法

适当的营养有利于患儿组织修复,增加机体免疫力,必要时静脉补充营养。

(五)药物治疗维持各系统功能

1.呼吸兴奋剂

直接兴奋呼吸中枢,增加呼吸频率,适用于呼吸道通畅而呼吸表浅的早期呼吸衰竭者。常用药物有洛贝林、可拉明(尼可刹米)等,肌内或静脉注射交替使用。

2.强心剂及扩血管药物

并发心力衰竭时,及时使用洋地黄制剂(如地高辛、毛花甘C),以增强心肌收缩力,减慢心率,减少心肌氧耗。扩血管的药物常选用东莨菪碱、酚妥拉明等,可改善循环障碍、减轻心脏负荷、减轻肺动脉高压和肺水肿,并可增加肾脏灌流量。

3.脱水剂

治疗脑水肿是打断呼衰—呼吸性酸中毒—脑水肿恶性循环的重要环节。常用20%甘露醇。

4.利尿剂

防治肺水肿是治疗呼吸衰竭的措施之一。可用呋塞米或乙酰唑胺。

5.肾上腺皮质激素

可减少炎症渗出,增加应急功能,缓解支气管痉挛,改善通气;具有降低脑血管通透性,减

少脑脊液生成，改善脑水肿及抗过敏作用。常选用地塞米松。

（六）人工辅助呼吸

气管插管或切开，采用机械呼吸机。

五、护理措施

（一）维持有效呼吸

1.合理给氧

给氧的原则为能缓解缺氧但不抑制颈动脉窦和主动脉体对低氧分压的敏感性为准，故应低流量持续吸氧，以维持 PaO_2 在 8.65～11.31kPa(65～85mmHg)为宜。以温湿化给氧为宜，用氧方式一般采用鼻导管、面罩、头罩、持续气道正压给氧等。急性缺氧吸氧浓度 40％～50％，慢性缺氧吸氧浓度 30％～40％，紧急抢救需要时可 100％纯氧吸入，但持续时间不超过 4～6 小时，以免引起氧中毒。

2.气管插管及气管切开

新生儿及小婴儿气管切开并发症较多，应尽量少用。气管插管及气管切开的指征：存在难以解除的上呼吸道梗阻；心肺功能衰竭；吞咽麻痹、呼吸肌麻痹及昏迷；需要行机械通气；循环衰竭者可降低其呼吸功能；需经气管插管清理下呼吸道分泌物、肺部灌洗；抢救生命时无法建立静脉通路，需要气管插管给药。注意提前对患儿及家长做好解释工作。

3.机械通气

(1)使用呼吸机指征：血气分析结果是把握使用呼吸机时机的重要依据。急性呼吸衰竭 PCO_2 在 8.0～9.3kPa(60～70mmHg)以上，慢性呼吸衰竭 $PaCO_2$ 在 9.3～10.6kPa(70～80mmHg)以上，吸氧浓度 60％动脉血 PaO_2 仍低于 6.7kPa(50mmHg)时，可考虑应用呼吸机支持呼吸。但血气变化受许多因素影响，呼吸机应用主要须根据患儿临床表现决定。

(2)专人监护：经常检查呼吸机各项参数是否符合要求，不可关闭报警功能，保持管路连接紧密、通畅；注意观察患儿生命体征的变化，观察胸廓起伏、面色及周围循环状况，观察患儿有无自主呼吸、与呼吸机是否同步呼吸；准确执行医嘱，及时完成各项标本采集，了解化验检查的结果；做好消毒隔离，防止院内感染；做好基础护理，如气道湿化、口鼻腔护理、皮肤护理、适当功能锻炼。

(3)撤离呼吸机的指征及方法：①指征：患儿病情好转，呼吸循环系统功能稳定，吸入 50％的氧时，PaO_2＞6.7kPa(50mmHg)，$PaCO_2$＜6.7kPa(50mmHg)；维持自主呼吸 2～3 小时以上；②方法：在间歇指令通气等辅助通气方法下，逐渐降低通气条件，延长自主呼吸时间，直至撤机。期间注意鼓励患儿自主呼吸，并指导患儿进行呼吸肌功能锻炼。

（二）保持呼吸道通畅

1.协助排痰，保持呼吸道通畅

鼓励清醒患儿用力咳痰，对咳嗽乏力的患儿每 2 小时翻身一次，并经常轻叩胸背部，促进排痰。咳嗽无力、昏迷、气管插管及气管切开的患儿，及时吸痰，吸痰前充分给氧。吸痰动作轻柔，负压不宜过大，吸引时间不宜过长，以防损伤气道黏膜。

2.气道湿化和雾化吸入

可用加温湿化器或超声雾化器湿化气道，每日数次，每次 15 分钟。湿化液中可加入解痉、化痰、抗感染药物。

（三）合理营养

保障热量及营养的供给，选择高热量、高蛋白、易消化和富含维生素的饮食，危重患儿可用鼻饲饮食，以免产生负氮平衡。

（四）预防感染

病室的空气、地面、物品表面等每日应定时消毒，有条件者可设置空气净化装置。定期清洁、更换气管内套管、呼吸机管道、湿化器等物品。限制探视人数。严格执行手卫生、遵守无菌操作规程。做好口腔和鼻腔护理。疑有呼吸道感染时，立即行血培养、痰培养及药敏试验，选用适当抗生素。

（五）密切观察病情变化

监测患儿的呼吸频率、节律、心率、心律、意识、体温变化以及末梢循环、尿量等情况，昏迷患儿还要注意观察瞳孔、肌张力、神经反射等变化。

（六）用药护理

呼吸兴奋剂如尼可刹米、洛贝林应慎用。在呼吸道通畅的前提下，呼吸兴奋剂对中枢性呼吸衰竭有一定作用；对周围性呼吸衰竭不宜使用，比如呼吸道梗阻、严重的肺部疾病、哮喘发作、神经肌肉疾病等导致的呼吸衰竭以及低氧血症性呼吸衰竭（如急性呼吸窘迫综合征 ARDS）和心搏骤停导致的呼吸抑制。遵医嘱应用强心药、血管活性药、利尿药、脱水药、电解质等，注意观察用药效果及不良反应。

（七）心理护理

常与患儿及家长交流沟通，使其了解病情及相关治疗护理情况，帮助其树立战胜疾病的信心。

（八）健康教育

向患儿家长解释急性呼吸衰竭的病因、治疗和护理要点，使其能积极配合治疗和护理，促进患儿早日恢复健康。指导患儿进行呼吸功能锻炼；指导患儿家长积极预防呼吸道感染，出现症状及时就诊，以免延误治疗。

第五章 骨科护理

第一节 上肢骨折的护理

一、手创伤

(一)定义

手创伤多为综合伤,常同时伴有皮肤、骨、关节、肌腱、神经和血管损伤,完全或不完全性断指、断掌和断腕等也有发生。据统计,手创伤占外科急诊总数20%.占骨科急诊总数40%。损伤原因有刺伤、锐器伤、钝器伤、挤压伤和火器伤。不同损伤原因和损伤程度的预后也不同。

(二)病因及发病机制

损伤原因有刺伤、锐器伤、钝器伤、挤压伤和火器伤。根据损伤原因和损伤程度的不同,预后也不同。

(三)临床表现

运动及功能障碍。

(四)辅助检查

X线检查可明确骨折的类型和程度。

(五)治疗

手创伤的处理因其手部解剖和功能比较特殊,因此要求也较高,除遵守一般创伤处理原则外,还有特殊的处理原则。

(六)观察要点

1.术前病情观察

包括生命体征及患肢局部情况,尤其应警惕失血性休克,正确使用止血带。

2.术后病情观察

(1)全身情况:伤员经受创伤和手术后,失血较多而致低血压。而低血压容易使吻合的血管栓塞,直接影响肢体的成活。因此,术后要及时补充血容量,纠正贫血。

(2)局部情况:手部皮肤颜色、温度、毛细血管回流反应、有无肿胀等。损伤后的肿胀程度与损伤部位的结缔组织特征和血管分布有关,即结缔组织、血管丰富的部位肿胀明显。疼痛与损伤的程度和局部活动度有关:损伤越严重,局部活动度越大,疼痛越剧烈。疼痛一般在伤后2～3天开始缓解,1周左右可适应。此时,若疼痛未减轻且有加重趋势,应考虑感染的可能。

（七）护理要点

1.术前护理

（1）心理护理：意外致伤，顾虑手术效果，易产生焦虑心理。应给予耐心地开导，介绍治疗方法及预后情况，并给予悉心的护理，同时争取家属的理解与支持，减轻或消除心理问题，积极配合治疗。

（2）体位：平卧位，患手高于心脏，有利于血液回流，减轻水肿和疼痛。

（3）症状护理：手部创伤常伴有明显疼痛，与手部神经末梢丰富、感觉神经末端的位置表浅（特别是在桡侧与尺侧）、腕管内容相对拥挤有关。剧烈的疼痛会引起血管痉挛，还可引起情绪、凝血机制等一系列的变化，因此，应及时遵医嘱使用止痛药。

2.术后护理

（1）体位：平卧位，抬高患肢，以利静脉回流，防止和减轻肿胀。手部尽快消肿，可减少新生纤维组织的形成，防止关节活动受限。

（2）饮食：宜高能量、高蛋白、富含维生素、高铁、粗纤维饮食。

（3）局部保温：应用 60～100W 照明灯，距离 30～40cm 照射局部，保持室温在 22～25℃（当室温接近 30℃时可免用烤灯），使局部血管扩张，改善末梢血液循环。术后 3～4 天内进行持续照射，以后可以在早晨、夜间室温较低时照射，术后 1 周即可停用。

（4）用药护理：及时、准确地执行医嘱，正确使用解痉、抗凝药物，如罂粟碱、妥拉苏林、右旋糖酐—40，以降低红细胞之间的凝集作用和对血管壁的附着作用，并可增加血容量，减低血液的黏稠度，利于血液的流通及伤口愈合；用药过程中，需注意观察药物不良反应（如出血倾向等）。

（5）潜在并发症的预防

①感染：患者入院后，注意保护患手，避免或防止污染程度增加；妥善固定患肢，防止加重损伤；术前认真细致地备皮；及时应用破伤风抗毒素和广谱抗生素。

②关节活动障碍：手指尽量制动在功能位；尽量缩小固定范围和缩短固定时间，如血管吻合后固定 2 周，肌腱缝合后固定 3～4 周，神经修复后固定 4～6 周；一旦拆除固定，及时进行患肢功能练习，以免造成关节僵直。

③肌肉失用性萎缩：患肢充分进行肌力练习；新近修复的肌腱肌肉，在静息约 2 周后应随着缝合处抗扩张强度的恢复而逐渐开始由轻而重的主动收缩；肌力为Ⅰ～Ⅱ级时进行感应电刺激；肌力达Ⅲ级以上时必须进行抗阻练习，如揉转石球、捏皮球或海绵卷及挑皮筋网。

3.功能锻炼

（1）主动练习法：一般可在术后 3～4 周开始。主动充分的屈曲和伸直手的各关节，以减少肌腱粘连。对于肌腱移位术后的患者，在主动锻炼其移位的肌腱功能时，应结合被移植的肌腱原先的功能进行锻炼。

（2）被动活动法：被动活动开始的时间及力量大小，要依手术缝合方法、愈合是否牢固而定。如编织法缝合可在术后 5～6 周开始被动活动，力量由小到大，缓慢进行，不可用力过猛；在开始锻炼之前先做物理疗法，如理疗、按摩等。术后 5 周内不做与缝合肌腱活动方向相反的被动活动及牵拉肌腱活动，可做被动牵拉肌腱活动，使轻度的粘连被动拉开，但不可用力过猛，以防肌腱断裂。

(3)作业疗法:为患者提供有助于改善关节活动度、肌力及手部协调运动的练习,如包装、木工、装配、编织、镶嵌、制陶、园艺、弹奏乐器、玩纸牌、球类活动等。

4.健康指导

(1)讲究卫生,及时修剪指甲,保持伤口周围皮肤清洁。

(2)注意营养,有利神经、血管的修复。

(3)坚持康复训练,改善手部功能:用两手相对练习腕背伸,两手背相对练掌屈,手掌平放桌上练腕背伸,腕放桌边练腕掌屈,拇指外展练习虎口,手部关节按压练习等。避免过度用力,以防神经损伤、肌腱断裂。

(4)复诊:神经损伤的患者,3 周时进行肌电图检查,此后每隔 3 个月复查 1 次,观察神经功能恢复情况;同时测试患指的感觉和运动情况。肌腱损伤患者出院后 3 周复查。此后可在 1.5 个月、3 个月、6 个月复查。

二、锁骨骨折

(一)定义

锁骨骨折多发生于锁骨外、中 1/3 交界处,是常见的骨折之一,约占全身骨折的 6%。患者多为儿童和青壮年。锁骨为 1 个"S"形的长骨,横形位于胸部前上方,有 2 个弯曲,内侧 2/3 呈三棱棒形,向前凸起,外侧 1/3 扁平,凸向后方。其内侧端与胸骨柄构成胸锁关节,外侧端与肩峰形成肩锁关节,从而成为上肢与躯干之间联系的桥梁。

(二)病因及发病机制

锁骨骨折多由间接暴力引起,如跌倒时手掌着地或肘、肩着地,暴力均可传达至锁骨引起骨折。骨折线多位于中段。儿童骨质柔软,多表现为青枝骨折,无移位,仅向上成角状或使前弓加大;成年人多发生横形骨折,偶为斜形或粉碎骨折,常有移位。骨折端除重叠移位外,近折段受胸锁乳突肌的牵拉向上向后移位,远折端受三角肌、胸大肌和肢体重量的牵拉向前向后下移位。粉碎骨折的小碎片,可呈垂直变位,尖端刺入皮内或刺向锁骨下的血管、神经。直接暴力打击所致的锁骨骨折,折线多位于外 1/3 处,移位情况同前,仅程度稍轻而已。

(三)临床表现

局部肿胀、疼痛,锁骨中外 1/3 畸形。肩关节活动受限,患肩下垂,患者常以健手扶托患肘以减轻因牵拉造成的疼痛。局部压痛,可摸到移位的骨折端,可触及异常活动与骨擦感。

(四)辅助检查

(1)疑有锁骨骨折时需拍 X 线片确定诊断。一般中 1/3 锁骨骨折拍摄前后位及向头倾斜 45°斜位相。拍摄范围应包括锁骨全长,肱骨上 1/3、肩胛带及上肺野,必要时需另拍摄胸 X 线片。前后位相可显示锁骨骨折的上下移位,45°斜位相可观察骨折的前后移位。

(2)婴幼儿的锁骨无移位骨折或青枝骨折有时在原始 X 线像上难以明确诊断,可于伤后 5~10 天再复查拍片,常可呈现有骨痂形成。

(3)锁骨内 1/3 前后位 X 线片与纵隔及椎体相重叠,不易显示出骨折。拍摄向头倾斜 40°~45°X 线片,有助于发现骨折线。有时需行 CT 检查。

(五)治疗

根据患者年龄、移位情况、并发症有无决定治疗方案。

（六）观察要点

观察上肢皮肤颜色是否发白或发绀，温度是否降低，感觉是否麻木，如有上述现象，可能系“8”字绷带包扎过紧所致。应指导患者双手叉腰，尽量使双肩外展后伸，如症状仍不缓解，应报告医生适当调整绷带，直至症状消失。“8”字绷带包扎时禁忌做肩关节前屈、内收动作，以免腋部血管神经受压。

（七）护理要点

1.常规护理

(1)心理护理：青少年及儿童锁骨骨折后，因担心肩部、胸部畸形，影响发育和美观，常会产生焦虑、烦躁心理。应告知其锁骨骨折只要不伴有锁骨下神经、血管损伤，即使是再叠位愈合，也不会影响患侧上肢的功能，局部畸形会随着时间的推移而减轻甚至消失，治疗效果较好，以消除患者心理障碍。

(2)饮食：给予高蛋白、富含维生素、高钙及粗纤维饮食。

2.非手术治疗及术前护理

(1)体位：局部固定后，宜睡硬板床，取半卧位或平卧位，避免侧卧位，以防外固定松动。平卧时不用枕头，可在两肩胛间垫上一个窄枕，使两肩后伸外展；在患侧胸壁侧方垫枕，以免悬吊的患肢肘部及上臂下坠。患者初期对去枕不习惯，有时甚至自行改变卧位，应向其讲清治疗卧位的意义，使其接受并积极配合。告诉患者日间活动不要过多，尽量卧床休息，离床活动时用三角巾或前臂吊带将患肢悬吊于胸前，双手叉腰，保持挺胸、提肩姿势，可缓解对腋下神经、血管的压迫。

(2)功能锻炼

①早、中期：骨折急性损伤经处理后 2～3 天，损伤反应开始消退，肿胀和疼痛减轻，在无其他不宜活动的前提下，即可开始功能锻炼。

准备：仰卧于床上，两肩之间垫高，保持肩外展后伸位。

第 1 周：做伤肢近端与远端未被固定的关节所有轴位上的运动，如握拳、伸指、分指，屈伸、腕绕环、肘屈伸，前臂旋前、旋后等主动练习，幅度尽量大，逐渐增大力度。

第 2 周：增加肌肉的收缩练习，如捏小球、抗阻腕屈伸运动。

第 3 周：增加抗阻的肘屈伸与前臂旋前、旋后运动。

②晚期：骨折基本愈合，外固定物去除后进入此期。此期锻炼的目的是恢复肩关节活动度，常用的方法有主动运动、被动运动、助力运动和关节主动牵伸运动。

第 1～2 日：患肢用三角巾或前臂吊带悬挂胸前站立位，身体向患侧侧屈，做肩前后摆动；身体向患侧侧屈并略向前倾，做肩内外摆动。应努力增大外展与后伸的运动幅度。

第 3～7 日：开始做肩关节各方向和各轴位的主动运动、助力运动和肩带肌的抗阻练习，如双手握体操棒或小哑铃，左右上肢互助做肩的前上举、侧后举和体后上举，每个动作 5～20 次。

第 2 周：增加肩外展和后伸主动牵伸，双手持棒上举，将棍棒放颈后，使肩外展、外旋，避免做大幅度和用大力的肩内收与前屈练习。

第 3 周：增加肩前屈主动牵伸，肩内外旋牵伸，双手持棒体后下垂将棍棒向上提，使肩内旋。

以上练习的幅度和运动量以不引起疼痛为宜。

3.术后护理

(1)体位:患侧上肢用前臂吊带或三角巾悬吊于胸前,卧位时去枕,在肩胛区垫枕使两肩后伸,同时在患侧胸壁侧方垫枕,防止患侧上肢下坠,保持上臂及肘部与胸部处于平行位。

(2)症状护理

①疼痛:疼痛影响睡眠时,适当给予止痛、镇静剂。

②伤口:观察伤口有无渗血、渗液情况。

(3)一般护理:协助患者洗漱、进食及排泄等,指导并鼓励患者做些力所能及的自理活动。

(4)功能锻炼:在术后固定期间,应主动进行手指握拳、腕关节的屈伸、肘关节屈伸及肩关节外展、外旋和后伸运动,不宜做肩前屈、内收的动作。

4.健康指导

(1)休息:早期卧床休息为主,可间断下床活动。

(2)饮食:多食高蛋白、富含维生素、含钙丰富、刺激性小的食物。

(3)固定:保持患侧肩部及上肢于有效固定位,并维持 3 周。

(4)功能锻炼:外固定的患者需保持正确的体位,以维持有效固定.进行早、中期的锻炼,避免肩前屈、内收动作。解除外固定后则加强锻炼,着重练习肩的前屈、肩旋转活动,如两臂做划船动作。值得注意的是应防止两种倾向:①放任自流,不进行锻炼;②过于急躁,活动幅度过大,力量过猛,时间过长,造成软组织损伤。

(5)复查时间及指征:术后 1 个月、3 个月、6 个月需进行 X 线摄片复查,了解骨折愈合情况。有内固定者,于骨折完全愈合后取出。对于手法复位外固定患者,如出现下列情况须随时复查:骨折处疼痛加尉,患肢麻木,手指颜色改变,温度低于或高于正常等。

三、肱骨近端骨折

(一)定义

肱骨近端包括肱骨大结节、小结节和肱骨外科颈三个重要的解剖部位。肱骨近端骨折可发生于任何年龄,但以中、老年人为多。其发生率占全身骨折的 2.34%。

(二)病因及发病机制

高能量交通事故或运动损伤是肱骨近端骨折的主要原因。最常见的是上肢在伸展位摔伤,手掌着地或上肢外展及过度旋转位摔伤,肱骨上端与肩峰撞击而发生骨折。肩部侧方遭受直接暴力可致外科颈及大结节骨折。中老年人骨质疏松致骨质量下降,在遭受中小暴力作用时,易引起肱骨近端骨折。

(三)临床表现

局部疼痛、肿胀、瘀斑、畸形、上肢活动障碍。检查可发现局部明显压痛及轴向叩击痛。

(四)辅助检查

X 线检查和 CT 检查(包括 CT 三维重建),可做出明确诊断。X 线检查除了正位(或后前位)外,应进行腋位 X 线拍片。

(五)治疗

1.非手术治疗

对于 Neer-型肱骨近端骨折,包括大结节,肱骨外科颈骨折,以及有轻度移位的二型骨折,患者功能要求不高者，可用上肢三角巾悬吊 3～4 周，复查 X 线片后，可逐步行肩部功能锻炼。

2.手术治疗

多数移位的肱骨近端骨折的特点是二部分以上的骨折，应及时行切开复位内固定，大部分患者可获得良好的功能恢复。对于 Neer 三型、四型骨折，也可行切开复位钢板内固定术，但对于特别复杂的老年人四部分骨折也可行人工肱骨头置换术。

（六）护理要点

1.术前护理

（1）加强营养：给予高蛋白、高热量、高钙、高铁、高维生素饮食，以供给足够营养。合并糖尿病、高血压、心脏病的患者，给予糖尿病饮食、低盐饮食、低脂饮食等。根据病情可适当增加膳食纤维的摄入，多饮水，防止便秘。

（2）生活护理：给予患者生活上的照顾，满足患者基本的生活需求，协助其起居、饮食、卫生等，保持个人卫生和室内环境清洁，以增加患者的舒适感。

（3）患肢护理：使用前臂吊带或三角巾抬高患肢，促进静脉及淋巴回流，减轻疼痛，并观察患侧上肢的感觉活动及血液循环情况。

（4）疼痛护理：护士做好疼痛的观察，主动倾听患者主诉，鼓励患者表达，指导并教会患者使用数字评分法，表达疼痛程度，遵医嘱给予镇痛药物，观察用药后的效果及不良反应。

（5）皮肤护理：入院后，护士首先评估患侧肢体的皮肤情况，创伤患者应评估全身皮肤情况，有无擦伤、挫伤等皮肤破损。开放性骨折应评估并记录伤口皮肤情况，通知医生对创面做好消毒、清创、保护等处理，并遵医嘱注射破伤风人免疫球蛋白。对肥胖患者，要特别做好腋窝处皮肤的护理，避免因患侧肢体活动障碍，腋窝出汗过多，导致皮肤淹红破溃，可使用棉垫等薄软的物品垫于腋下，保持局部皮肤干燥。使用绷带固定的患者，应做好绷带周围皮肤的护理，防止因长时间压迫造成皮肤损害。

（6）完善术前准备：①完善各项实验室检查和心电图、X 线片。②胃肠道准备：全麻手术术前禁食禁水 12 小时。③皮肤准备：根据手术部位及麻醉方式进行皮肤准备；清洁皮肤（洗澡或擦浴）；如局部皮肤有炎症等，应及时告知医生进行相应处理。④其他：术前摘除各类饰品、义齿，进入手术室前排空膀胱。

（7）心理护理：骨折多为突发事件，患者及家属缺乏心理准备，加之疼痛和肢体活动受限，容易使患者产生焦虑情绪，护士应耐心讲述骨折相关知识，介绍成功病例，消除患者及家属的紧张情绪，正确认识骨折及手术，增强信心，积极配合治疗。

（8）安全护理：由于骨折多为中、老年患者，部分患者有骨质疏松，患者安全尤为重要。护士应在患者入院时，做好患者及家属的安全宣教，床前悬挂“防范患者跌倒安全”提示牌，提示此患者存在跌倒风险，填写“防范患者跌倒（坠床）观察记录表”并定时填写观察记录。保持病室整洁，物品摆放规范，保持地面清洁干燥。加强巡视。

2.术后护理

（1）病情观察：密切观察患者的神志、生命体征。观察患者有无因麻醉药物造成的恶心、呕吐等胃肠道反应，如有发生协助健侧卧位，避免误吸，并通知医生，必要时遵医嘱给予药物治疗。

（2）管路护理：留置伤口引流管、尿管的患者，护士应做好引流液、尿液的观察，包括颜色、性状、量并做好记录，在管路上贴好相应的标识并注明留置管路的名称和时间。保持管路通畅，妥善固定，如有异常立即告知医生。做好患者及家属宣教，避免因患者人为因素造成活动时管路滑脱。护士在倾倒引流液时，应夹闭引流管，防止引流液倒流，逆行感染。

(3)伤口护理：护士每班巡视，观察伤口敷料有无渗血、渗液，伤口局部皮肤有无红肿热痛；术后 3 天内每日测量体温至少 4 次，如有异常及时通知医生。

(4)疼痛护理：责任护士常规进行疼痛评分，如分值≥4 分，通过调整体位等不能缓解时应通知医生，遵医嘱给予镇痛剂。执行护理操作时，动作要轻柔、准确，避免粗暴操作。需患者移动或变换体位时，应取得患者配合，做好患肢的扶托保护，以免加重患者疼痛。

(5)体位护理：适当予以患肢抬高，以促进静脉及淋巴回流，减轻水肿；侧卧时，使患侧与躯干平行。坐起时要给予协助，避免患侧肢体用力不当。

(6)人工肱骨头置换术的患者，在协助变换体位或搬运患者时，护士动作要轻柔，做好患肢的扶托保护，避免人为因素加重患肢疼痛或造成肱骨头脱位。

(7)功能锻炼

①第一阶段：保持正确体位，使用外展支具，使肩关节维持在外展前屈的功能位，以保护肩关节功能。

②第二阶段：术后 1～2 周，增加肌肉锻炼，开始练习握拳，以防止肌肉萎缩和促进血液循环。锻炼强度以患者不感到疼痛及疲劳为宜；逐渐可做腕、肘关节的各种活动。肘关节以主动活动为主，但不能做强力的被动活动或推拿、按摩，以免造成骨化性肌炎。这一时期以静止性的肌肉收缩为主，其作用是在制动阶段能有效地保持肌力，改善肢体的血液循环，加速骨痂形成。

③第三阶段：术后 3～4 周开始练习肩部前屈后伸，逐步增加肩关节活动范围。

④第四阶段：术后 5 周后如无不良反应，全面练习肩关节活动。活动范围循序渐进，每次锻炼时以患者有轻度疲劳感为妥，幅度由小到大，次数由少到多。

四、桡骨远端骨折

(一)定义

桡骨远端骨折是指距桡骨远端关节面 3cm 以内的骨折。这个部位是骨松质和骨皮质的交界处，为解剖薄弱处，一旦遭受外力，容易骨折。多见于中老年骨质疏松的患者。

(二)病因及发病机制

多因间接暴力引起。跌倒时，手部着地，暴力向上传导，发生桡骨远端骨折。直接暴力发生骨折的机会较少。伸直型多为腕关节处于背伸位、手掌着地、前臂旋前时受伤引起。屈曲型常由于跌倒时，腕关节屈曲、手背着地受伤引起。也可由腕部受到直接暴力打击发生。桡骨远端关节面骨折是桡骨远端骨折的一种特殊类型。在腕背伸、前臂旋前位跌倒时，手掌着地受伤引起。

(三)临床表现

伸直型伤后局部疼痛、肿胀，可出现典型畸形姿势，即侧面看呈“银叉”畸形，正面看呈“枪刺样”畸形。检查局部压痛明显，腕关节活动障碍。屈曲型受伤后腕部下垂，局部肿胀，腕背侧皮下瘀斑，腕部活动受限。

（四）辅助检查

X 线片可明确骨折的部位，移位情况。

（五）治疗

1.手法复位，夹板或石膏固定

新鲜骨折要立即行手法复位，等待肿胀消退才手法复位的做法是错误的。复位后，固定时间为 3～4 周。

2.切开复位内固定

有以下情况可行切开复位内固定术：①严重粉碎骨折移位明显，桡骨远端关节面破坏；②手法复位失败或复位成功，外固定不能维持复位。

3.外固定架固定

外固定架可以维持骨端轴向的牵引，克服桡骨背侧皮质粉碎骨折端重叠移位，甚至嵌插，以及桡骨短缩等不利于稳定的因素而持续维持复位。所以，严重的桡骨粉碎性骨折若桡骨短缩明显，外固定架是首选方法。

（六）护理要点

1.术前护理

（1）加强营养：给予高蛋白、高热量、高钙、高铁、高维生素饮食，以供给足够营养。合并糖尿病、离血压、心脏病的患者，给予糖尿病饮食、低盐饮食、低脂饮食等。根据病情可适当增加膳食纤维的摄入，多饮水，防止便秘。

（2）生活护理：给予患者生活上的照顾，满足患者基本的生活需求，协助其起居、饮食、卫生等，保持个人卫生和室内环境清洁，以增加患者的舒适感。

（3）患肢护理：使用前臂吊带或三角巾抬高患肢，促进静脉及淋巴回流，减轻疼痛，并观察患侧上肢的感觉活动及血液循环情况。

（4）疼痛护理：护士做好疼痛的观察，主动倾听患者主诉，鼓励患者表达，指导并教会患者使用数字评分法，表达疼痛程度，遵医嘱给予镇痛药物，观察用药后的效果及不良反应。

（5）皮肤护理：入院后，护士首先评估患侧肢体的皮肤情况，创伤患者应评估全身皮肤情况，有无擦伤、挫伤等皮肤破损。开放性骨折应评估并记录伤口皮肤情况，通知医生对创面做好消毒、清创、保护等处理，并遵医嘱注射破伤风人免疫球蛋白。对肥胖患者，要特别做好腋窝处皮肤的护理，避免因患侧肢体活动障碍，腋窝出汗过多，导致皮肤淹红破溃，可使用棉垫等薄软的物品垫于腋下，保持局部皮肤干燥。使用绷带固定的患者，应做好绷带周围皮肤的护理，防止因长时间压迫造成皮肤损害。

（6）完善术前准备：①完善各项实验室检查和心电图、X 线片。②胃肠道准备：全麻手术术前禁食禁水 12 小时。③皮肤准备：根据手术部位及麻醉方式进行皮肤准备；清洁皮肤（洗澡或擦浴）；如局部皮肤有炎症等，应及时告知医生进行相应处理。④其他：术前摘除各类饰品、义齿，进入手术室前排空膀胱。

（7）心理护理：骨折多为突发事件，患者及家属缺乏心理准备，加之疼痛和肢体活动受限，容易使患者产生焦虑情绪，护士应耐心讲述骨折相关知识，介绍成功病例，消除患者及家属的紧张情绪，正确认识骨折及手术，增强信心，积极配合治疗。

（8）安全护理：由于桡骨远端骨折骨质疏松者多见，患者安全尤为重要。护士应在患者入院时，做好患者及家属的安全宣教，床前悬挂“防范患者跌倒安全”提示牌，提示此患者存在跌倒风险，并填写“防范患者跌倒(坠床)观察记录表”并定时填写观察记录。保持病室整洁，物品摆放规范，保持地面清洁干燥。加强巡视。

2.术后护理

(1)病情观察：密切观察患者的神志、生命体征。观察患者有无因麻醉药物造成的恶心、呕吐等胃肠道反应，如有发生协助健侧卧位，避免误吸，并通知医生，必要时遵医嘱给予药物治疗。

(2)管路护理：留置伤口引流管、尿管的患者，护士应做好引流液、尿液的观察，包括颜色、性状、量并做好记录，在管路上贴好相应的标识并注明留置管路的名称和时间。保持管路通畅，妥善固定，如有异常立即告知医生。做好患者及家属宣教，避免因患者人为因素造成活动时管路滑脱。护士在倾倒引流液时，应夹闭引流管，防止引流液倒流，逆行感染。

(3)伤口护理：护士每班巡视，观察伤口敷料有无渗血、渗液，伤口局部皮肤有无红肿热痛；术后 3 天内每日测量体温至少 4 次，如有异常及时通知医生。

(4)疼痛护理：责任护士常规进行疼痛评分，如分值≥4 分，通过调整体位等不能缓解时应通知医生，遵医嘱给予镇痛剂。执行护理操作时，动作要轻柔、准确，避免粗暴操作。需患者移动或变换体位时，应取得患者配合，做好患肢的扶托保护，以免加重患者疼痛。

(5)患肢护理：术后严密观察患肢血液循环及感觉、运动功能。患肢适当抬高，可在前臂下垫软枕，以促进静脉及淋巴回流，减轻患肢肿胀。早期进行手指屈伸活动，也有利于减轻水肿。必要时，继续遵医嘱予以脱水剂静脉输注。

(6)石膏护理：观察石膏固定是否有效，石膏边缘皮肤有无受压或刺激现象，防止因石膏过紧造成皮肤压疮及影响患肢血液循环情况，石膏边缘须使用棉衬保护。随着患肢肿胀减轻，石膏会随之变松，如发生应通知医生立即调整。

保持石膏的清洁干燥，避免污染。如患者出现发热，石膏内发出腐臭气味，肢体邻近淋巴结有压痛等，要警惕感染的可能，要及时处理。

(7)外固定架护理：护士定时巡视，观察外固定架是否牢固，有无松动、针移位等现象；做好针道护理，予以 75%乙醇消毒针孔，每日 2 次。若出现针道处渗血、渗液应立即告知医生。

(8)功能锻炼：术后应早期进行手指屈伸、对指、对掌主动练习，逐日增加动作幅度及用力程度。4～6 周后可去除外固定，逐渐开始腕关节活动。

五、肱骨干骨折

肱骨干骨折好发于骨干的中部，其次为下部，上部最少。中下 1/3 骨折易合并桡神经损伤，下 1/3 骨折易发生骨不连。

(一)肱骨干骨折分类

肱骨干上 1/3 骨折、肱骨干中 1/3 骨折、肱骨干中下 1/3 骨折、肱骨干下 1/3 骨折。

(二)肱骨干骨折护理评估

1.收集资料

(1)直接暴力：如打击伤、挤压伤或火器伤等，多发生于中 1/3 处，多为横形骨折、粉碎骨折或开放性骨折，有时可发生多段骨折。

(2)传导暴力:如跌倒时手或肘着地,发生斜形骨折或螺旋形骨折,多见于肱骨中下 1/3 处。

(3)旋转暴力:如投掷手榴弹、标枪或翻腕动作扭转前臂时,可引起肱骨中下 1/3 交界处骨折,为典型螺旋形骨折。

2.护理查体与判断

(1)局部疼痛、伤肢肢体有环形压痛,肿胀明显。

(2)上臂成角畸形,触摸有异常活动和骨擦感。

(3)骨折合并桡神经损伤,出现典型垂腕、伸拇及伸掌功能丧失;第 1～2 掌骨间背侧皮肤感觉丧失。

(三)救治护理

1.手法复位外固定

在止痛、持续牵引和肌肉充分放松情况下,行手法复位。

(1)复位后用悬臂石膏、小夹板或支具固定。

(2)嵌插骨折通常采取吊带固定。

(3)为防止肱骨关节盂的活动可用肩部固定器。

2.切开复位内固定

骨折端间嵌入软组织、开放性骨折、肱骨多处骨折、骨折合并血管或桡神经损伤者,可行钢板螺丝钉、加压钢板及髓内针内固定。

六、肱骨髁上骨折

肱骨髁上骨折是指肱骨远端内外髁上方的骨折。占肘部骨折的 30%～40%,其中伸直型占 90%左右。骨折处理不当时容易引起 Volkmann 缺血性肌挛缩或肘内翻畸形。

(一)肱骨髁上骨折分类

1.伸展型

跌倒时,肘关节呈半屈状手掌着地,发生骨折。移位严重者,骨折近端易损伤肱前肌及肱动脉,并可能造成正中神经、桡神经损伤。

2.伸展尺偏型

外力作用于肱骨髁部前外侧,肱骨髁受力。骨折远端向尺侧和后侧移位。骨折移位时必须加以整复,避免肘内翻畸形。

3.伸展桡偏型

外力作用于肱骨髁部前内侧,骨折远端向桡侧和后侧移位,但不易发生肘内翻畸形。

4.屈曲型

肘关节屈曲位,肘后着地。尺骨鹰嘴直接撞击肱骨髁部,造成骨折。骨折远端向前移位,近端向后移位。

(二)肱骨髁上骨折护理评估

1.收集资料

(1)跌倒时肘关节在半屈曲或伸直位,手掌着地,暴力作用于肱骨下端,形成与重力相反的作用力,造成肱骨髁上骨折。

(2)肘关节在屈曲位跌倒,暴力作用撞击尺骨鹰嘴,造成髁上骨折并向前移位。

2.护理查体与判断

(1)肘关节肿胀,压痛明显。

(2)功能障碍。

(3)可触及骨摩擦感和异常活动。

(三)救治护理

1.手法复位

(1)受伤时间短,局部肿胀轻,没有血液循环障碍者行手法复位外固定。

(2)伸展型复位后用石膏托在屈肘位外固定 4～5 周。

(3)屈曲型的手法复位与伸展型方向相反,在肘关节屈曲 40°左右行外固定。

(4)伤后时间较长,骨折部出现严重肿胀者,抬高患肢,行牵引。待肿胀消退后行手术复位。

2.手术治疗

(1)血管损伤探查术:合并血管损伤应早期探查,因肌肉缺血超过 6 小时,可造成永久性损伤。

(2)切开复位内固定:经手法复位失败、有血管神经损伤者,行切开复位内固定。

七、尺桡骨骨折患者的护理

尺桡骨骨折是较常见的骨折,约占骨折的 7.5%。本病多发生于青少年,儿童患者多为青枝骨折。

(一)病情评估

1.病史

(1)评估患者受伤的原因、时间;受伤的姿势;外力的方式、性质;骨折的轻重程度。

(2)评估患者受伤时的身体状况及病情发展情况。

了解伤后急救处理措施。

2.身体状况评估

(1)评估患儿全身情况:评估意识、体温、脉搏、呼吸、血压等情况。观察有无休克和其他损伤。

(2)评估患儿局部情况。

(3)评估牵引、石膏固定或夹板固定是否有效,观察有无胶布过敏反应、针眼感染、压疮、石膏变形或断裂,夹板或石膏固定的松紧度是否适宜等情况。

(4)评估患儿自理能力、患肢活动范围及功能锻炼情况。

评估开放性骨折或手术伤口有无出血、感染征象。

3.心理及社会评估

由于损伤发生突然,给患儿造成的痛苦大,而且患病时间长,并发症多,就需要患儿及家属积极配合治疗。因此应评估患儿的心理状况,了解患儿及家属对疾病、治疗及预后的认知程度,家庭的经济承受能力,对患儿的支持态度及其他的社会支持系统情况。

4.临床特点

局部肿胀、畸形及压痛,可有骨摩擦音及异常活动,前臂活动受限。儿童常为青枝骨折,有成角畸形，而无骨端移位。有时合并正中神经或尺神经一桡神经损伤，要注意检查。

5.辅助检查

尺桡骨骨折的诊断多可依靠以上的临床检查而确定，但骨折的详细特点应依靠x线检查，x线片应拍摄正、侧两个位置，并必须包括肘关节及腕关节，既能避免遗漏上下尺桡关节的合并损伤，又能借此判断桡骨近折段的旋转位置，以利之后的手法整复。

（二）护理问题

（1）有体液不足的危险与创伤后出血有关。

（2）疼痛与损伤、牵引有关。

（3）有周围组织灌注异常的危险与神经血管损伤有关。

（4）有感染的危险与损伤有关。

（5）躯体移动障碍与骨折脱位、制动、固定有关。

（6）潜在并发症脂肪栓塞综合征、骨筋膜室综合征、关节僵硬等。

（7）知识缺乏，缺乏康复锻炼知识。

（8）焦虑与担忧骨折预后有关。

（三）护理目标

（1）患者生命体征稳定。

（2）患者疼痛缓解或减轻，舒适感增加。

（3）能维持有效的组织灌注。

（4）未发生感染或感染得到控制。

（5）保证骨折固定效果，患者在允许的限度内保持最大的活动量。

（6）预防并发症的发生或及早发现及时处理。

（7）患者了解功能锻炼知识。

（8）患者焦虑程度减轻。

（四）护理措施

1.非手术治疗及术前护理

（1）心理护理：由于前臂具有旋转功能，骨折后患肢手的协调性及灵活性丧失，给生活带来极大不便，患者易产生焦虑和烦躁情绪。应向患者作好安抚工作，并协助生活料理。

（2）饮食：给予高蛋白、高维生素、高钙饮食，促进生长发育及骨质愈合。

（3）体位：患肢维持在肘关节屈曲90°、前臂中立位。适当抬高患肢.以促进静脉回流，减轻肿胀。

（4）并发症的观察及护理：由于前臂高度肿胀或外固定包扎过紧或组织肿胀加剧以后造成相对过紧导致骨筋膜室综合征。如果患者出现“5P”症状，应立即拆除一切外固定，以免出现更严重的并发症如前臂缺血性肌挛缩。

2.术后护理

（1）保持有效固定：钢板固定后，用长臂石膏托将患肢固定于肘关节屈曲90°、前臂中立位3～4周。髓内钉固定者，则用管型石膏固定4～6周。

(2)功能锻炼

早、中期：从复位固定后开始。2 周内可进行前臂和上臂肌肉收缩活动。①第 1 日：用力握拳，充分屈伸拇指，对指、对掌。站立位前臂用三角巾悬吊胸前，做肩前、后、左、右摆动及水平方向的绕圈运动。②第 4 日：开始用健肢帮助鼻肢做肩前上举、侧上举及后伸动作。③第 7 日：增加患肢肩部主动屈、伸、内收、外展运动。手指的抗阻练习，可以捏橡皮泥、拉橡皮筋或弹簧等。④第 15 日：增加肱二头肌等长收缩练习。用橡皮筋带做抗阻及肩前屈、后伸、外展、内收运动。3 周内，禁忌做前臂旋转活动，以免干扰骨折的固定，影响骨折的愈合。⑤第 30 日：增加肱三头肌等长收缩练习，做用手推墙的动作，使两骨折端之间产生纵轴向挤压力。

(3)晚期：从骨折基本愈合，外固定除去后开始。①第 1 日做肩、肘、腕与指关节的主动运动。用橡皮筋做阻力的肩屈、伸、外展、内收运动，阻力置于肘以上部位。手指的抗阻练习有捏握力器、挑橡皮筋等。②第 4 日增加肱二头肌抗阻肌力及等长、等张、等速收缩练习。③第 8 日增加前臂旋前、旋后的主动练习，助力练习，肽三头肌与腕屈伸肌群的抗阻肌力练习。有肩关节功能障碍时，做肩关节外旋与内旋的牵引，腕关节屈与伸的牵引。④第 12 日增加前臂旋前、旋后的肌力练习，可用等长、等张、等速收缩练习等方法。前臂旋前、旋后的牵引。⑤还可增加作业练习，如玩橡皮泥、玩积木、洗漱、进餐、穿脱衣服、上厕所、沐浴等，以训练手的灵活性和协调性。

(五)康复与健康指导

1.饮食

宜高蛋白、高热量，含钙丰富且易消化的饮食，多食蔬菜及水果。

2.休息

与体位行长臂石膏托固定后，卧床时患肢垫枕与躯干平行，头肩部抬高；离床活动时，用三角巾或前臂悬吊于胸前。

3.功能锻炼

按计划进行功能锻炼，最大限度地恢复患肢功能。4 周后可进行各关节的全面运动。

4.复诊的指征及时间

石膏固定后，如患肢出现“5P”征，应立即就诊。在骨折后 1 个月、3 个月、6 个月复查 X 线片，了解骨折的愈合情况以便及时调整固定，防止畸形愈合。

第二节 手外科常见疾病的护理

一、手外伤患者的护理

手外伤多为综合伤，常同时伴有皮肤、骨、关节、肌腱、神经和血管损伤，完全或不完全性断指、断掌和断腕等也时有发生。据统计，手外伤占外科急诊总数 20%，占骨科急诊总数的 40%。

(一)病情评估

1.病史

(1)受伤史:包括致伤物、受伤原因与过程。了解现场及转运途中使用药物情况。

(2)既往健康状况:有无吸烟史,以便掌握麻醉药、解痉药的有效使用量。

2.临床特点

(1)手部情况:①创口的部位及性质,皮肤缺损的范围、皮肤活力,肌腱、神经、血管及骨关节损伤的程度,以判断伤情。②患手血运情况:了解扎止血带时间,观察是否存在皮肤苍白、皮温降低、指腹瘪陷、毛细血管回流缓慢或消失、皮肤青紫或肿胀等情况,以便及时松解止血带,配合医生采取有效措施。③伤口疼痛程度:以便及时处理疼痛,避免因剧烈疼痛发生虚脱、休克。

(2)全身情况:是否有烦躁不安或表情淡漠、皮肤黏膜苍白、湿冷、尿量减少、脉搏细速、血压下降等失血性休克的早期表现,以便及时补充血容量。

(3)精神情感状况:患者对伤情的认识和对康复的期望值如何,以便针对性疏导。

3.X 线检查

以便了解骨折的类型和移位情况。

(二)护理问题

1.自理缺陷

(1)骨折。

(2)医疗限制:牵引、石膏固定等。

(3)瘫痪。

(4)卧床治疗。

(5)体力或耐力下降。

(6)意识障碍,如合并有脑外伤。

2.疼痛

(1)化学刺激:炎症、创伤。

(2)缺血、缺氧:创伤、局部受压。

(3)机械性损伤:体位不当,组织受到牵拉。

(4)温度不宜:热或冷。

(5)心理因素:幻觉痛,紧张。

3.有皮肤受损的危险

神经损伤后手部感觉、运动障碍和肌萎缩。

(1)患者了解皮肤受损的危险因素与避免方法。

(2)患者未出现皮肤受损。

4.潜在并发症

手部血液循环障碍。

(1)骨折。

(2)外伤:如骨筋膜室综合征。

(3)血管损伤。

(4)局部受压。

5.知识缺乏

(1)缺乏医学知识。

(2)不了解功能锻炼的重要性和方法。

(3)疼痛、畏惧。

(三)护理目标

1.自理缺陷

(1)患者卧床期间生活需要能得到满足。

(2)患者能恢复或部分恢复到原来的自理能力。

(3)患者能达到病情允许下的最佳自理水平,如截瘫患者能坐轮椅进行洗漱、进食等。

2.疼痛

(1)患者疼痛的刺激因素或被消除或减弱。

(2)患者痛感消失或减轻。

3.有皮肤受损的危险

神经损伤,后手部感觉、运动障碍和肌萎缩。

(1)患者了解皮肤受损的危险因素与避免方法。

(2)患者未出现皮肤受损。

4.肢体血液循环障碍

(1)四肢损伤、手术患者肢体血液循环得到重点观察。

(2)患者一旦出现血液循环障碍能得到及时处理。

5.知识缺乏

(1)患者及其家属了解功能锻炼对手外伤治疗与康复的重要性。

(2)者基本掌握功能锻炼的计划、步骤与方法。

(3)患者未出现或少出现功能障碍。

(四)护理措施

1.术前护理

心理护理意外致伤的患者,他们往往顾虑手术效果,易产生焦虑心理。护理时应给予耐心地开导,介绍治疗方法及预后情况,并给予悉心地护理,同时争取家属的理解与支持,减轻或消除心理问题,积极配合治疗。

体位平卧位,患手高于心脏,有利于血液回流,减轻水肿和疼痛。

症状护理手部创伤常伴有明显疼痛,与手部神经末梢丰富、感觉神经末端的位置表浅(特别是在桡侧与尺侧)、腕管内容相对拥挤有关。剧烈的疼痛会引起血管痉挛,还可引起情绪、凝血机理等一系列的变化,因此,应及时遵医嘱使用止痛药。

病情观察包括生命体征及患肢局部情况,尤其应警惕失血性休克,正确使用止血带。

2.术后护理

(1)体位:平卧位,抬高患肢,以利静脉回流,防止和减轻肿胀。手部尽快消肿,可减少新生纤维组织的形成，防止关节活动受限。

(2)饮食：宜高能量、高蛋白、高维生素、高铁、粗纤维饮食。

(3)局部保温：应用 60～100W 照明灯，距离 30～40cm 照射局部，保持室温在 22～25℃(当室温接近 30℃时可免用烤灯)，使局部血管扩张，改善末梢血液循环。术后 3～4 日内进行持续照射，以后可以在早晨、夜间室温较低时照射，术后 1 周即可停用。

(4)用药护理：及时、准确地执行医嘱，正确使用解痉、抗凝药物，如罂粟碱、妥拉苏林、右旋糖酐-40，以降低红细胞之间的凝集作用和对血管壁的附着作用，并可增加血容量，减低血液的黏稠度，利于血液的流通及伤口愈合；用药过程中，需注意观察药物不良反应(如出血倾向等)。

(5)病情的观察与处理

①全身情况：伤员经受创伤和手术后，失血较多而致低血压。而低血压容易使吻合的血管栓塞，直接影响肢体的成活。因此，术后要及时补充血容量，纠正贫血。

②局部情况：手部皮肤颜色、温度、毛细血管回流反应、有无肿胀等。损伤后的肿胀程度与损伤部位的结缔组织特征和血管分布有关，即结缔组织、血管丰富的部位肿胀明显。疼痛与损伤的程度和局部活动度有关：损伤越严重，局部活动度越大，疼痛越剧烈。疼痛一般在伤后2～3 日开始缓解，1 周左右可适应。此时，若疼痛未减轻且有加重趋势，应考虑感染的可能。

(6)潜在并发症的预防

感染：a.患者入院后，注意保护患手，避免或防止污染程度增加；妥善固定患肢，防止加重损伤。b.术前认真细致地备皮。c.及时应用破伤风抗毒素和广谱抗生素。

①关节活动障碍：a.手指尽量制动在功能位；b.尽量缩小固定范围和缩短固定时间，如血管吻合后固定 2 周，肌腱缝合后固定 3～4 周，神经修复后固定 4～6 周；c.一旦拆除固定，及时进行患肢功能练习，以免造成关节僵直。

②肌肉失用性萎缩：a.患肢充分进行肌力练习；b.新近修复的肌腱肌肉，在静息约 2 周后应随着缝合处抗扩张强度的恢复而逐渐开始由轻而重的主动收缩；c.肌力为 1～2 级时进行感应电刺激；d.肌力达 3 级以上时必须进行抗阻练习，如揉转石球、捏皮球或海绵卷及挑皮筋网。

(7)功能锻炼

①主动练习法：一般可在术后 3～4 周开始。主动充分的屈曲和伸直手的各关节，以减少肌腱粘连。对于肌腱移位术后的患者，在主动锻炼其移位的肌腱功能时，应结合被移植的肌腱原先的功能进行锻炼。

②被动活动法：被动活动开始的时间及力量大小，要依手术缝合方法、愈合是否牢固而定。如编织法缝合可在术后 5～6 周开始被动活动，力量由小到大，缓慢进行，不可用力过猛；在开始锻炼之前先做物理疗法，如理疗、按摩等。术后 5 周内不做与缝合肌腱活动方向相反的被动活动及牵拉肌腱活动，可做被动牵拉肌腱活动，使轻度的粘连被动拉开，但不可用力过猛，以防肌腱断裂。

③作业疗法：为患者提供有助于改善关节活动度、肌力及手部协调运动的练习，如包装、木工、装配、编织、镶嵌、制陶、园艺、弹奏乐器、玩纸牌、球类活动等。

(五)康复与健康指导

讲究卫生，及时修剪指甲，保持伤口周围皮肤清洁。

注意营养,有利神经、血管的修复。

坚持康复训练,改善手部功能用两手相对练习腕背伸两手背相对练掌屈,手掌平放桌上练腕背伸,腕放桌边练掌屈,拇指外展练习虎口,手部关节按压练习等。避免过度用力,以防神经损伤、肌腱断裂。

复诊:①神经损伤的患者,3 周时进行肌电图检查,此后每隔 3 个月复查 1 次,观察神经功能恢复情况。同时测试患指的感觉和运动情况;②肌腱损伤患者出院后 3 周复查。此后可在 1.5 个月、3 个月、6 个月复查。

二、断肢(指)再植患者的围手术期护理

对于断肢(指)再植患者而言,医生的专业技术是断肢(指)再植成功的关键因素之一,细致专业的护理则为再植肢(指)体的成活保驾护航。例如,术前早期专业而迅速的急救处理,能降低外伤对患者的伤害,为手术做好准备;术后的严密观察与护理,能及时发现异常,及时治疗处理,提高再植成活率,因此,断肢(指)再植围手术期护理至关重要。

(一)入院评估

1.全身评估

(1)生命体征:评估患者的生命体征,包括意识、血压、心率等,评估患者的失血量,必要时为患者建立静脉通道,患肢止血带捆扎止血。

(2)术前检查:对拟进行手术的急诊患者,应及时完善术前检查,了解患者的各项检查结果,有无异常,重点包括伤口涂片检查、心电图、X 线片及血检情况等。

(3)评估患者基本资料:包括患者的基本信息,如年龄、文化程度、有无过敏史、有无慢性疾病(如糖尿病、高血压、心脏病)、既往史、外伤史等。女性患者评估是否处于或即将处于月经期。

(4)其他评估:适时完成患者的疼痛、压疮、深静脉血栓风险、生活自理能力、跌倒风险的评估,及时发现高风险患者。

2.专科评估

(1)患肢(指)评估:评估患者的受伤原因、受伤性质、受伤时间、断肢(指)的离断程度、离断肢(指)体的保存方法和时间,以及伤后给予的处理措施。若送医时,已进行了止血带捆扎止血,应了解捆扎的时间,行伤口分泌物涂片。

(2)循环评估:评估肢(指)体末端的血液循环情况,包括颜色、温度、肿胀、毛细血管回流情况,根据情况及时松解止血带,以免造成进一步损伤。

(3)感觉及运动评估:适时评估患者受伤肢体的运动、感觉功能情况。

3.心理评估

评估患者和家属对疾病的发展过程、治疗及对护理的了解和期望程度;有无焦虑和恐惧,患者对此病预后的心理承受能力如何。

(二)术前护理

1.患者准备

(1)生命体征观察:密切观察患者的生命体征,包括神志、脉搏、呼吸、血压,尿量。建立静

脉双通道，必要时积极备血，遵医嘱给予静脉输血、输液治疗，预防休克发生。如合并颅脑、胸腹重要脏器损伤应以抢救生命为主。

(2)患肢的处理：创面用清洁敷料包紧止血，断肢(指)近端有活动性出血应加压包扎。如局部加压包扎仍出血时则采用止血带捆扎止血。先在止血带止血部位垫棉纱，再使用止血钳与止血带进行捆扎。使用止血带时，需记录开始时间，定时放松(每小时放松一次，每次放松10～15分钟。对不完全离断的肢(指)体，应协助固定患肢(指)，防止在转运过程中加重组织损伤。完全离断的肢(指)体，帮助患者正确保存，待初步检查完成，立即送手术室进一步处理。

2.心理护理

断肢(指)患者多为意外伤所致，焦虑、恐惧、害怕等心理直接影响术后血运的重建以及再植肢(指)体的成活率。接诊护士应迅速接诊，及时分诊，给予专业性指导及急救处理措施，让患者放心。同时应鼓励患者，了解患者的需求，及时给予关心和安慰，让患者感受到医务人员对其重视与关怀。

3.疼痛护理

根据患者的疼痛评分，及时采取镇痛措施，缓解患者的疼痛，促进患者的舒适。

(三)术后护理

1.病室要求

对于断肢(指)再植的患者，应将病房的温度控制在25～28℃，湿度在50%～60%，病房绝对禁烟。保持病室安静，定时通风，限制和减少探视，让患者得到充分的休息。

2.体位护理

对于全身麻醉术后患者，协助患者去枕平卧6小时，患肢肢体轻度外展，用软枕抬高20°～30°，使患肢略高于心脏平面，利于静脉和淋巴回流，减轻局部水肿。患者应绝对卧床7～14天，病情重者适当延长卧床时间，床上大小便。卧床期间避免肢体受压，注意患肢(指)保暖，保暖方式可采用棉被或毛巾包裹，严禁使用热水袋，以防烫伤。卧床期间，患者未制动肢体可做屈伸活动，以促进血液循环，预防肌肉萎缩和僵硬。患者可采取平卧位与健侧卧位交替，以预防骶尾部压疮。

3.饮食护理

全身麻醉患者，禁饮食6小时；臂丛麻醉患者，禁饮食4小时后可进普食，严禁辛辣刺激性饮食，包括：辣椒、胡椒、孜然粉等。术后当日，为预防胃肠道麻醉反应，应以清淡易消化饮食为主，如稀饭、青菜等。术后第二天，可进高蛋白、高维生素、高热量饮食，如米饭、鸡汤、鱼汤、水果、牛奶等，以提升患者免疫力，促进机体恢复。为了预防便秘，可指导患者适当多食香蕉、红心火龙果等，达到通便效果。

4.再植肢(指)体的血运观察及护理

(1)皮肤温度：肢(指)体温度的变化是直接反应断肢(指)再植血液循环好坏的一个重要指标。术后常规使用皮温测量仪进行监测，测量时应确保定时、定位、定力，以免对测量结果造成干扰。每次对断肢(指)监测前，应及时记录室温，先测量健肢(指)温，然后检测再植肢(指)温，正常情况下，再植肢(指)体温度应与健侧肢(指)温基本相同或低1～2℃，如低于3～4℃以上，则说明血循环出现障碍，应通知医师酌情处理。但是，皮温的测量易受环境温度的干扰，造成判断的偏差，因此目前不作为主要的评估方法。

(2)皮肤颜色：再植肢（指）体应与健侧皮肤颜色一致，色泽红润，但是光线的强弱和皮肤颜色都会影响观察的效果。因此，在观察时应尽量在自然光或者白光手电筒下进行，将患者患肢（指）的颜色与健肢（指）进行对比，以排除干扰。肢（指）体色泽的变化是最容易观察到的客观指标，若肢（指）体颜色由红润变苍白且指腹张力降低，说明断肢（指）处于缺血状态，可与动脉痉挛和栓塞相关。若肢（指）体由红润变暗紫色，说明静脉回流障碍。若患肢（指）颜色发黑，说明动静脉循环均出现异常，肢（指）体坏死，再植失败。

(3)毛细血管充盈试验：毛细血管充盈实验是指通过棉签按压指腹或甲床，使其由红变白，然后松开棉签，观察其由白恢复红润所需要的时间，是判断再植肢（指）体毛细血管回流情况的关键指标。若其在1～2秒由苍白转为红润则说明毛细血管回流正常；若时间小于1秒，则说明回流过快，可判断为静脉回流障碍；若时间大于2秒或者回充现象消失，说明回流慢或无，则可判断为动脉供血障碍。毛细血管充盈实验与颜色常作为再植血运观察的重点，同时结合其他指标对再植末梢血运进行综合判断。

(4)指腹张力：再植术后其指腹张力可正常或略高于健指。若再植指动脉供血障碍，指体供血不足，指腹张力明显降低，表现为手指干瘪，皮纹加深。若静脉回流不足，血液瘀滞，患肢（指）张力增高，表现为皮纹消失，甚至皮肤发亮或者出现张力性水疱。

(5)指端侧方小切口放血试验：在指端用酒精消毒后，用手术刀在指端任何一侧作0.3～0.5cm小切口，根据出血的颜色和速度来判断。切开1～2秒内流出鲜红色血液，用生理盐水边擦边流，说明末梢循环正常。若切开后，创面不出血，用力挤压后仅流出少许血液，说明动脉供血不足；若切开后立即有暗紫色血液涌出，随后又流出鲜红色血液，说明指体静脉回流血液瘀滞；如切开后流出一些暗紫色血液，量很少，后面不再出血，仅从切口处流出少量血浆液，说明断指静脉危象诱发动脉危象，两者同时存在。

再植肢（指）体的血运观察是术后观察的重点，正确地评估，可及时发现异常，及时干预，其观察与鉴别归纳如下。

5.疼痛护理

疼痛会诱使交感神经兴奋性增加，导致血管紧张素Ⅱ增加，引起血管壁平滑肌收缩，使管腔狭窄，血流缓慢，还可以使血管内皮细胞破裂，诱发血栓形成，造成吻合血管的堵塞，影响再植肢（指）体血液循环。因此，对于再植术后患者，正确评估患者的疼痛程度，及时镇痛，十分关键。护士应正确评估患者疼痛的部位和性质，若为患肢（指）未制动关节胀痛或腰痛，可指导患者床上活动的方法，进行患肢（指）未制动关节的按摩，以促进血液循环，缓解疼痛。若为伤口疼痛，护士应向患者讲解正确评估疼痛的方法，告知患者无需忍痛，必要时遵医嘱给予药物镇痛。

6.并发症的观察及护理

(1)休克：术后遵医嘱为患者输血、输液治疗同时，应严密观察患者意识，生命体征，记录24小时出入量，以及观察伤口敷料渗血渗液情况，及时发现休克的症状和体征，并立即通知医生，同时为患者建立静脉双通道，加快输血、输液，给予患者心电监护及2L/min吸氧，配合医生做好急救处理。

(2)急性肾功能损害：严格记录患者的尿量、尿色，密切关注患者尿常规检查结果，有异常及时通知医生。若患者尿量＜400mL/d 或者＜17mL/h，说明患者出现少尿，应立即通知医生，遵医嘱及时补充血容量，减轻肾脏缺血状态，必要时给予利尿处理。

(3)深静脉血栓形成与肺栓塞：对患者进行深静脉血栓风险评估。对于高风险患者，遵医嘱给予患者抗凝溶栓治疗，同时密切关注患肢的皮温、颜色、感觉及肿胀情况，重视患者呼吸困难及胸闷、胸痛主诉，以预防为主。若患者确诊深静脉血栓，应指导患者卧床休息，患肢(指)抬高，禁止患肢(指)按摩，以防栓子脱落，必要时做好手术取栓的准备。对于高度怀疑肺栓塞的患者应给予患者心电监护及持续高流量氧气吸入，配合医生完善相关检查，做好抢救准备。

(4)血管危象：术后应密切观察患者再植肢(指)体的血运情况。若出现再植肢(指)体颜色由红润变白，毛细血管充盈时间延长，指腹张力降低，说明出现了动脉危象，此时应解除寒冷刺激，加强患肢(指)保暖，并及时通知医生，遵医嘱给予患者罂粟碱 30mg 肌内注射或给予抗凝溶栓处理，必要时做好术中探查的准备。若肢(指)体由红润变暗紫色，毛细血管充盈时间缩短，且指腹张力增高，说明静脉回流障碍，此时应解除压迫，抬高患肢(指)，促进静脉血液回流，并及时通知医生，遵医嘱给予消肿活血药物治疗，必要时进行小切口放血试验，缓解指腹张力，以免影响动脉供血，造成再植肢(指)体坏死，必要时做好术中探查的准备。

7.用药护理

护理人员应观察患者用药反应，询问患者有无不适，及时进行处理。如在输注左氧氟沙星时，应缓慢滴注，以免产生皮肤瘙痒、起疹、恶心、呕吐等不良反应；进行活血扩管治疗时，应评估患者有无脸色发红、头痛等不适，宜慢滴；给予患者低分子肝素钠皮下注射时，应增加按压时间，防止皮下出血，且应定期复查凝血功能；静脉输注止痛药时，宜慢滴，观察患者有无头晕及恶心、呕吐等不适。

8.心理护理

护理人员应告知患者紧张焦虑的情绪会影响再植血运，应指导患者放松心情，安心休养。同时要关心、理解患者，及时解答患者的疑虑，安抚患者的情绪，并积极主动向患者介绍术后治疗护理相关知识，让患者可以主动参与治疗护理过程，增加其恢复的信心。另外，在为患者进行操作时应专业严谨，赢得患者的信任，缓解其紧张心情。护理人员在护理及观察患肢(指)的同时，应尽量避免在患者面前谈论再植血运的好坏，以免增加患者的紧张情绪。

9.出院指导

(1)患肢保护：告知患者注意保护患肢(指)，勿自行拆除石膏，防止患肢(指)碰撞及震动，以免血管吻合部位再次破裂出血。断肢(指)早期不能承受重力，勿提重物。注意患肢(指)保暖，冬天可采用防风袖套，手套，以免再植肢(指)体冻伤，严禁使用暖水袋及暖手宝，勿用再植肢(指)体测试水温，以免烫伤。

(2)饮食护理：告知患者注意休息，合理安排作息时间。再次强调吸烟、饮酒的危害，禁烟酒至少 3 个月。应加强营养，可适量多食鱼汤、鸡汤等高蛋白饮食，多食水果、蔬菜，以增强机体抵抗力，促进伤口愈合。

(3)康复锻炼：定期复查，在骨折愈合后，可拆除石膏及固定支架，并在专业康复师指导下进行功能锻炼，最大程度地恢复患肢(指)功能。进行生活自理能力训练，帮助患者最大程度恢复生活自理，回归社会。

三、游离皮瓣患者的围手术期护理

(一)入院评估

1.全身评估

(1)基本资料评估:评估基本信息如年龄、文化程度等，重点评估患者的外伤史、手术史、有无慢性疾病，如糖尿病、高血压、心脏疾患等。对于糖尿病患者而言，患者伤口愈合困难，且易诱发感染和血管栓塞，对皮瓣成活不利，因此，应在术前将患者的血糖控制在正常范围。此外，还应评估患者的过敏史、用药史。对于女性患者了解其月经期。

(2)生命体征评估:评估患者生命体征、意识状态、营养状态，了解患者的全身条件是否能耐受手术。

(3)实验室检查评估:评估患者的实验室指标，如伤口涂片检查，若为产气荚膜杆菌阳性，则应备好隔离病房。评估多普勒超声血流仪检查，了解血管有无畸形或者栓塞。

(4)其他:评估患者生活自理能力、疼痛、压疮风险，以及深静脉血栓风险评估，对于高风险患者及时给予预防。

2.专科评估

(1)患肢外观评估:评估患者皮肤缺损的程度，受区皮肤有无红肿、破溃、异常分泌物等炎症表现，皮瓣供区血管有无静脉炎，有无栓塞，皮肤有无感染、湿疹或者破损。

(2)循环评估:评估患者受伤肢体的末梢血运、运动和感觉功能情况。

(3)并发症评估:评估患者有无活动性出血、创伤性休克、感染等并发症的发生。

3.心理评估

评估患者和家属对疾病的发展过程、治疗和护理的了解和期望程度;有无焦虑和恐惧，患者对此病预后的心理承受能力如何。

(二)术前护理

1.缺损创面的护理

患肢用软枕垫高 20°～30°，使之略高于心脏水平。保持伤口敷料及周围皮肤清洁干燥。若渗血渗液较多，应及时通知医生进行伤口换药，预防创面感染。遵医嘱即时给予抗菌药物治疗，为皮瓣移植做好准备。

对于行人工皮覆盖术的患者，应做好人工皮管道的观察与护理。人工皮的作用主要是减轻局部水肿、增加局部血流灌注、有利于创面的肉芽组织生长、去除渗出及坏死组织、保持创面的湿润。在使用过程中妥善固定人工皮管，保持有效的负压引流，根据创面的情况采取不同的压力，一般负压调整在-125～450mmHg，合适的负压有利于创面肉芽组织的生长。正常情况下，人工皮应紧贴皮肤，有管型存在。当人工皮出现漏气时能听到漏气声，人工皮鼓起没有管型，这时候我们要查看漏气部位，有可能是无序贴膜导致膜与膜之间有“漏贴空白”处，边缘有液体渗出导致人工皮膜不粘或者是引流管或珊氏固定钉的系膜处有问题。当查找出原因后通知医生配合处理。经常会发现引流管中有一段变干的引流物堵塞管腔，截断了人工皮的负压源，医生给予生理盐水冲管，无效时给予更换人工皮管；当中心负压停止时，要替换电动负压吸引，勿用一次性负压引流，查找中心负压停止的原因。一旦出现故障，护士要逐步排查，及时解决，并安抚患者及家属，以免引起恐慌。做好患者宣教工作，指导妥善固定管道，勿反折，牵拉。护士要观察引流液的颜色、性质、量，如短时间引流出大量鲜红色血性液体，提示有活动性出血，应立即关闭负压源，及时报告医生，配合处理。

2.皮瓣供皮区护理

应注意保护供区皮肤。勿在供区进行穿刺及其他损伤性操作。术前通过彩色多普勒仪，评估患者供区移植组织内的血管有无栓塞、炎症或者畸形。

3.常规护理

(1)饮食：术前根据患者的全身情况，指导给予高营养、高维生素、高热量饮食以增强患者体质，提高组织修复和抗感染能力，从而提高手术耐受力；严禁吸烟及辛辣饮食；术前 3 天禁止口服抗凝药物。

(2)体位训练：术前进行卧位的练习，训练在床上正确使用大小便器，床上翻身抬臀等。

(3)疼痛护理：根据疼痛评分表进行疼痛评分，指导患者适当放松心情，分散注意力，取合适体位减轻疼痛或遵医嘱合理使用止痛药物并评估效果。

(4)心理护理：根据患者的需求，耐心解释手术必要性及对治疗的方法，可能会出现的问题、并发症及解决的方法。消除患者因误解引起的担忧，减轻患者心中的焦虑，主动配合治疗和护理，利于手术恢复。

4.术前准备

术前 1 日为患者做好术前准备，包括供受区皮肤准备，刮去多余汗毛，动作应轻柔，以免造成皮肤损伤。告知患者术前暂禁食 8 小时，禁饮 6 小时。

5.术晨护理

护士应注意观察患者的生命体征、心理状况、月经及禁食水的情况，若有异常或患者进入月经期，应及时与医生联系。取下义齿、饰物、隐形眼镜等，按医嘱给予术前用药。与接手术的工作人员一起详细核对患者的各项信息，带齐术中所需用物，如病历、X 线片等。

(三)术后护理

1.常规护理

(1)环境要求：保持病房安静舒适的环境，室温在 25～28℃。冬季要保持室内 28℃左右的恒温。

(2)饮食：全身麻醉患者术后去枕平卧头偏向一侧，禁饮食 6 小时，臂丛麻醉术后去枕平卧及禁饮食 4 小时，局部麻醉患者术后可直接进食。常规可进食高蛋白、高热量、粗纤维食物，严禁辛辣刺激性饮食，以免造成胃肠道不适以及诱发血管痉挛，禁烟酒。如有高血压、糖尿病、肾病患者需按照专科疾病进食。

(3)病情观察：严密监测生命体征及意识。观察伤口敷料及渗血渗液情况，如有异常告知医生配合处理。妥善固定各种管道，保持管道通畅，观察引流液颜色、性质、量，并做好记录。

2.体位护理

对于游离皮瓣手术的患者，绝对卧床 7～10 天，禁止大幅度翻身坐起，床上使用大小便器。其体位摆放应做到：

(1)患肢功能位：一般取平卧位，抬高患肢 20°～30°，使患肢高于心脏水平。

(2)皮瓣防受压：防止皮瓣受到压迫性刺激，患肢可用支架保护，避免血管痉挛导致皮瓣缺血坏死。如果手术部位处于身体容易受压的部位，如上肢的伸侧，下肢的曲侧、枕部、背部、臀部等，应采用侧卧位或肢体悬吊体位。

(3)皮瓣吻合处张力：在为患肢调整或变换体位时，尤其在多方向活动的关节部位，如颈部、肩部、前臂、髋部和小腿，应随时观察皮瓣的血液循环变化，防止因为肢体活动而使血管吻合处受压、扭曲和出现张力，从而影响皮瓣血液循环。

(4)床上活动：保持患肢于功能位，早期可用健肢按摩患肢肩关节，健肢还可帮助患肢手指做伸屈活动，每日 2～3 次，每次 10～15 分钟。活动过程中以不引起皮瓣受压扭转为宜。卧床期间可练习床上抬臀，预防压疮。术后第 2 周，应遵循循序渐进的原则，鼓励患者床上坐起或下床活动，但不可突然下床，应循序渐进，以防止体位性低血压的发生。

3.皮瓣护理

(1)血运观察：观察皮瓣的血运情况，包括颜色、温度、张力、毛细血管回流情况，及时发现动静脉危象。如有异常及时告知医生处理。观察皮瓣时要求光线充足，可在类似皮瓣的正常皮肤上持续看 10 秒以适应眼睛的色觉，然后再观察皮瓣，必要时与取皮区正常皮肤进行对比，以确定皮瓣颜色是否正常。例如腹股沟皮瓣，颜色有一定程度的苍白，如果与白颜色的纸做比较，其颜色并不是纯白色的，而是淡粉色。对于微型皮瓣，因其血液循环变化迅速，应缩短观察间隔，以便及时发现血管危象，及时干预，保证皮瓣成活。

(2)皮瓣保暖：指导患者注意皮瓣保暖，严禁使用热水袋，以防烫伤。可采用棉被或者宽松棉袖套保暖。

(3)石膏护理：保持石膏固定的有效性，石膏未干前少搬动，防止石膏陷入引起压疮，保持石膏清洁干燥，观察石膏的松紧度等。勿自行拆卸石膏，以免引起肢体震动，导致吻合血管破裂出血。

(4)其他：保持皮瓣周围皮肤清洁干燥，若渗血渗液多，应及时通知医生，予以换药处理。

4.皮肤护理

(1)压疮预防：由于患者绝对卧床 1～2 周以上。为了避免患者的皮肤完整性受损，要做到床铺清洁、干燥、平整、无碎屑；并及时更换柔软干净的内衣，在骨隆突处及受压部位垫海绵垫(或棉垫)，使该处压力得以缓解，必要时建立翻身卡。

(2)预防湿疹：由于术后伤口敷料包裹及外固定器的固定，长期制动，使局部容易出现湿疹。保持室内温度适宜，空气流通。并保持皮瓣及皮瓣周围皮肤的清洁干燥。以防止皮肤因出汗、潮湿而发生溃烂。

(3)观察皮肤完整性：严格进行床边交接班，观察受压部位的皮肤情况，若出现皮肤压红，应及时减压，预防皮肤组织的进一步损伤。

5.疼痛护理

指导患者适当放松心情，分散注意力，取合适体位减轻疼痛。患肢制动易产生关节僵硬胀痛，应与伤口疼痛合理区分。患肢制动产生的疼痛可通过未制动关节的按摩而缓解。告知患者合理使用疼痛数字评分量表进行疼痛评估。根据患者的疼痛程度，及时通知医生，遵医嘱合理使用止痛药物及评估药物效果，以防因疼痛诱发血管痉挛，从而影响皮瓣血运。护理人员在协助患者翻身，观察皮瓣血运时，应动作轻柔，避免引起和加重伤口疼痛。

6.用药护理

遵医嘱合理使用药物，如抗凝、解痉、抗感染、镇痛等药物治疗，讲解用药知识并观察疗效及不良反应。如：低分子右旋糖酐使用时应慢滴，注意观察患者有无心慌、冷汗、红疹等过敏反应。一旦出现过敏反应，应立即停止输注，更换输液器，遵医嘱给予抗过敏药物治疗，以免产生严重后果。维持有效的循环血量，促进血液循环。定期复查血常规、肝肾功能。

7.并发症的观察及护理

(1)出血：密切观察伤口敷料渗血及引流管情况。若患者伤口敷料渗血范围不断扩大或引流管 1 小时引流出鲜红色血性液体约 200mL 或引流管迅速引流出鲜红色血性液体约 100mL，出现心率快、脉搏减弱、血压下降；头晕、眼花、口渴、恶心、呕吐，甚至出现烦躁及表情淡漠，立即告知医生，迅速建立静脉通道补充血容量。必要时协助医生做好血管探查的准备。

(2)血管危象：及时发现血管危象，及时干预，可提高皮瓣的成活率，具体如下：

①动脉危象：若皮瓣颜色由红润变为苍白、浅灰色及花斑状；皮温低；皮瓣皱缩；毛细血管充盈时间延长或者消失，说明出现了动脉危象。应立即通知医生，解除诱发血管痉挛的因素，如加强皮瓣保暖，解除寒冷刺激，放松心情，及时镇痛。遵医嘱给予抗凝解痉药物治疗，必要时做好血管探查的准备。

②静脉危象：若皮肤颜色由正常变为暗红、暗紫色且皮瓣张力增高、起水疱，毛细血管充盈时间缩短或消失，则说明发生了静脉危象。此时应立即通知医生，告知患者防止皮瓣受压，注意患肢抬高，遵医嘱给予消肿处理。注意观察皮瓣下有无血肿，若因血肿造成吻合静脉受压，应及时查看引流管是否受压，保持引流通畅，必要时行血肿清除，协助医生做好血管探查的准备。

(3)关节僵硬：术后关节制动是造成关节僵硬最主要的原因。护理人员应指导患者对未制动关节适当进行按摩，在外固定解除后，应尽早循序渐进地进行功能锻炼。

(4)皮瓣水肿：患肢抬高制动，患肢略高于心脏水平，以促进静脉回流，减轻组织水肿。

(5)感染：观察体温变化及伤口情况，遵医嘱合理使用抗生素，加强营养增强全身抵抗力。术后如患者持续体温升高或伤口疼痛、有异味，应告知医生处理。此外，保证病房空气流通，定时通风换气，每日 2 次，严格限制探视人员，防止交叉感染。

8.出院指导

护士应认真细致地做好出院指导，制订功能锻炼计划、复诊时间，指导其回家后继续锻炼，不要急于求成，也不能麻痹大意，放松锻炼。术后三个月内应严禁主动和被动吸烟。指导患者逐渐适应自我形象，促进自信心恢复，鼓励其参加正常的社交活动。若皮瓣臃肿，影响生活或形象，患者可于术后三个月内行皮瓣修整术。

指导患者对皮瓣进行保护，注意保暖和防止冻伤、烫伤或者划伤。下肢皮瓣者为了防止再损伤，应避免长时间站立与行走；足部皮瓣患者注意皮瓣保护，穿宽松柔软的鞋子，勿打赤脚，以防皮瓣损伤；手部皮瓣患者，勿用患手试水温，以防烫伤，天气寒冷时，应戴棉手套，以防冻伤。严禁使用热水袋，有异常及时就诊。

四、腹部皮瓣患者的围手术期护理

腹部皮瓣可以腹壁浅血管为蒂，也可以旋髂浅血管为蒂，还可以这两组血管双重血供形成腹部皮瓣，是用来治疗手部严重创伤伴有皮肤软组织大面积缺损或溃疡，且临近皮瓣无法修复的情况下采取的一种手术方式。

(一)腹部皮瓣移植术的适应证

腹部皮瓣移植术主要适用于手或者前臂的较大面积皮肤缺损或手指脱套伤的修复；局部转移修复会阴部；也适用于各种类型的阴茎缺损及再造阴茎。

(二)腹部皮瓣的优缺点

其优点在于修复的面积大，切取方便；供区部位隐蔽，不会影响美观；术后供区无功能障碍；手术简便安全，皮瓣的成活率高。缺点在于需要二期手术断蒂，住院时间较长。部分患者皮瓣臃肿，须进行皮瓣修整。蒂部容易牵拉及扭曲。患者术后的舒适感较差。

(三)入院评估

1.全身评估

(1)基本资料评估：评估患者的基本信息，如：年龄、文化程度等，重点评估患者的外伤史、手术史、有无慢性疾病，如糖尿病、高血压、心脏疾患等。对于糖尿病患者而言，患者伤口愈合困难，且易诱发感染和血管栓塞，对皮瓣成活不利，因此，应在术前将患者的血糖控制在正常范围。此外，还应评估患者的过敏史、用药史。对于女性患者了解其月经期。

(2)生命体征评估：评估患者生命体征、意识状态、营养状态，了解患者的全身条件是否能耐受手术。

(3)实验室检查评估：评估患者的实验室指标，如伤口涂片检查，若为产气荚膜杆菌阳性，则应备好隔离病房。评估多普勒超声血流仪检查，了解血管有无畸形或栓塞。

(4)其他：评估患者生活自理能力、疼痛、压疮风险，及深静脉血栓风险评估，对于高风险患者及时给予预防。

2.专科评估

(1)患肢外观评估：评估患者皮肤缺损的程度，受区皮肤有无红肿、破溃、异常分泌物等炎症表现，皮瓣供区血管有无静脉炎，有无栓塞，皮肤有无感染、湿疹或者破损。

(2)循环评估：评估患者受伤肢体的末梢血运、运动和感觉功能情况，以及有无疼痛、疼痛部位和程度。

(3)其他：评估患者有无活动性出血，创伤性休克，感染等并发症的发生。

3.心理评估

评估患者和家属对疾病的发展过程、治疗和护理的了解和期望程度；有无焦虑和恐惧，患者对此病预后的心理承受能力如何。并采取积极措施给予针对性的疏导，增强治疗的信心。

（四）术前护理

1.缺损创面的护理

保持伤口敷料及周围皮肤清洁干燥。患肢用软枕垫高 20°～30°，使之略高于心脏水平，加强患肢保暖，严禁用热水袋。

2.供区护理

保持供区皮肤清洁干燥，避免损伤及感染，必要时通过多普勒超声血流仪评估患者供区血管走行及状态，以确保手术顺利进行。

3.常规护理

（1）体位训练：术后卧床 7 天，术前模拟术后体位训练，训练翻身技巧，训练在床上进食，正确使用大小便器。

（2）疼痛护理：根据疼痛评分量表进行评分，指导患者适当放松心情，分散注意力，取合适体位减轻疼痛或遵医嘱合理使用止痛药物及评估效果。

（3）心理护理：患者对意外事件的发生措手不及，导致患者神经高度紧张和恐惧，过度担心手术疗效及预后情况，腹部皮瓣手术在修复创面的同时，必定牺牲正常的供区组织，因此，皮瓣手术不仅给患者带来创伤，还造成心理上的压力，针对这些情况，护士应经常巡视病房，多与患者和家属沟通，了解患者的需要，并及时地解决。耐心解释手术的必要性及治疗方法，以及可能会出现的问题、并发症及解决的方法。通过成功的病例，增强其信心，术前的心理准备能减轻患者心中的焦虑，主动地配合治疗和护理，利于手术的恢复。因此，心理护理至关重要，尤其是在血管危象期，心理因素往往会导致手术失败。

4.术前准备

急诊外伤入院患者常规注射破伤风。平诊患者术前 1 日为患者做好术前准备，包括供受区皮肤准备，刮去多余汗毛（如会阴部），动作应轻柔，以免造成皮肤损伤。告知患者术前暂禁食 8 小时，禁饮 6 小时。

5.术晨护理

护士应注意观察患者的生命体征、心理状况、月经及禁食水的情况，若有异常或患者进入月经期，应及时与医生联系。取下义齿、饰物、隐形眼镜等，按医嘱给予术前用药。与接手术的工作人员一起详细核对患者的各项信息，带齐术中所需用物，如病历、X 线片等。

（五）术后护理

1.常规护理

（1）病室环境：由于皮瓣移植术后对护理的要求高，病房最好做以下的准备：房间宽敞明亮，便于观察；密封性和隔音效果好，便于患者休息；病房最好仅设置 1～2 张病床，配备有中心吸氧、吸痰装置等，室温保持在 25～28℃，湿度保持在 50%～60%，室内严禁吸烟，病房物品定期消毒。

（2）密切观察生命体征：术后初期由于麻醉作用、术前用药、手术反应、疲劳等因素，患者可能会出现一些异常的病理变化，严密观察生命体征并准确、及时记录十分重要，每 2 小时记录 1 次至平稳为止，以准确判断，如有异常及时记录，发现问题及时处理。

(3)饮食:全身麻醉患者术后去枕平卧头偏向一侧,禁饮食 6 小时,臂丛麻醉术后去枕平卧及禁饮食 4 小时,局部麻醉患者术后可直接进食。常规可进食高蛋白、高热量、粗纤维食物,忌辛辣刺激性饮食,禁烟酒,如有高血压、糖尿病、肾病患者按照专科疾病进食。患者因为手术刺激、麻醉失血等因素,导致食欲下降而进食较少,加之创面较大,所以术后的营养支持尤为重要,需要多食高营养、高维生素、高蛋白、易消化的清淡饮食,以增强机体的抵抗力,促进伤口的愈合。尤其注意多吃新鲜蔬果,预防便秘发生。

便秘多发生在术后 2～5 天。由于术后 1～2 天绝对卧床,肠蠕动功能下降,易引起便秘。在患者屏气用力排便时可导致外周血管痉挛,从而导致皮瓣血运的变化,致使皮瓣移植的失败,应引起高度的重视。因此,术后指导患者适当的床上运动,从右自左,进行上腹部的按摩,按摩时应避开腹部皮瓣的位置;早餐后容易引起胃结肠反射,所以此刻可训练排便,借助条件反射养成排便习惯。让患者多喝水,每天至少摄入 2000mL,多吃含高纤维素的食物。若长时间未排便,易造成大便干结,应使用开塞露灌肠,促进排便。

(4)肢体的固定:术后要将上臂,前臂与胸、腹部接触部位用棉垫隔开,用宽胶布将肩关节固定在内收位,并将前臂与胸、腹部加以固定,防止患肢从供区脱出,注意包扎压力不可过大。或根据患者舒适度进行调整。注意皮瓣的保暖,严禁用热水袋。避免患侧卧位,防止皮瓣受压、扭曲、牵拉。腹部皮瓣移植术患者需卧床 7 天。

(5)血容量的观察:由于患者手术中失血及麻醉的作用,可使血容量不足,心搏出量减少,致周围血管收缩,如轻度的血容量不足,会影响移植体的血液供应,引起组织缺血性改变,如严重的血容量不足,可导致血压下降、休克,对移植的皮瓣极其不利,影响移植皮瓣的血供,导致手术失败。所以术后应密切观察患者的脉搏与血压情况,收缩压应保持在 100mmHg 及以上,如有下降应及时报告医生,给予静脉补血或加快补液速度,切忌使用升压药。临床上血容量的观察指标有:脉搏、皮肤温度、尿量、颈静脉的充盈程度等,其他的方法有:血红蛋白、血细胞比容测定;中心静脉压、血浆比重的测定等。

(6)出血情况的观察:比较大的皮瓣应密切观察创面边缘的渗血情况,及时估计出血量。

2.皮瓣的护理

(1)动脉危象的观察:在术后 24～72 小时最容易发生血管危象,因此术后第一个 24 小时应每 30 分钟观察皮瓣一次,主要观察颜色、毛细血管的充盈反应、温度以及肿胀情况,必要时用多普勒超声血流仪监测动脉搏动情况。术后皮瓣颜色红润为正常,如颜色苍白、毛细血管充盈反应慢、皮温低于健侧,表明痉挛栓塞或动脉供血不足。应给予局部保暖,忌用热水袋,以免造成低温性烫伤,只可以使用棉被保暖,使用罂粟碱、低分子右旋糖酐等药物解痉抗凝。

(2)静脉危象的观察:皮瓣颜色转变为紫或紫灰色,皮温变低,毛细血管充盈反应快,表明有静脉瘀血或皮瓣下有出血、渗血;肿胀明显并有水疱形成,均表明静脉回流障碍。患肢保暖的同时并抬高,立即报告医生,必要时行血管探查手术。

(3)重视皮瓣的夜间护理:夜间和凌晨是血管危象的高发时段。常常在凌晨 2:00～4:00 因夜间血流缓慢,基础代谢率低,室温下降,容易发生皮瓣血液循环障碍。因此,夜间护士应加强病房巡视。查看皮瓣是否扭曲、牵拉,检查患者的体位、患肢保暖情况、伤口敷料渗血渗液情况、皮瓣的血液循环等。

3.疼痛的护理

疼痛可使机体释放5-羟色胺(为疼痛递质),其有强烈的收缩血管作用,如不及时处理,可导致血管腔闭塞或血栓形成。因此,要注意手术后的镇痛。术后应根据患者情况准确、合理地选择止痛方法及止痛药物,同时尽量避免一切能引起疼痛的诱因,如伤口包扎过紧、患肢牵拉、扭曲和活动、体位不舒服等。术后治疗及护理动作应轻柔。同时指导患者适当放松心情,分散注意力,取合适体位减轻疼痛。根据疼痛评分量表进行评分,遵医嘱合理使用止痛药物及评估药物效果。

4.皮肤护理

(1)压疮预防:腹部皮瓣术后患者多为强迫体位,而且卧床7天。为了避免患者的皮肤完整性受损,要做到床铺清洁、干燥、平整、无碎屑;必要时建立翻身卡,严格床边交接班,查看皮肤情况,尤其是患肢肘关节、肩关节、骶尾部、背部皮肤等。

(2)预防湿疹:多发生在腹部皮瓣术后3周内。由于术后肢体的固定,使腋下、肘关节、胸部、腹部等部位出现湿疹。将这些部位用棉垫或纱布隔开,以防止皮肤的接触面因出汗、潮湿而发生溃烂。保持室内温度适宜,病房空气流通,保持皮瓣及皮瓣周围皮肤的清洁干燥。

5.用药护理

遵医嘱合理使用药物,如扩容、抗凝、解痉、抗感染、镇痛等药物治疗,讲解用药知识,并观察疗效及不良反应。以维持有效的循环血量,促进血液循环。及时补血补液、保持水电解质的平衡也是保证移植皮瓣成活的重要条件。定期复查血常规、肝肾功能。观察用药效果和不良反应,及时与医生沟通。

6.并发症的预防及护理

(1)出血:一旦发现患者伤口敷料渗血明显,且范围短时间内持续扩大或引流管1小时引流出鲜红色血性液体约200mL或引流管迅速引流出鲜红色血性液体约100mL,患者伴随心率快、脉搏减弱、血压下降;头晕、眼花、口渴、恶心、呕吐,甚至出现烦躁及表情淡漠等症状和体征,应立即告知医生,迅速建立静脉通道,加快输液速度,遵医嘱予以进行配血,及时补充血容量。必要时做好血管探查的准备。

(2)血管危象:密切关注血液循环变化,有异常及时通知医生处理,提高皮瓣成活率。

①动脉危象:若皮瓣颜色由红润变为苍白、浅灰色及花斑状,皮温降低,皮瓣皱缩,毛细血管充盈时间延长或者消失,说明出现了动脉危象。应立即通知医生,解除诱发血管痉挛的因素,如查看皮瓣是否受压扭转,加强皮瓣保暖,解除寒冷刺激,放松心情,及时镇痛。遵医嘱给予抗凝解痉药物治疗,必要时做好血管探查的准备。

②静脉危象:若皮肤颜色由正常变为暗红、暗紫色且皮瓣张力增高、起水疱,毛细血管充盈时间缩短或消失,则说明发生了静脉危象。此时应立即通知医生,告知患者防止皮瓣受压扭转,注意患肢抬高,遵医嘱给予消肿处理。注意观察皮瓣下有无血肿,若因血肿造成吻合静脉受压,应及时查看引流管是否受压,保持引流通畅,必要时行血肿清除,协助医生做好血管探查的准备。

(3)皮瓣水肿:患肢抬高制动,患肢略高于心脏水平,以促进静脉回流,减轻组织水肿。

(4)皮瓣撕脱:皮瓣术后,妥善固定与制动是防止肢体活动时造成撕脱的必要措施,一周后下床活动，可用健肢保护患肢，避免碰撞及滑倒。因此，对患者的健康教育非常重要，必须取得患者的充分信任。

(5)关节僵硬：术后关节制动是造成关节僵硬最主要的原因。指导患者对未制动关节适当进行功能锻炼，如耸肩、健指及腕部的屈伸活动或者用健肢按摩患肢肩关节和肘关节，在不引起皮瓣牵拉和扭转的情况下，进行未制动关节活动，以不影响皮瓣血运为宜。

(6)感染：观察体温变化及伤口情况，遵医嘱合理使用抗生素，加强营养，增强全身抵抗力。术后如患者持续体温升高或伤口疼痛、有异味，应告知医生处理。此外，保证病房空气流通，定时通风换气，每日2次，严格限制探视人员，防止交叉感染。

(六)皮瓣断蒂

腹部皮瓣断蒂术一般在术后3周左右进行。2周时医生给予夹管锻炼，每天1～2次，每次3～5分钟，遵循循序渐进原则，之后就是每天3～4次，每次1小时。当医生判断皮瓣已成活，可行断蒂术。断蒂术后应密切观察患者患肢及腹部伤口敷料渗血情况，若渗血较多，应及时通知医生处理。评估患者肩关节、肘关节及腕关节活动度，指导患者进行患肢的功能锻炼，鼓励患者主动运动，如肩关节上举、肘关节屈伸活动，用力握拳和手的屈伸、内收、外展等，根据康复师制定的康复计划进行有效的功能锻炼。

(七)出院指导

1.增强自信

指导患者逐渐适应自我形象，促进自信心恢复，鼓励其参加正常的社交活动。

2.皮瓣保护

指导患者对皮瓣进行保护，注意保暖和防止损伤，患者出院后需注意保护皮瓣及皮瓣供区，自觉坚持循序渐进的功能锻炼。在感觉未恢复前，保护皮瓣，防止皮瓣烫伤或冻伤，严禁使用热水袋。断蒂前要保持皮瓣周围皮肤清洁，防止溃烂和感染，为了避免汗液等分泌物刺激正常皮肤，可以使用清洁的敷料或布类将患肢的健指相隔，有异常及时就诊。严禁主动和被动吸烟。告知患者自行观察皮瓣血运的方法，出现异常及时来院就诊。

3.出院随访

对于需再次手术者告知患者下次手术的时间，皮瓣在术后3～4周断蒂。断蒂后，必要时可进行皮瓣修整术，一般在断蒂术后3个月进行。

4.功能锻炼

护士应认真细致地做好出院指导，制订功能锻炼计划、复诊时间，指导其回家后继续锻炼，不要急于求成，也不能麻痹大意，放松锻炼。

五、交腿皮瓣患者的围手术期护理

交腿皮瓣移植术是治疗小腿及足部严重创伤，伴有皮肤软组织大面积缺损或小腿及足部溃疡而邻近皮瓣无法修复的情况下，采取的以健侧皮肤为供区的一种手术方式。

(一)入院评估

1.全身评估

(1)基本资料评估：评估患者基本信息，如年龄、文化程度等，重点评估患者的外伤史、手术史、有无慢性疾病,如糖尿病、高血压、心脏疾患等。对于糖尿病患者而言,患者伤口愈合困难,且易诱发感染和血管栓塞,对皮瓣成活不利,因此,应在术前将患者的血糖控制在正常范围。此外,还应评估患者的过敏史、用药史。对于女性患者了解其月经期。

(2)生命体征评估:评估患者生命体征、意识状态、营养状态,了解患者的全身条件是否能耐受手术。

(3)实验室检查评估:如伤口涂片检查,若为产气荚膜杆菌阳性,则应备好隔离病房。评估多普勒超声血流仪检查,了解血管有无畸形或者栓塞。

(4)其他:评估患者生活自理能力、疼痛、压疮风险,及深静脉血栓风险评估,对于高风险患者及时给予预防。

2.专科评估

(1)患肢外观评估:评估患者皮肤缺损的程度,受区皮肤有无红肿、破溃、异常分泌物等炎症表现,皮瓣供区血管有无静脉炎,有无栓塞,皮肤有无感染、湿疹或者破损。

(2)循环评估:评估患者受伤肢体的末梢血运、运动和感觉功能情况。

(3)其他:评估患者有无活动性出血、创伤性休克、感染等并发症的发生。

3.心理评估

正确评估患者的心理状况,向患者讲解成功的病例,讲解该手术的优点及成功患者的随访结果,强调紧张情绪与血管危象发生的关系,使患者消除疑虑及恐惧,减轻心理压力,能正确面对现实,以最佳的状态接受手术和配合治疗。

(二)术前护理

1.缺损创面的护理

患肢用软枕垫高20°～30°,使之略高于心脏水平。保持伤口敷料及周围皮肤清洁干燥。若渗血渗液较多,应及时通知医生进行伤口换药,预防创面感染。遵医嘱即时给予抗菌药物治疗,为皮瓣移植做好准备。

2.皮瓣供皮区护理

应注意保护供区皮肤。勿在供区进行穿刺及其他损伤性操作。术前通过彩色多普勒超声血流仪检查,评估患者供区移植组织内的血管有无栓塞、炎症或者畸形。

3.常规护理

(1)饮食:术前根据患者的全身情况,指导给予高营养、高维生素、高热量饮食以增强患者体质,提高组织修复和抗感染能力,从而提高手术耐受力;严禁吸烟及辛辣饮食;术前3天禁止口服抗凝药物。

(2)体位训练:术后患者是一个强迫体位,需卧床3～4周,并保持双腿交叉,因此,应向患者说明肢体固定的重要性,取得患者的配合,术前三天开始双下肢交叉训练。医生将双小腿用弹力绷带固定在一起并用固定架悬吊起来,一天2次,每次30～60分钟,固定期间进行膝踝关节活动训练及股四头肌等长收缩,帮助患者适应这种强迫体位,增强皮瓣的存活率。在床上训练正确使用大小便器,床上抬臀,床上翻身。术前一周戒烟,因烟中含有尼古丁,对血管有收缩作用,会导致血管痉挛,引起皮瓣坏死。

(3)疼痛护理:根据疼痛评分量表进行疼痛评分,指导患者适当放松心情,分散注意力,取合适体位减轻疼痛或遵医嘱合理使用止痛药物并评估效果。

(4)心理护理:根据患者的需求,耐心解释手术必要性及对治疗的方法、可能会出现的问题、并发症及解决的方法。通过成功的病例,增强其信心,消除患者因误解引起的担忧,减轻患者心中的焦虑,主动配合治疗和护理,利于手术恢复。

4.术前准备

术前1日为患者做好术前准备,包括供受区皮肤准备,刮去多余汗毛,动作应轻柔,以免造成皮肤损伤。告知患者术前暂禁食8小时,禁饮6小时。

5.术晨护理

护士应注意观察患者的生命体征、心理状况、月经及禁食水的情况,若有异常或患者进入月经期,应及时与医生联系。取下义齿、饰物、隐形眼镜等,按医嘱给予术前用药。与接手术的工作人员一起详细核对患者的各项信息,带齐术中所需用物,如病历、X线片等。

(三)术后护理

1.常规护理

(1)环境要求:保持病房安静舒适的环境和室温在25～28℃。冬季要保持室内28℃左右恒温。

(2)饮食:全身麻醉患者术后去枕平卧6小时,常规可进食高蛋白、高热量、粗纤维食物,严禁辛辣刺激性饮食,以免造成胃肠道不适,以及诱发血管痉挛,禁烟酒。如有高血压、糖尿病、肾病患者按照专科疾病进食。

(3)病情观察:严密监测生命体征及意识。观察伤口敷料及渗血渗液情况,如有异常告知医生配合处理。妥善固定各种管道,保持管道通畅,观察引流液颜色、性质、量,并做好记录。

2.体位护理

术后正确的体位是保证皮瓣存活的关键,需要卧床3～4周,将小腿交叉固定用弹力绷带悬吊于固定架上,保持悬空,以免皮瓣受压坏死。向患者解释此体位的重要性,禁止大幅度翻身坐起,床上使用大小便器。早期指导患者被动活动膝关节,每日2～3次,每次10～15分钟,勿使皮瓣受压、牵拉。术后第2周,应遵循循序渐进的原则,鼓励患者床上坐起。

3.皮瓣护理

(1)血运观察:观察皮瓣的血运情况,包括颜色、温度、张力、毛细血管回流情况,及时发现动静脉危象。如有异常及时告知医生处理。观察皮瓣时要求光线充足,可在类似皮瓣的正常皮肤上持续看10秒以适应眼睛的色觉,然后再观察皮瓣,必要时与取皮区正常皮肤进行对比,以确定皮瓣颜色是否正常。

(2)皮瓣保暖:指导患者注意皮瓣保暖,用棉被保暖即可,严禁使用热水袋,以防烫伤。

(3)其他:保持皮瓣周围皮肤清洁干燥,若渗血渗液多,应及时通知医生,予以换药处理。

4.皮肤护理

(1)压疮预防:由于患者卧床3～4周,为了避免患者的皮肤完整性受损,要做到床铺清洁、干燥、平整、无碎屑;并及时更换柔软干净的内衣,在骨隆突处及受压部位垫海绵垫(或棉垫),使该处压力得以缓解,必要时建立翻身卡。护士协助患者平卧位和侧卧位交替进行,并练习床上抬臀,预防压疮,体位交换过程中要注意皮瓣是否扭曲。

(2)预防湿疹:由于术后伤口敷料包裹及外固定器的固定,长期制动,使局部容易出现湿疹。保持室内温度适宜,空气流通,并保持皮瓣及皮瓣周围皮肤的清洁干燥,以防止皮肤因出汗、潮湿而发生溃烂。

(3)观察皮肤完整性:进行床边交接班,观察受压部位的皮肤情况。

5.疼痛护理

指导患者适当放松心情,分散注意力,取合适体位减轻疼痛。双小腿长时间制动易产生关节僵硬胀痛,应与伤口疼痛合理区分。患肢制动产生的疼痛,可通过未制动关节的按摩而缓解。护理人员在协助患者翻身,观察皮瓣血运时,应动作轻柔,避免引起和加重伤口疼痛。

告知患者合理使用疼痛数字评分量表进行疼痛评估。根据患者的疼痛程度,及时通知医生,遵医嘱合理使用止痛药物及评估药物效果,以防因疼痛诱发血管痉挛,从而影响皮瓣血运。

6.用药护理

遵医嘱合理使用药物,如抗凝、解痉、抗感染、镇痛等药物治疗,讲解用药知识并观察疗效及不良反应。如:低分子右旋糖酐使用时应慢滴,注意观察患者有无心慌、冷汗、红疹等过敏反应。一旦出现过敏反应,应立即停止输注,更换输液器,遵医嘱给予抗过敏药物治疗,以免产生严重后果。维持有效的循环血量,促进血液循环。定期复查血常规、肝肾功能。

7.并发症的观察及护理

(1)出血:密切观察伤口敷料渗血及引流管情况。若患者伤口敷料渗血范围不断扩大或引流管1小时引流出鲜红色血性液体约200mL或引流管迅速引流出鲜红色血性液体约100mL,出现心率快、脉搏减弱、血压下降;头晕、眼花、口渴、恶心、呕吐,甚至出现烦躁及表情淡漠等情况,立即告知医生,迅速建立静脉通道,补充血容量。必要时协助医生做好血管探查的准备。

(2)血管危象:密切关注患者皮瓣血运情况,如有异常及时通知医生处理,以提高皮瓣成活率。具体参见腹部皮瓣术后血管危象观察与护理。

(3)关节僵硬:术后双下肢固定并悬空是造成关节僵硬最主要的原因。护理人员应指导家属对关节适当进行按摩。

(4)感染:观察体温变化及伤口情况,遵医嘱合理使用抗生素,加强营养增强全身抵抗力。术后如患者持续体温升高或伤口疼痛、有异味,应告知医生处理。此外,由于卧床时间较长,特别是老年体弱伴有慢性病者,易导致坠积性肺炎,指导患者进行有效的咳嗽及咳痰。保证病房空气流通,定时通风换气,每日2次,严格限制探视人员,防止交叉感染。

(四)交腿皮瓣断蒂护理

1.断蒂前的皮瓣锻炼及注意事项

皮瓣建立充足的血液循环时间大约需要3周,早期合理的血管阻断训练,对于皮瓣与患肢的毛细血管网的血供早日形成有利,使断蒂时间提前,有利于肢体功能的恢复,改善患者的生活质量。训练一般术后2周开始,医生用止血带系住皮瓣蒂部然后用止血钳夹住止血带。训练第一天为1～2次,每次15～20分钟,遵循循序渐进原则,并延长阻断血流时间,每天阻断3～4次,每次1小时,皮瓣仍能保持红润,有弹性,皮温正常,说明皮瓣已从另一端获得足够的血液供应,皮瓣已成活,可行断蒂术。

2.断蒂术后的护理

严密监测生命体征及意识。观察伤口敷料及渗血渗液情况，如有异常告知医生配合处理。抬高患肢 20°～30°，注意保暖。指导患者加强各关节功能锻炼，如膝关节、踝关节，并进行腓肠肌的等长收缩。早期有效的功能锻炼是预防肌肉萎缩及关节僵直的关键，直接影响患者的预后。制定锻炼计划，多项锻炼方法交替进行，以患者不觉疲劳为宜。

（五）出院指导

指导患者逐渐适应自我形象，促进自信心恢复，鼓励其参加正常的社交活动。皮瓣移植断蒂后皮瓣感觉还没有恢复，感觉恢复顺序是痛觉、触觉、温度觉。指导患者注意保护皮瓣，防止皮瓣烫伤和冻伤，严禁使用热水袋，严禁吸烟。为了防止皮瓣再次损伤，应避免长时间站立与行走；穿宽松柔软的鞋子，勿打赤脚，有异常及时就诊。

六、皮片移植患者的围手术期护理

皮片移植是指将表皮及部分或全层真皮自身体某部位切取下来，移植到身体另一皮肤缺损区域的手术方法。提供皮肤来源的部位称供皮区，接受皮片的部位为受皮区。

（一）皮片的种类

临床上根据切取皮肤的厚度将其分为五种。

1.表层皮片

厚度一般为 0.2～0.28mm，主要是皮肤的表皮层，并包含少许真皮乳突层，皮片极薄，容易生长。但是功能较差，因此适用于非关节部位，主要修复肉芽创面。

2.中厚皮片

厚度平均为 0.3～0.7mm，含表皮及真皮的一部分，又可分为：①薄中厚皮片，其厚度约为真皮的 1/2；②厚中厚皮片，其厚度可达真皮层厚度的 3/4；③全厚皮片，又称全层皮片，厚度为 0.75～1.0mm，为皮肤全层；④带真皮下血管网皮片，包括全层皮肤和皮下脂肪及真皮下血管网，后者厚度为 1～2mm。

（二）皮片移植的适应证

1.皮肤缺损面积过大

皮肤缺损面积较大，创面不能直接缝合或可勉强缝合，否则会导致晚期功能障碍。或皮肤较大面积缺损，但创面基底平整，血液循环丰富，无重要结构外露。或虽有重要结构外露，但用皮瓣无法覆盖全部时，重要部位应用皮瓣，其余部位适用于皮片移植。皮肤缺损的面积较大，创面局部条件不好或有感染的肉芽创面。

2.患者全身情况不佳

患者全身情况不良，不宜行皮瓣移植术，为了挽救患者生命而采用皮片移植消灭创面，待全身情况好转后可再进一步处理。

3.肢体的血液循环不良

手术时不能确定伤肢是否能够存活的创面或为解除肢体过度肿胀而减小张力或创面不很规则，用皮片移植为达到闭合创面的目的。

(三)皮片的禁忌证

血运较差的部位,感染很严重的部位不适合皮片移植。

(四)入院评估

1.全身评估

(1)基本资料评估:评估患者基本信息,如年龄、文化程度等,重点评估患者的外伤史、手术史、有无慢性疾病,如糖尿病、高血压、心脏疾患等。对于糖尿病患者而言,患者伤口愈合困难,且易诱发感染和血管栓塞,对皮瓣成活不利,因此,应在术前将患者的血糖控制在正常范围。此外,还应评估患者的过敏史、用药史。对于女性患者了解其月经期。

(2)生命体征评估:评估患者生命体征、意识状态、营养状态,了解患者的全身条件是否能耐受手术。

(3)实验室指标评估:评估患者的实验室指标,如伤口涂片检查,若为产气荚膜杆菌阳性,则应备好隔离病房。评估多普勒超声血流仪检查,了解血管有无畸形或栓塞。

(4)其他:评估患者生活自理能力、疼痛、压疮风险,以及深静脉血栓风险评估,对于高风险患者及时给予预防。

2.专科评估

(1)患肢外观评估:评估患者皮肤缺损的程度,受区皮肤有无红肿、破溃、异常分泌物等炎症表现,皮瓣供区血管有无静脉炎,有无栓塞,皮肤有无感染、湿疹或者破损。

(2)循环评估:评估患者受伤肢体的末梢血运、运动和感觉功能情况,以及有无疼痛、疼痛部位和程度。

(3)其他:评估患者有无活动性出血、创伤性休克、感染等并发症的发生。

3.心理评估

评估患者和家属对疾病的发展过程、治疗和护理的了解和期望程度;有无焦虑和恐惧,患者对此病预后的心理承受能力如何。

(五)术前护理

1.供皮区准备

检查供皮区皮肤有无创伤、红肿等。保护供皮区的皮肤,禁止在此处穿刺,防止进一步损伤及感染。备皮需仔细,备皮范围要比手术区广泛,备皮区域的皮肤应保持清洁,直至手术。

2.受皮区准备

应注意做好受皮区周围皮肤的清洁,局部瘢痕、肿瘤等皮肤常伴有皮肤褶折、粘连、皮桥形成或皮肤表面凹凸不平,积垢较多,应用肥皂水清洗。

3.常规护理

(1)饮食:术前根据患者的全身情况,指导给予高营养、高维生素、高热量饮食,以增强患者体质,提高组织修复和抗感染能力,从而提高手术耐受力;严禁吸烟及辛辣饮食;术前 3 天禁止口服抗凝药物。

(2)疼痛护理:根据疼痛评分量表进行疼痛评分,指导患者适当放松心情,分散注意力,取合适体位减轻疼痛或遵医嘱合理使用止痛药物并评估效果。

(3)心理护理:根据患者的需求,耐心解释手术必要性及治疗方法、可能会出现的问题、并发症及解决的方法。通过成功的病例,增强其信心,消除患者因误解引起的担忧,减轻患者心中的焦虑,主动配合治疗和护理,利于手术恢复。

4.术前准备

术前1日为患者做好术前准备,包括供受区皮肤准备,刮去多余汗毛,动作应轻柔,以免造成皮肤损伤。根据麻醉方式,告知患者术前暂禁饮食的时间。

5.术晨护理

护士应注意观察患者的生命体征、心理状况、月经及禁食水的情况,若有异常或患者进入月经期,应及时与医生联系。取下义齿、饰物、隐形眼镜等,按医嘱给予术前用药。与接手术的工作人员一起详细核对患者的各项信息,带齐术中所需用物,如病历、X线片等。

(六)术后护理

1.严密观察病情

严密观察生命体征及患肢末梢血运情况,严格床边交接班,查看皮肤情况,防止压疮的发生。

2.供皮区的护理

局部制动,伤口加压包扎。患肢抬高20°~30°。患者卧床休息5~7天,如果植皮区在下肢者,应卧床3周。

观察敷料是否有渗血渗液、有无松脱,若有异常需及时告知医生给予更换敷料或加压包扎。如敷料有异常气味,伤口疼痛加剧伴有体温升高,提示供皮区有感染的可能,应及时告知医生。

无菌创面植皮后,术后6~8天首次检查,10天左右拆线。感染或肉芽创面可根据情况3~5天更换敷料。嘱患者勿用手抓挠,以免新生皮肤因抓挠而破溃出血,导致感染。

3.受皮区的护理

植皮患肢抬高20°~30°,以减少肿胀。保持皮片固定良好,并加以适当压力,以促进创面和皮片间毛细血管的联结。无论何种皮片移植,均需要注意防止皮片松动和移位,导致植皮失败。要告知患者不可抓挠创面,以免新生皮肤因抓挠而破溃出血,对于在肢体关节附近植皮患者,肢体应固定制动,减少或避免关节活动。

密切观察感染症状,观察患者敷料有无渗血渗液,保持敷料清洁干燥,必要时更换敷料,监测体温变化。患者受皮区有无疼痛加剧,有无脓性分泌物。如有异常及时报告医生。

观察皮片生长情况,成活的皮肤呈红润色,10天左右拆线后仍应加压包扎2周。不可在患肢监测血压或扎止血带,以免造成皮下血肿,导致植皮失败。

皮片移植后期应防止皮片挛缩,早期进行功能锻炼,一般3~6个月后才能巩固,不再收缩,皮片移植后初期无感觉,应嘱患者保护皮片,不要烫伤、冻伤及碰伤。

4.全身营养支持

因组织修复过程中需要大量营养物质,贫血、低蛋白血症、营养不良等不利于移植皮片成活,影响创面的愈合。护理人员应指导患者进食高热量、高蛋白、高维生素的饮食,提高身体抵抗力,促进创面的愈合。

5.出院宣教

(1)增加自信:指导患者逐渐适应自我形象,促进自信心恢复,鼓励其参加正常的社交活动。

(2)植皮区保护:指导患者对植皮区进行保护,避免搔抓供皮区,以免皮肤皮损,造成感染。保持敷料干燥。下肢植皮者为了防止再损伤,应避免长时间站立与行走,自觉坚持循序渐进的功能锻炼。在感觉未恢复前,保护皮片,防止皮片烫伤或冻伤,严禁使用热水袋,保持周围皮肤清洁,防止溃烂和感染,有异常及时就诊。

第三节 下肢骨折的护理

一、股骨颈骨折

(一)定义

股骨颈骨折特别是头下型骨折一直被认为是最难处理的骨折之一。这是由于:①多发生于老年人,原来已存在着骨质疏松,骨折后不愈合率很高,长期卧床容易并发肺炎、心力衰竭、泌尿系感染、压疮等严重并发症;②骨折的近端多为软骨组织,血液供应差,很难愈合。即使初步愈合后,以后也常出现股骨头的缺血性坏死;③内收型的股骨颈骨折,从生物力学的角度来说,剪切力大,不利于愈合。

(二)病因及发病机制

股骨颈骨折多发生于老年人,女性发生率高于男性。由于老年人多有不同程度的骨质疏松,而女性活动相对较男性少,由于生理代谢的原因骨质疏松发生较早,故即便受伤不重,也会发生骨折。骨质疏松是引起股骨颈骨折的重要因素,甚至有些学者认为,可以将老年人股骨颈骨折看作为病理骨折。骨质疏松的程度对于骨折的粉碎情况(特别是股骨颈后外侧粉碎)及内固定后的牢固与否有直接影响。

大多数老年人股骨颈骨折创伤较轻微,年轻人股骨颈骨折则多为严重创伤所致。有学者认为损伤机制可分为两种:①跌倒时大粗隆受到直接撞击;②肢体外旋。在第二种机制中,股骨头由于前关节囊及髂股韧带牵拉而相对固定,股骨头向后旋转,后侧皮质撞击髋臼而造成颈部骨折。此种情况下,常发生后外侧骨皮质粉碎。年轻人中造成股骨颈骨折的暴力多较大,暴力沿股骨干直接向上传导,常伴软组织损伤,骨折也常发生粉碎。

1.根据骨折发生机制分

(1)外展型骨折:股骨颈外展型骨折是在股骨干急骤外展及内收肌的牵引下发生的。骨折线自内下斜向外上。股骨头多在外展位。骨折多是无移位的线状骨折或移位很少的嵌插骨折,比较稳定。关节囊血运破坏较少,愈合率较高,预后较好。

(2)内收型骨折:股骨颈内收型骨折是在股骨干急骤内收及外展肌群(臀中肌、臀小肌)牵引下发生的。骨折线自内上斜向外下。股骨头呈内收或先内收,以后因远骨折端向上移位时牵拉而外展。骨折断端极少嵌插。因此，骨折远段因外展肌群收缩牵引多向上移位，又因下肢重量而外旋，故关节囊血运破坏较大。因而愈合率比外展型骨折低，股骨头坏死率较高。

2.按骨折线的走行方向分

一型：骨折线与股骨干纵轴的垂线所构成的角小于30°。骨折最稳定。

二型：骨折线与股骨干纵轴的垂线所构成的角在30°～50°之间。骨折稳定性次之。

三型：骨折线与股骨干纵轴的垂线所构成的角大于50°。骨折最不稳定。

3.按骨折移位程度分

(1)不完全骨折：骨折线没有穿过整个股骨颈，股骨颈有部分骨质连续，骨折无移位，近骨折端血供好，骨折容易愈合。

(2)无移位完全骨折：股骨颈虽完全断裂，但对位良好，近骨折端血供较好，骨折仍易愈合。

(3)部分移位骨折：近骨折端血供破坏较严重，骨折愈合较困难。

(4)完全移位骨折：近骨折端血供严重破坏，容易发生迟延愈合、不愈合或股骨头缺血性坏死。

(三)临床表现

股骨颈骨折有80%发生于60岁以上的老年人。由于妇女绝经期后，内分泌失调，更容易出现骨质疏松，故女性患者约四倍于男性患者。对老年患者，轻微的外力或损伤即能导致股骨颈骨折。受伤骨折后，有时局部疼痛可以很轻微。骨折有移位时，可以发现患肢呈外旋畸形，患肢较健肢缩短，患髋有压痛或冲击痛。

(四)辅助检查

最后确诊需要髋正侧位X线检查，尤其对线状骨折或嵌插骨折更为重要。X线检查作为骨折的分类和治疗上的参考也不可缺少。应引起注意的是有些无移位的骨折在伤后立即拍摄的X线片上可以看不见骨折线。等2～3周后，因骨折处部分骨质发生吸收现象，骨折线才清楚地显示出来。因此，凡在临床上怀疑股骨颈骨折的，虽X线片暂时未见骨折线，仍应按嵌插骨折处理，3周后再拍片复查。

(五)治疗

合理的治疗应根据患者年龄、活动情况、骨骼密度、其他疾病、预期寿命和依从性来决定。目前对股骨颈骨折的治疗主要包括保守治疗、复位加内固定、髋关节置换术。

(六)观察要点

1.严密观察病情变化

术后24小时内严密监测生命体征变化及切口疼痛情况，护理过程中与患者多沟通，多倾听，给患者以安全感，充分发挥心理镇痛作用，必要时遵医嘱给予镇痛剂。保持引流管通畅，防止医源性感染。密切观察切口出血情况以及引流液的颜色、性质及量。术后6小时内引流量＞300mL且颜色呈鲜红或短时间引流量较多伴血压下降时，应立即通知医生，做好止血、输血的准备工作。保持切口敷料清洁干燥。切口靠近会阴部，排便时注意保护，避免感染，敷料一旦被血液浸透，污物污染要及时更换。同时为预防切口感染，预防性应用抗生素3～5天，观察用药的反应，随时进行调整。

2.患肢的观察与处理

注意观察患肢末梢血液循环、感觉、温度及足背动脉的波动情况，如患肢末梢麻木、疼痛及血液循环不良，应及时通知医生。鼓励患者做患肢的足背伸、背屈运动及股四头肌的等长收缩运动，以促进血液循环，减轻患肢肿胀。

3.假体脱位的观察及护理

术后髋关节脱位是全髋关节置换术后常见的并发症之一。老年人由于缺乏运动协调性和准确性易造成脱位。术后保持患肢外展中立位，注意观察双下肢是否等长、疼痛、触摸手术部位有无异物感。若有脱位应及时报告医生。指导患者翻身(两腿之间放 1 个枕头)，取物、下床的动作应避免内收屈髋。

(七)护理要点

1.术前护理

(1)心理护理：老年人意外致伤，常常自责，顾虑手术效果，担忧骨折预后，易产生焦虑、恐惧心理。应进行耐心的开导，介绍骨折的特殊性及治疗方法，并给予悉心的照顾，以减轻或消除患者心理问题。

(2)饮食：宜高蛋白、富含维生素、高钙、粗纤维及果胶成分丰富的食物。品种多样，色、香、味俱全，且易消化，以适合于老年骨折患者。

(3)体位：①必须向患者及其家属说明保持正确体位是治疗骨折的重要措施之一，以取得配合；②指导与协助维持患肢于外展中立位：患肢置于软枕或布朗架上，行牵引维持，并穿防旋鞋；忌外旋、内收，以免重复受伤机制而加重骨折移位；不侧卧；尽量避免搬动髋部，如若搬动，需平托髋部与肢体；③在调整牵引、松开皮套检查足跟及内外踝等部位有无压疮时或去手术室的途中，均应妥善牵拉以固定肢体；复查 X 线片尽量在床旁，以防骨折或移位加重。

(4)维持有效牵引效能：不能随意增减牵引重量，若牵引量过小，不能达到复位与固定的目的；若牵引量过大，可发生移位。

(5)并发症预防：老年创伤患者生理功能退化，常合并有内脏疾病，一旦骨折后刺激，可诱发或加重原发病导致脑血管意外、心肌梗死、应激性溃疡等意外情况的发生。应多巡视，尤其在夜间。若患者出现头痛、头晕、四肢麻木、表情异常(如口角偏斜)、健肢活动障碍；心前区不适和疼痛、脉搏细速、血压下降；腹部不适、呕血、便血等症状，应及时报告医生紧急处理。

(6)功能锻炼：骨折复位后，即可进行股四头肌收缩和足趾及踝关节屈伸等功能锻炼。3～4 周骨折稳定后可在床上逐渐练习髋、膝关节屈伸活动。解除固定后扶拐不负重下床活动直至骨折愈合。

2.术后护理

(1)体位：术后肢体仍为外展中立位，不盘腿，不侧卧，仰卧时在两大腿之间置软枕或三角形厚垫。各类手术的特殊要求为：

①三翼钉内固定术：术后 2 天可坐起，2 周后坐轮椅下床活动。3～4 周可扶双拐下地，患肢不负重，防跌倒(开始下床活动时，须有人在旁扶持)。6 个月后去拐，患肢负重。

②移植骨瓣和血管束术：术后 4 周内保持平卧位，禁止坐起，以防髋关节活动度过大，造成移植的骨瓣和血管束脱落。4～6 周后，帮助患者坐起并扶拐下床做不负重活动。3 个月后复

查X线片，酌情由轻到重负重行走。

③转子间或转子下截骨术：带石膏下地扶双拐，并用1根长布带兜住石膏腿挂在颈部，以免石膏下坠引起不适。

④人工股骨头、髋关节置换术：向患者说明正确的卧姿与搬动是减少潜在并发症——脱位的重要措施，帮助其提高认识，并予以详细的指导，以避免置换的关节外旋和内收而致脱位。

(2)功能锻炼：一般手术患者的功能锻炼在前面内容已提到，在此着重介绍髋关节置换术后的功能锻炼。

①术后1天可做深呼吸，并开始做小腿及踝关节活动。

②术后2～3天进行健肢和上肢练习，做患肢肌肉收缩，进行股四头肌等长收缩和踝关节屈伸，收缩与放松的时间均为5秒，每组20～30次，每日2～3组。拔除伤口引流管后，协助患者在床上坐起，摇起床头30°～60°，每日2次。

③术后3天继续做患肢肌力训练，在医生的允许下增加髋部屈曲练习。患者仰卧伸腿位，收缩股四头肌，缓缓将患肢足跟向臀部滑动，使髋屈曲，足尖保持向前，注意防止髋内收、内旋，屈曲角度不宜过大(＜90°)，以免引起髋部疼痛和脱臼。保持髋部屈曲5秒后回到原位，放松5秒，每组20次，每日2～3组。

④术后4天继续患肢肌力训练。患者用双手支撑床坐起，屈曲健肢，伸直患肢，移动躯体至床边。护士在患侧协助，一手托住患肢的足跟部，另一手托起患侧的腘窝部，随着患者移动而移动，使患肢保持轻度外展中立位。协助患者站立时，嘱患者患肢向前伸直，用健肢着地，双手用力撑住助行器挺髋站起。患者坐下前，腿部应接触床边。

⑤术后5天继续患肢肌力训练和器械练习。护士要督促患者在助行器协助下做站立位练习，包括外展和屈曲髋关节。患者健肢直立，缓慢将患肢向身体侧方抬起，然后放松，使患肢回到身体中线。做此动作时要保持下肢完全伸直，膝关节及足趾向外。屈曲髋关节时，从身体前方慢慢抬起膝关节，注意勿使膝关节高过髋关节，小腿垂直于地面，胸部勿向前弯曲。指导患者在助行器的协助下练习行走：患者双手撑住助行器，先迈健肢，身体稍向前倾，将助行器推向前方，用手撑住助行器，将患肢移至健肢旁；重复该动作，使患者向前行走，逐步增加步行距离。在进行步行锻炼时，根据患者关节假体的固定方式决定患肢负重程度(骨水泥固定的假体可以完全负重；生物型固定方式则根据手术情况而定，可部分负重；而行翻修手术的患者则完全不能负重)。在练习过程中，患者双手扶好助行器，以防摔倒。

⑥术后6天到出院继续患肢肌力、器械和步行训练。在患者可以耐受的情况下，加强髋部活动度的练习，如在做髋关节外展的同时做屈曲和伸展活动、增加练习强度和活动时间，逐步恢复髋关节功能。

(3)术后潜在并发症的预防及护理

①出血：行截骨、植骨、人工假体置换术后，由于手术创面大，且需切除部分骨质，老年人血管脆性增加、凝血功能低下，易致切口渗血，应严密观察局部和全身情况。了解术中情况，尤其是出血量；术后24小时内患肢局部制动，以免加重出血；严密观察切口出血量(尤其是术后6小时内)，注意切口敷料有无渗血迹象及引流液的颜色、量，确保引流管不受压、不扭曲，以防积血残留在关节内；监测神志、瞳孔、脉搏、呼吸、血压、尿量每小时1次，有条件者使用床旁监

护仪，警惕失血性休克。

②切口感染：多发生于术后近期，少数于术后数年发生深部感染，后果严重，甚至需取出置换的假体，因此要高度重视。

③血栓形成：有肺栓塞、静脉栓塞、动脉栓塞。肺栓塞可能发生于人工髋关节术中或术后24小时内，虽然少见，但来势凶猛，是由于手术中髓内压骤升，导致脂肪滴进入静脉所致；静脉栓塞，尤其是深静脉栓塞，人工关节置换术后的发生率较高；动脉栓塞的可能性较小。

3.健康指导

由于髋关节置换术后需防止脱位、感染、假体松动、下陷等并发症，为确保疗效，延长人工关节使用年限，特做如下指导：

(1)饮食：多进食富含钙质的食物，防止骨质疏松。

(2)活动：避免增加关节负荷量，如体重增加、长时间站或坐、长途旅行、跑步等。

(3)日常生活：洗澡用淋浴而不用浴缸，如厕用坐式而不用蹲式。

(4)预防感染：关节局部出现红、肿、痛及不适，应及时复诊；在做其他手术前(包括牙科治疗)均应告诉医生曾接受了关节置换术，以便预防用抗生素。

(5)复查：基于人工关节经长时间磨损与松离，必须遵医嘱定期复诊，完全康复后，每年复诊1次。

二、股骨干骨折

(一)定义

股骨干骨折是指转子下2～5cm的股骨折。青壮年和儿童常见，约占全身骨折的6%。多由强大的直接暴力或间接暴力造成，直接暴力包括车辆撞击、机器挤压、重物击伤及火器伤等，引起股骨横断或粉碎骨折；间接暴力多是高处跌下、产伤等所产生的杠杆作用及扭曲作用所致，常引起股骨的斜形或螺旋骨折。

(二)病因及发病机制

股骨干是全身最粗管状骨，强度最高。多由于高能量直接暴力造成骨折，以粉碎型及横型骨折常见。交通事故是主要致伤原因，工农业创伤、生活创伤和运动创伤次之。坠落伤骨折多为间接暴力所致，斜骨折或螺旋骨折常见，少年儿童可发生嵌插骨折或不全骨折。直接暴力打击或火器伤所致骨折周围软组织损伤重，出血多，闭合骨折的内出血量即可达到500～1000mL，可并发休克。如有头、胸、腹部复合伤和(或)多发骨折则更易发生休克。

1.股骨干上1/3骨折

近位骨折片因髂腰肌、臀中肌及外旋肌牵拉而屈曲、外展、外旋。远位骨折片因内收肌群，股四头肌群后侧肌群作用而内收并向后上方移位。

2.股骨干中1/3骨折

近位骨折片由于同时受部分内收肌群作用，除前屈外旋外无其他方向特殊移位，远位骨折片由于内外及后侧肌群牵拉而往往有较明显重叠移位，并易向外成角。

3.股骨干中下 1/3 骨折

远位骨折片受腓肠肌牵拉向后倾斜移位，可损伤腘窝部血管和神经。非手术治疗难以复位固定。上述移位并非固定不变，骨折片因受各种外力的作用、肌群收缩和肢体重量及搬运等因素影响可发生各种不同方向的移位。但其固有的变位机制对手法复位和持续牵引治疗均有参考价值。

（三）临床表现

成人股骨干骨折多由强大暴力引起，内出血可达 500～1000mL，出血多时，可引起休克，应注意及时诊治。患肢剧烈疼痛、肿胀、成角、短缩、旋转畸形，髋及膝关节活动障碍，可出现假关节活动和骨擦音。股骨干下 1/3 骨折时，骨折远端因受到腓肠肌的牵拉而向后移位，有压迫或损伤腘动脉、腘静脉和腓神经、腓总神经的危险。

（四）辅助检查

1.X 线检查

包括髋、膝关节的股骨全长正、侧位 X 线片，可明确诊断并排除股骨颈骨折。

2.血管造影

如末梢循环障碍，应考虑血管损伤的可能，必要时作血管造影。

（五）治疗

在急诊处理时患肢可暂时用夹板固定。这样既利于减轻疼痛，又可防止软组织进一步损伤。治疗应尽可能达到较好的对位和对线，防止旋转和成角。

（六）观察要点

1.全身情况

监测生命体征，包括神志、瞳孔、脉搏、呼吸、腹部情况以及失血征象。创伤初期应警惕颅脑、内脏损伤及休克发生。

2.肢体情况

观察患肢末梢血液循环、感觉和运动情况，尤其对于股骨下 1/3 骨折的患者，应注意有无刺伤或压迫腘动脉、静脉和神经征象。

（七）护理要点

1.非手术治疗及术前护理

（1）心理护理：由于股骨干骨折多由强大的暴力所致，骨折时常伴有严重软组织损伤，大量出血、内脏损伤、颅脑损伤等可危及生命安全，患者多恐惧不安，应稳定患者的情绪，配合医生采取有效的抢救措施。

（2）饮食：高蛋白、高钙、富含维生素饮食，急症需手术者则禁食。

（3）体位：抬高患肢。

（4）保持牵引有效效能：不能随意增、减牵引重量，以免导致过度牵引或达不到牵引效果。小儿悬吊牵引时，牵引重量以能使臀部稍悬离床面为宜，且应适当约束躯干，防止牵引装置滑脱至膝下而压迫腓总神经。在牵引过程中，要定时测量肢体长度和进行床旁 X 线检查，了解牵引重量是否合适。

(5)指导、督促患者进行功能锻炼:①伤后1～2周内应练习患肢股四头肌等长收缩;同时被动活动髌骨(左右推动髌骨);还应练习踝关节和足部其他小关节,乃至全身其他关节活动。②第3周健足踩床,双手撑床或吊架抬臀练习髋、膝关节活动,防止股间肌和膝关节粘连。

2.术后护理

(1)饮食:鼓励进食促进骨折愈合的饮食,如排骨汤、牛奶、鸡蛋等。

(2)体位:抬高患肢。

(3)功能锻炼:方法参见术前。

3.健康指导

(1)体位:股骨中段以上骨折患者下床活动时,应始终保持患肢的外展位,以免因负重和内收肌的作用而发生继发性向外成角突起畸形。

(2)扶拐锻炼:由于股骨干骨折后的愈合及重塑时间延长,因此需较长时间扶拐锻炼。扶拐方法的正确与否与发生继发性畸形、再损伤,甚至臂丛神经损伤等有密切关系。因此,应教会患者正确使用双拐。

(3)拐杖是辅助步行的一种工具,常用的有前臂拐和腋拐。前臂拐轻便,使用方便,拐的把手位置可依患者上肢长短调节;腋拐靠腋下支撑,应用普遍。

用拐注意事项:①拐杖下端必须安装橡皮头,以免拐杖压在地上滑动而致不稳;拐杖上端的横梁上须垫软垫,以免使用时压迫腋下软组织。②腋拐高度:以患者直立时,拐从腋窝到地面并向身体两侧分开,橡皮头距足20cm为宜。过高,行走时拐杖将撑至腋下,引起疼痛不适,甚至难以行走;过低,则可发生驼背,感到疲劳。③单拐与双拐的选择与使用:腋拐可用单拐也可用双拐。单拐适用于因手术后恢复期患肢不能完全负重,而需借助单拐来增加健侧对整个身体重量的支撑,大部分置于健侧。当一侧下肢完全不能负重时,必须使用双拐,这样可增加行走时的平衡,且省力。双腋拐使用方法:先将两拐同时稳放在两腿前方,然后提起健肢移到两拐的前方,再将两拐同时向前方移到健肢前方,如此反复,保持两拐及一健肢形成一个等边三角形。④防跌倒:患者初次下地时,应有护理人员在旁扶助,并及时给予帮助与鼓励,指导用拐,防止患者因不习惯而失去重心而跌倒及出现情绪低落。初次下地时间不可过长,以后逐渐延长下地时间。

(4)2～3个月后行X线片复查:若骨折已骨性愈合,可酌情使用单拐而后弃拐行走。

三、股骨远端骨折

(一)定义

股骨远端骨折是指股骨下端9cm内的骨折,包括髁上和髁间骨折。易发生腘血管损伤,膝内、外翻畸形,关节粘连、僵直及继发骨关节炎等并发症。

(二)病因及发病机制

股骨远端骨结构主要是骨松质,骨密质甚薄。骨折后骨松质压缩形成骨缺损以及骨折端常有粉碎,这是骨折复位不稳定的主要原因。

(三)临床表现

1.全身症状

大多较股骨干骨折为轻,休克发生率为股骨干骨折的 1/8～1/10。

2.局部症状

(1)一般症状:主要表现为骨折局部之肿胀、疼痛及在股骨髁上部的环状压痛及传导叩痛。

(2)移位:表现为骨折远端侧向移位及膝端屈曲畸形。

(3)功能障碍:主要表现为患肢尤其是膝关节功能障碍。

(4)并发症:主要是有否伤及腘动脉或其他血管的表现。

(四)辅助检查

X 线检查可显示骨折及类型,涉及神经血管损伤者可行磁共振(MRI)或血管造影检查。

(五)治疗

1.保守治疗

一般采用骨牵引及石膏固定。

(1)骨牵引:与股骨干骨折牵引方法相似,因牵引力线偏低以放松腓肠肌而有利于复位。如胫骨结节牵引未达到理想对位,则改用股骨髁部牵引,使作用力直接作用到骨折端。如有手术可能者,则不宜在髁部牵引,以防引起感染。

(2)下肢石膏固定:牵引 2～3 周后改用下肢石膏固定;2 周后换功能位石膏。拆石膏后加强膝关节功能锻炼,并可辅以理疗。

2.手术疗法

(1)开放复位:视手术目的的不同可采取侧方或其他入路显示骨折断端,并对需要处理及观察的问题加以解决,包括血管神经伤的处理、嵌顿肌肉的松解等,而后将骨折断端在直视下加以对位及内固定。对复位后呈稳定型者,一般无须再行内固定术。

(2)固定:单纯复位者,仍按前法行屈曲位下肢石膏固定,2～3 周后更换功能位石膏。对需内固定者可酌情选用 L 形钢板螺钉、Ender 钉或其他内固定物,然后外加石膏托保护 2～3 周。

(六)观察要点

术后应加强血压、脉搏监测,及时排除尿潴留、输液过多等引起的血压升高的原因。对术前已经患有高血压或术后血压升高的患者,30 分钟测量血压、脉搏 1 次,并及时遵医嘱进行治疗。

(七)护理要点

1.术前护理

(1)心理护理:应及时做好解释工作,稳定患者情绪,悉心照顾患者,减轻、消除其恐惧心理,取得患者家属的配合。

(2)饮食护理:高龄患者胃肠功能减弱,食欲较差,根据患者情况制定合理的饮食。

(3)术前床上护理:术前训练患者床上利用头、双肘、健肢足底撑床用力抬起臀部,这样可以按摩背部、臀部、预防压疮,又方便放入气圈、便盆、训练床上排大小便。指导训练有效咳嗽,慢吸气,咳嗽时将腹肌收缩,腹壁内缩,1 次吸气,连续咳 3 声,停止咳嗽,缩唇将余下的气体尽量呼出。反复几次,增加咳嗽效率。

2.专科护理

(1)一般护理:心电图、血压、血氧监测,吸氧,密切观察生命体征变化。

(2)预防术后并发症

①预防下肢深静脉血栓形成:术后听取患者的主诉,观察患肢肿胀程度、皮肤温度、颜色,及时发现病情变化,保持伤口引流通畅,避免局部血肿压迫血管,使血流变缓。术后早期进行患肢主动收缩,合理使用持续被动运动机伸屈关节,肌肉按摩,有利于血液回流。嘱咐患者进低脂、多纤维素食物,保持大便通畅,避免因排便困难造成的腹压增高影响下肢静脉血液回流。

②预防切口感染:术后密切观察切口敷料,保持敷料清洁干燥,引流管一般在术后 48 小时内拔除,遵医嘱应用抗生素,密切观察。

③预防肺部感染及压疮:保持病室环境清洁,空气新鲜,鼓励患者深呼吸,每 2 小时扣背 1 次,必要时雾化吸入,注意皮肤及床铺清洁,使用气垫床,骶尾部垫水囊,每 4 小时更换 1 次。教会患者自我调节方法,如挺腰法、抬臀法、自我按摩法等。

④防止假体脱落:术毕回病房搬运时,将患肢平放,保持外展中立位,防止内收外旋。做各种护理操作,应将整个患肢关节托起,不可单独抬动下肢,不宜过早过度屈伸髋关节。

⑤预防泌尿系统感染:定时清洗外阴、肛门、鼓励患者多饮水促进排泄,达到预防感染的目的。

⑥功能锻炼:早期锻炼可促进局部血液循环,避免肢体肿胀,肌肉萎缩,增进关节活动度,同时对改善全身机体功能状态和心理状态也有明显的效果。由于疼痛、牵引及担心活动时置换关节松动脱位,患者常不愿意活动肢体,必须正确指导消除其顾虑以配合锻炼。具体方法:术后第 1 日开始踝关节背伸、趾间关节屈伸活动,术后第 2 日陪护为患者做向心按摩,术后第 3 日床上股四头肌的舒缩活动,术后第 3 周可坐起行膝关节屈伸活动,但应避免屈髋大于 90°,术后第 4 周扶拐活动,但避免患肢完全负重。

⑦康复训练:术后 2～21 天内,早期功能锻炼阶段,术后第 2 日鼓励患者做小腿和踝关节的自主活动,特别是患肢股四头肌的等长收缩,第 3 日可给予 CPM 机进行患肢肌肉及关节活动锻炼。术后 2 周拆线后指导患肢开始负重活动。

3.健康指导

叮嘱患者定期门诊复查,禁止盘腿位及交叉腿,适当控制体重,减少人工假体磨损,提高人工假体的使用寿命。

四、膝部损伤

(一)髌骨骨折

髌骨骨折占全部骨折损伤的 10%,髌骨骨折由直接及间接暴力所致。髌骨骨折后影响膝关节功能活动。

1.髌骨骨折分类

(1)髌骨横形骨折。髌骨中 1/3、髌骨下 1/3 骨折。

(2)髌骨粉碎性骨折。

(3)髌骨上极粉碎性骨折。

(4)髌骨下极粉碎性骨折。

(5)髌骨纵形骨折。

2.髌骨骨折护理评估

(1)收集资料

①直接暴力:如撞伤、踢伤髌骨等,骨折多为粉碎性,亦可为横断型骨折。髌前腱膜及髌两侧腱膜和关节囊可保持完好,骨折移位较小。

②间接暴力:由于股四头肌猛力收缩所形成的牵拉性损伤,如突然滑倒时膝关节半屈曲位,造成髌骨骨折。间接暴力多造成髌骨横形骨折,髌前筋膜及两侧扩张部严重撕裂,移位大。

(2)护理查体与判断:①骨折后,关节内积血,局部肿胀、淤血,甚至产生水疱。②移位骨折,查体可触及骨折间隙,压痛。③边缘骨折,多为一侧。④副髌骨骨折多发生在髌骨的外上角,骨块边缘整齐,光滑,多对称存在。⑤髌骨正侧位 X 线片可确诊。对可疑髌骨纵形或边缘骨折,须拍轴位片证实。

3.救治护理

(1)治疗原则:①最大限度地恢复关节面的形态,并使关节面平滑。②达到解剖复位,给予牢固内固定。③防止创伤性关节炎的发生。④早期进行膝关节功能锻炼,尽快恢复其功能。

(2)非手术治疗:①抽出关节积血,包扎。②骨折无移位或移位较小,关节面不平整,伸肌韧带损伤者,给予长腿石膏托或管形固定患肢 4～6 周,保持伸直位。

(3)手术治疗:①髌骨骨折超过 2～3mm 移位,关节面不平整,合并伸肌韧带撕裂,采用手术治疗。②手术方法:a.采用钢丝固定方法。b.髌骨部分切除术。c.髌骨全切除术。d.彻底清除关节内血肿及碎骨块。e.坚强的内固定无需外固定。

(二)胫骨平台骨折

1.胫骨平台骨折分类

(1)一般分类

Ⅰ型:单纯楔型骨折,常见于外侧或后侧,亦可见于冠状面或矢状面。

Ⅱ型:单纯中央压缩骨折,外侧胫骨平台被股骨外踝压塌,平台增宽。

Ⅲ型:Ⅰ与Ⅱ型合并,关节面受压、外侧皮质骨折。

Ⅳ型:T 形与 Y 形骨折或两髁粉碎性骨折或合并髁间隆凸骨折,外侧平台损伤严重。

(2)简化分类

Ⅰ型:轻度移位,单髁或双髁骨折,无移位或移位＜5mm,塌陷＜2mm,对关节功能影响较小。

Ⅱ型:中度移位,单髁或双髁骨折,关节面塌陷＜10mm,骨折移位及劈裂。

Ⅲ型:重度移位,单髁或双髁骨折,塌陷＞10mm,骨折为粉碎性、劈裂性,膝关节严重不稳定。

2.胫骨平台骨折护理评估

(1)收集资料

①外翻应力:膝外侧受直接或间接外力,如自高处坠落足着地,膝为外翻位或外力沿股骨

外髁撞击胫骨外髁。

②垂直压力：外力沿股骨向胫骨直线传导，则股骨两髁向下冲压胫骨平台，可引起胫骨内外踝同时骨折，形成 Y 形或 T 形骨折，并向下方移位。

③内翻应力：致使股骨内髁下压胫骨内侧平台造成胫骨内髁骨折，致使骨折块向内下方移位，塌陷。常合并膝韧带损伤、半月板损伤。

(2)护理查体与判断：①询问受伤史，了解受伤过程及力量来源。②膝关节内因损伤、骨折、积血、肿胀疼痛，活动障碍。③单髁骨折者，副韧带损伤在对侧，压痛点为损伤部位。④稳定性试验为阳性。

(3)非手术治疗：胫骨平台骨折无移位或骨折塌陷＜2mm，劈裂移位＜5mm，粉碎性骨折或不宜手术切开复位骨折行非手术治疗。

①关节穿刺抽出关节内积血积液。

②跟骨牵引：牵引重量一般为 3～3.5kg，牵引时间 4～6 周，注意纠正膝内翻或外翻成角。

(4)手术治疗：骨折的关节面塌陷＞2mm，侧方位移＞5mm，合并膝关节韧带损伤及膝内翻或外翻超过 5。行手术治疗。

①胫骨平台内固定：劈裂骨折、塌陷骨折行螺钉内固定，内外踝 T 形和 Y 形骨折行钢板固定。

②用外固定架治疗复杂胫骨平台骨折。

③关节镜下行骨折复位固定；关节镜下治疗与修复半月板损伤及韧带损伤。

（三）膝韧带损伤

常见的膝韧带损伤有膝内外侧副韧带损伤、前后十字韧带损伤。

1.膝韧带损伤护理评估

(1)收集资料：①当膝关节屈曲、小腿强力外展时，遭受外来作用力时可导致膝内侧副韧带损伤。②暴力作用于小腿外侧可造成膝外侧副韧带损伤。③膝关节强力过伸或强力外展、过屈时可发生前十字韧带损伤。④屈膝位胫骨上端暴力作用、膝过伸、后旋时暴力作用可导致后十字韧带损伤。

(2)护理查体与判断：膝关节韧带是重要的静力性稳定因素，其功能是限制作用和保护作用。

①当韧带撕裂损伤时，出现直向不稳定。完全断裂，多表现为复合不稳定。

②急性期，伤者膝关节肿胀、疼痛，保护性肌紧张，阳性体征难查出，早期诊断困难。

③晚期伤者表现出不同程度的膝关节不稳，继发半月板损伤、关节软骨退变及创伤性关节炎。

2.治疗措施

(1)非手术治疗：①石膏固定术。②支具。③弹力绷带加压包扎。

(2)手术治疗：行韧带修复术。

（四）膝部损伤救治护理

1.固定、制动与转运

利用夹板、木板、自身肢体等固定受伤的肢体。患肢制动后，固定关节处于功能位。采用滚动法或平托法，将其移至担架、木板、门板或其他搬运工具。

2.体位

患肢肿胀时，用软枕或肢体抬高架抬高患肢，促进静脉回流，减轻水肿，腘窝处避免垫软垫，防止血液回流受阻。

3.观察与监护

监测生命体征，密切观察意识、体温、脉搏、血压、呼吸、尿量变化，观察患肢肢端循环情况，有无肿胀、感觉和运动障碍，有无皮肤温度和颜色改变，有无骨折远端动脉搏动异常等情况。

4.减轻疼痛

(1)药物镇痛：遵医嘱给予镇痛药物，并注意观察效果及有无不良反应。

(2)物理方法止痛：损伤初期可用局部冷敷、抬高伤肢等方法减轻水肿，缓解疼痛。24 小时后热疗和按摩减轻肌痉挛引起的疼痛。

5.功能锻炼

早期进行床上肌等长舒缩练习和关节活动。允许下地时，应用拐杖、助行器进行行走锻炼。

五、胫腓骨骨折

胫腓骨是长管状骨中最常发生骨折的部位，约占全身骨折的13.7%。

(一)胫腓骨骨折分类

1.胫骨骨折分为三种类型

(1)单纯骨折：包括斜形骨折、横形骨折及螺旋形骨折。

(2)蝶形骨折：由扭转应力造成的蝶形骨折块较长。

(3)粉碎骨折：可形成粉碎性或多段性骨折。

2.腓骨骨折分类

(1)单纯腓骨骨折：直接暴力击打小腿外侧所致。在外力作用部位骨折线呈横形或粉碎性。因有完整的胫骨作为支柱，骨折很少移位。腓骨头下骨折时，可损伤腓总神经。

(2)应力性骨折：多次重复的较小暴力作用于骨折部位，使骨小梁不断发生断裂，最终导致骨折。

(二)胫腓骨骨折护理评估

1.收集资料

(1)直接暴力：胫腓骨骨干骨折以重物击打、踢伤、撞击伤或车轮碾轧伤等因素造成。巨大暴力或交通事故伤骨折多为粉碎性骨折。骨折后，骨折端多有重叠、成角、旋转移位。较大暴力的碾挫、绞轧伤可造成较大面积皮肤损伤、剥脱，肌肉撕裂和骨折端裸露，血供障碍易发生感染。

(2)间接暴力：为由高处坠下、旋转暴力扭伤或滑倒等所致的骨折，骨折线多呈斜行或螺旋形；骨折移位骨折尖端穿破皮肤造成穿透性损伤。

2.护理查体与判断

(1)局部疼痛、肿胀，可出现反常活动和畸形。

(2)开放性损伤可见骨折端外露。

(3)可伴有腓总神经或腘神经损伤的症状和体征。

(4)胫前区和腓肠肌区张力增高。

(三)救治护理

1.非手术治疗

(1)手法复位外固定:用于稳定性横断骨折或短斜骨折。行闭合手法复位后用小夹板或长腿石膏外固定。

(2)牵引:用于斜形、螺旋形或轻度粉碎性骨折。跟骨处行骨牵引 5 周,去除牵引后,用长腿石膏托或小夹板继续固定至骨愈合。

2.手术治疗

(1)螺丝钉内固定:斜形或螺旋性骨折,可采用螺丝钉内固定。

(2)钢板内固定:斜形、横形或粉碎性骨折均可应用。

(3)髓内针内固定:多段骨折为防止成角畸形可用髓内钉固定。

(4)外固定架:皮肤严重损伤者可采用外固定架固定骨折断端。

3.护理

(1)损伤严重或伴有挤压性损伤,注意患肢放置体位,笔者认为抬高患肢 30°或平放与抬高交替,有利于消除肿胀,促进血液回流,同时可防止骨筋膜间室综合征的发生。

(2)密切观察。石膏固定者,严格交接班,注意观察石膏松紧度,有无肢体受压情况;动态观察患肢趾端血供、皮肤颜色、温度、感觉及运动情况。

(3)功能锻炼

①早期功能锻炼:术后即刻进行床上膝、距小腿关节伸屈功能锻炼,股四头肌等长舒缩运动,足部的背屈、跖屈及趾间关节活动,防止肌萎缩和关节僵直,促进患肢血液循环及骨折愈合。

②行走训练:双下肢损伤者借助半环式助行器,单下肢损伤时,借助拐杖进行行走训练。

③注意事项:禁止在膝关节伸直情况下旋转大腿,防止发生骨不连。训练过程中,防止旋转力、剪切力产生。

六、胫骨平台骨折患者的护理

胫骨平台骨折是指胫骨上端与股骨下端接触的面发生骨折。可由间接暴力或直接暴力引起。高处坠落时,足先着地,再向侧方倒下,力的传导由足沿胫骨向上,坠落的加速度使体重的力向下传导,共同作用于膝部,由于侧方倒地产生的扭转力,导致胫骨内侧或外侧平台塌陷骨折。当暴力直接打击膝内侧或外侧时,使膝关节发生外翻或内翻,导致外侧或内侧平台骨折或韧带损伤。其发病率为 0.5%,多发于成年人。胫骨平台骨折的特点是:属于关节内骨折,易引起膝关节功能障碍。

(一)病情评估

1.病史

(1)评估患者受伤的原因、时间;受伤的姿势;外力的方式、性质;骨折的轻重程度。

(2)评估患者受伤时的身体状况及病情发展情况。

(3)了解伤后急救处理措施。

2.身体状况评估

(1)评估患者全身情况:评估意识、体温、脉搏、呼吸、血压等情况。观察有无休克和其他损伤。

(2)评估患者局部情况。

(3)评估牵引、石膏固定或夹板固定是否有效,观察有无胶布过敏反应、针眼感染、压疮、石膏变形或断裂,夹板或石膏固定的松紧度是否适宜等情况。

(4)评估患者自理能力、患肢活动范围及功能锻炼情况。

(5)评估开放性骨折或手术伤口有无出血、感染征象。

3.心理及社会评估

由于损伤发生突然,给患者造成的痛苦大,而且患病时间长,并发症多,就需要患者及家属积极配合治疗。因此应评估患者的心理状况,了解患者及家属对疾病、治疗及预后的认知程度,家庭的经济承受能力,对患者的支持态度及其他的社会支持系统情况。

4.临床特点

(1)伤口膝关节肿胀疼痛,压痛,活动障碍,关节内积血。

(2)为关节内骨干骨折,严重者还可合并半月板及关节韧带损伤,易造成膝关节功能障碍。

辅助检查膝关节前后位和侧位 X 线片常可以清楚地显示平台骨折。若怀疑有骨折,但上述 X 线片未能显示,可以拍摄内旋 40°和(或)外旋 40°X 线片。内旋斜位相可显示外侧平台,而外旋斜位相可以显示内髁。必须仔细地判定骨折的塌陷和移位,以便正确地理解损伤特点和选择理想的治疗方法。当无法确定关节面粉碎程度或塌陷的范围或考虑采用手术治疗时,可行 CT 或 MRI 检查。

(二)护理问题

自理缺陷与受伤后活动受限有关。

焦虑与担心疾病的愈合有关。

有废用性综合征的危险与患肢制动有关。

潜在并发症有腓总神经损伤、膝关节僵直和创伤性关节炎的可能。

(三)护理目标

复位后保持有效固定。

让患者及家属掌握功能锻炼的方法。

(四)护理措施

1.非手术治疗及术前护理

(1)心理护理:老年人意外致伤,常常自责,顾虑手术效果,担忧骨折预后,易产生焦虑、恐惧心理。应给予耐心的开导,介绍骨折的特殊性及治疗方法,并给予悉心的照顾,以减轻或消除心理问题。

(2)饮食:宜高蛋白、高维生素、高钙、粗纤维及果胶成分丰富的食物。品种多样,色、香、味俱全,且易消化,以适合于老年骨折患者。

(3)体位:抬高患肢,预防肢体外旋,以免损伤腓总神经。

(4)病情观察:密切观察患肢末梢血液循环情况,警惕并发腘动脉损伤。一旦出现肢体苍白、皮温降低、足背动脉扪不到时,应立即报告医生,必要时紧急探查。

(5)术后护理:①体位抬高患肢,严禁肢体外旋。如为内侧平台骨折,尽量使膝关节轻度外翻;外侧平台骨折,尽量使膝关节轻度内翻。腘动脉损伤血管吻合术后给予屈膝位,以防血管再破裂。②功能锻炼原则是早锻炼、晚负重以免因重力压迫使骨折再移位。术后 2 日开始做股四头肌收缩和踝关节屈伸的锻炼,4～6 周后逐步做膝关节屈伸锻炼,骨折愈合后才开始负重行走。

(五)康复与健康指导

1.活动

6 个月内进行扶拐下床不负重活动。随着骨折愈合的程度,肢体逐步增加负重,并加做小腿带重物的伸膝抬举操练,以加强股四头肌肌力,增加膝关节的稳定度。

2.复查

非手术治疗者若出现患肢血液循环障碍时,应及时就医。手术治疗者,根据骨折愈合情况,确定取内固定时间,一般为 6～8 个月。

七、踝部骨折患者的护理

踝部骨折是指构成踝关节的胫骨远端、腓骨远端和距骨所发生的骨折,包括内踝、外踝、后踝、前踝骨折。是最常见的关节内骨折,占全身骨折的 5%,青壮年多见。多由间接暴力引起,大多数是在踝跖屈扭伤,力传导引起骨折,常合并韧带损伤。

(一)病情评估

1.病史

(1)评估患者受伤的原因、时间;受伤的姿势;外力的方式、性质;骨折的轻重程度。

(2)评估患者受伤时的身体状况及病情发展情况。

(3)了解伤后急救处理措施。

2.身体状况评估

(1)评估患者全身情况:评估意识、体温、脉搏、呼吸、血压等情况。观察有无休克和其他损伤。

(2)评估患者局部情况。

(3)评估牵引、石膏固定或夹板固定是否有效,观察有无胶布过敏反应、针眼感染、压疮、石膏变形或断裂,夹板或石膏固定的松紧度是否适宜等情况。

(4)评估患者自理能力、患肢活动范围及功能锻炼情况。

(5)评估开放性骨折或手术伤口有无出血、感染征象。

3.心理及社会评估

由于损伤发生突然,给患者造成的痛苦大,而且患病时间长,并发症多,就需要患者及家属积极配合治疗。因此应评估患者的心理状况,了解患者及家属对疾病、治疗及预后的认知程度，家庭的经济承受能力，对患者的支持态度及其他的社会支持系统情况。

(1)临床特点：踝部疼痛，有肿胀、皮下出血斑和功能障碍。

(2)辅助检查：此种骨折多由间接暴力造成，如足于内翻或外翻位时负重，由高处坠落足在内翻、外翻或跖屈位着地。直接暴力引起的少见。

根据受伤时足的姿势和致伤方向及骨折部位可分为三型：

Ⅰ型：内翻内收型。受伤时，踝部极度内翻（即旋后）。首先外侧副韧带牵拉外踝，使腓骨下端在韧带联合水平以下撕脱。若暴力持续下去，距骨向内踝撞击，致使内踝发生骨折。

Ⅱ型：又分为①外翻外展型：受伤时，踝关节极度外翻（即旋前）或被重物压于外踝，先是内侧副韧带牵拉内踩致撕脱骨折，暴力持续会使腓骨下端骨折，同时出现胫骨后唇（即后踝）骨折，造成三踝骨折；②内翻外旋型：伤力先造成外踝斜骨折，在韧带联合水平位，向上延伸，使胫骨后唇骨折，最后撕脱内踝、形成三踝骨折。

Ⅲ型：外翻外旋型：受伤使内踝撕脱骨折，接着造成下胫腓关节分离.腓骨发生斜骨折或粉碎骨折。

（二）护理问题

1.压疮

踩部有发生压疮的可能。

2.潜在并发症

踝关节僵硬。

（三）护理目标

(1)患者未发生皮肤损伤，家属及患者熟知造成皮肤损伤的危险因素，掌握皮肤的自护方法。

(2)患者能正确使用康复训练器具，能主动进行康复训练。

（三）护理措施

1.非手术治疗及术前护理

(1)心理护理：老年人意外致伤，常常自责，顾虑手术效果，担忧骨折预后，易产生焦虑、恐惧心理。应给予耐心的开导，介绍骨折的特殊性及治疗方法，并给予悉心的照顾，以减轻或消除心理问题。

(2)饮食：宜高蛋白、高维生素、高钙、粗纤维及果胶成分丰富的食物。品种多样，色、香、味俱全，且易消化，以适合于老年骨折患者。

(3)体位：因踩部骨折肿胀较甚，应抬高患侧小腿略高于心脏的位置，以利肿胀消退。

(4)预防踝部压疮：踝部软组织少，在夹板或石膏固定前应在骨突处衬棉垫；行外固定后，应仔细倾听患者主诉，是否有骨折处以外的疼痛，以便及时发现异常。

(5)功能锻炼：早期功能锻炼，有促进功能恢复的作用，且对进入关节面的骨折端有“模造塑形”作用。骨折复位固定后即可作小腿肌肉收缩活动及足趾屈伸活动；3～4周后可做踝关节屈伸活动；去除外固定后，加强踝关节功能锻炼并逐渐负重行走。

2.术后护理

体位抬高患肢，稍高于心脏水平。

功能锻炼麻醉消退后，即对肿胀足背进行按摩，并鼓励患者主动活动足趾、踝背伸和膝关节伸屈等活动。双踝骨折从第 2 周开始，加大踝关节自主活动范围，并辅以被动活动。被动活动时，只能做背伸及跖屈活动，不能旋转及翻转，以免导致骨折不愈合；2 周后可扶拐下地轻负重步行；三踝骨折对上述活动步骤可稍晚 1 周，以预防踝关节僵硬。

（四）康复与健康指导

（1）饮食宜高热量、高钙、维生素饮食.以利骨折修复。

（2）预防骨质疏松对因踝部存在骨质疏松的骨折患者，每日到户外晒太阳 1 小时或补充鱼肝油滴剂或维生素 D、牛奶、酸奶等，以促进钙的吸收。

（3）继续功能锻炼骨折愈合去固定后，可行踝关节旋转、斜坡练步、站立屈膝背伸和下蹲自主操练，再逐步练习行走。

八、跟骨骨折患者的护理

跟骨骨折是指由于各种原因导致跟骨的完整性受损，是足部较常见的损伤。其发病率为 1.5％，好发于青壮年。常由于高处坠落，足跟着地，垂直暴力自距骨传导至跟骨，导致跟骨压缩或劈开。凡自高处坠下引起脊柱骨折时，应常规检查有无跟骨骨折。

（一）病情评估

1.病史

（1）评估患者受伤的原因、时间，受伤的姿势，外力的方式、性质，骨折的轻重程度。

（2）评估患者受伤时的身体状况及病情发展情况。

（3）了解伤后急救处理措施。

2.身体状况评估

（1）评估患者全身情况：评估意识、体温、脉搏、呼吸、血压等情况。观察有无休克和其他损伤。

（2）评估患者局部情况。

（3）评估牵引、石膏固定或夹板固定是否有效，观察有无胶布过敏反应、针眼感染、压疮、石膏变形或断裂，夹板或石膏固定的松紧度是否适宜等情况。

（4）评估患者自理能力、患肢活动范围及功能锻炼情况。

（5）评估开放性骨折或手术伤口有无出血、感染征象。

3.心理及社会评估

由于损伤发生突然，给患者造成的痛苦大，而且患病时间长，并发症多，就需要患者及家属积极配合治疗。因此应评估患者的心理状况，了解患者及家属对疾病、治疗及预后的认知程度，家庭的经济承受能力，对患者的支持态度及其他的社会支持系统情况。

4.临床特点

局部疼痛、肿胀，有压痛，步行困难.足内、外翻运动受限。严重者足跟横径增宽，高度减低。

5.辅助检查

X 线摄片可确定骨折类型，需拍跟骨侧位、轴位和特殊斜位片。正常跟骨后上部与距骨关节面构成20°～40°(跟骨结节关节角)。跟骨骨折时此角可减少或消失。

(二)护理问题

有合并颅底骨折的可能。

有合并脊柱骨折与脊髓损伤的可能。

潜在并发症:创伤性关节炎。

(三)护理目标

患者无并发症发生。

(四)护理措施

1.非手术治疗及术前护理

(1)心理护理:老年人意外致伤,常常自责,顾虑手术效果,担忧骨折预后,易产生焦虑、恐惧心理。应给予耐心的开导,介绍骨折的特殊性及治疗方法,并给予悉心的照顾,以减轻或消除心理问题。

(2)饮食:宜高蛋白、高维生素、高钙、粗纤维及果胶成分丰富的食物。品种多样,色、香、味俱全,且易消化,以适合于老年骨折患者。

(3)体位:抬高患肢,促进血液回流,减轻肢体肿胀。

(4)合并症的观察与处理

①颅底骨折:注意患者神志、瞳孔有无异常,有无头痛及其严重程度,有无喷射性呕吐,有无耳、鼻流液,

"熊猫眼"迹象。出现脑脊液耳漏和鼻漏时处理:避免用力咳嗽;不可局部冲洗、阻塞外耳道和鼻腔;随时以无齿棉球吸干流出的脑脊液,保持口、耳清洁。

②脊柱骨折:有无双下肢感觉、活动异常,大小便有无障碍。

(5)功能锻炼:抬高患肢,24小时后开始主动活动踝关节。

2.术后护理

(1)体位:抬高患肢,促进血液回流,减轻肢体肿胀。

(2)功能锻炼:锻炼方法参见术前护理,以预防关节僵硬及创伤性关节炎的发生。

(五)康复与健康指导

(1)锻炼功能:鼓励患者坚持功能锻炼,骨折愈合后,可负重锻炼。

(2)心理与营养:保持心情愉快,增加营养,以促使骨折愈合。

(3)定期拍X线片复查。

参考文献

[1]张萍,黄俊蕾,陈云荣,等.现代医学临床与护理[M].青岛:中国海洋大学出版社,2018.
[2]李宝丽,刘玉昌.实用骨科护理手册[M].北京:化学工业出版社,2019.
[3]丁淑贞,丁全峰.骨科临床护理[M].北京:中国协和医科大学出版社,2016.
[4]高鸿翼.临床实用护理常规[M].上海:上海交通大学出版社,2018.
[5]石翠玲.实用临床常见多发疾病护理常规[M].上海:上海交通大学出版社,2018.
[6]曹玉英.临床实用护理常规[M].天津:天津科学技术出版社,2018.
[7]兰华,陈炼红,刘玲贞.护理学基础[M].北京:科学出版社,2017.
[8]白风霞.基础护理操作技术[M].兰州:兰州大学出版社,2017.
[9]王欣,徐蕊凤,郑群怡.骨科护士规范操作指南[M].北京:中国医药科技出版社,2016.
[10]丁淑贞,丁全峰.消化内科临床护理[M].北京:中国协和医科大学出版社,2016.
[11]叶政君,雷光锋.临床护理常规[M].北京:科学技术文献出版社,2014.
[12]田桂荣.临床常见疾病护理常规及护理规范[M].北京:中国科学技术出版社,2013.
[13]蔡金辉.肾内科临床护理思维与实践[M].北京:人民卫生出版社,2013.
[14]张爱霞,王瑞春.消化内科临床护理[M].北京:军事医学科学出版社,2014.
[15]夏海鸥.妇产科护理学(第4版)[M].北京:人民卫生出版社,2019.
[16]范玲,沙丽艳.儿科护理学(第3版)[M].北京:人民卫生出版社,2018.
[17]郝群英,魏晓英.实用儿科护理手册[M].北京:化学工业出版社,2018.
[18]周惠珍.妇产科护理(第2版)[M].北京:科学出版社,2015.
[19]黄人健,李秀华.妇产科护理学高级教程[M].北京:中华医学电子音像出版社,2016.
[20]姜梅.妇产科护理指南[M].北京:人民卫生出版社,2018.
[21]田姣,李哲.实用普外科护理手册[M].北京:化学工业出版社,2017.
[22]邹艳辉,谢燕平,李力.头颈肿瘤外科护理手册[M].北京:化学工业出版社,2015.
[23]席淑新,赵佛容.眼耳鼻咽喉口腔科护理学(第4版)[M].北京:人民卫生出版社,2019.
[24]田梓蓉,韩杰.耳鼻咽喉头颈外科护理健康教育与康复手册[M].北京:人民卫生出版社,2019.
[25]潘凯,杨雪菲.胃肠外科手术学(第2版)[M].北京:人民卫生出版社,2016.